Disaster Medicine & Management

Tai-Hwan Uhm

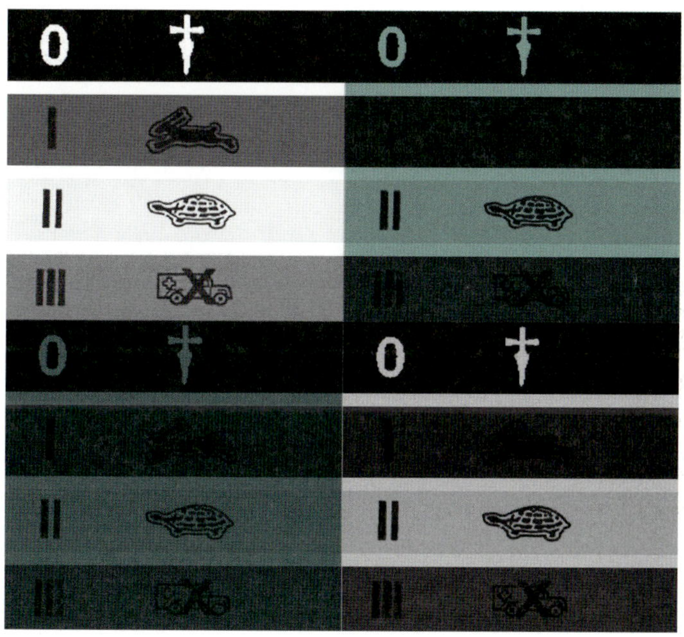

DAIHAK
PUBLISHING COMPANY

머리말

재난에 대한 관심이 높아지면서 다수 사상자의 목숨을 구하고 장애를 줄이는 재난의료관리(Disaster Medicine and Management)도 발전하고 있으나 응급구조사를 위한 교과서는 없었던 것 같다. 오랫동안 재난응급의료를 강의하면서 우리나라 상황을 반영한 교재를 기다려왔으나 더 이상 지체할 수 없어 부족한 능력이지만 교재를 발간하게 되었다.

최근에 재난관련 자료가 풍부해져 재난 및 안전관리 기본법, 자연재해대책법, 긴급구조대응활동 및 현장지휘에 관한 규칙 등 법령뿐만 아니라 재난현장 표준작전절차(행정안전부. 2015), 재난응급의료 비상대응매뉴얼(중앙응급의료센터 보건복지부. 2016), 풍수해(태풍 호우)재난 위기대응 실무매뉴얼(보건복지부. 2016), 다중밀집시설 대형화재 위기대응 실무매뉴얼(보건복지부. 2016), 생물테러대응(질병관리본부. 검색 2014), 원전안전분야(방사능 누출)위기대응 실무매뉴얼(보건복지부. 2016) 등 여러 문헌의 내용을 인용했다.

좋은 자료에도 불구하고 저자의 능력으로는 이 분야의 영역과 방법을 정립하는데 한계가 있어서 재난의료관리학이 아닌 재난의료관리론으로 하였고 기존의 자료를 정리한 수준에 그쳐 저술이 아닌 엮음으로 했다. 다음 개정판을 기약하며 독자 여러분의 양해를 구한다. 의견을 주시면 부족함을 메우는데 큰 힘이 될 것이다.

이러한 많은 결점에도 불구하고, 대학서림 윤진영 회장님의 배려로 출간이 가능했던 점에 대해 감사드린다. 그리고 평소 많은 도움을 주신 여러분께는 한참 모자란 고마움을 글로나마 남긴다.

세월호 2년 2016년 4월 16일
남한산성 밑에서 엮은이 씀

개정판을 내면서

재난의료관리론을 출간하면서 걱정이 앞섰으나 많은 성원과 따뜻한 조언에 힘입어 개정판을 내놓게 되어 기쁘다. 그리고 우리나라 재난의료를 반영한 교재로 교육받은 응급구조사가 배출되고 있어 뿌듯하다.

초판에서 재난의료관리를 어느 정도 정립했다고 여겨 개정판에서는 초판의 테두리를 벗어나지 않았다. 다만, 필요성이 커지고 있는 재난피해자 심리관리를 보완하였으며 시민재난교육을 덧붙였다. 여러분의 기대에 발맞추어 재난의료관리가 학문으로 자리 잡을 수 있도록 꾸준히 고치고 다듬어 나아갈 것을 다짐한다.

2019년 2월 8일

광교산 밑에서 저자 씀

두 번째 개정판을 내면서

10·29 이태원 참사로 많은 사상자가 발생했다. 세월호처럼 막을 수 있었던 재난이 발생해 더욱 안타깝다. 여러 의견이 있으나 확실한 것은 인재라는 사실이다. 우연이나 시민들에게 책임을 돌리는 일은 무책임할 뿐만 아니라 재발 방지에 아무런 도움이 되지 않는다. 한편 코로나19 감염병의 대유행은 수많은 피해를 낳았고 다른 감염병의 재유행 가능성도 있다. 어떤 재난이라도 인재라는 인식이 있어야 희생을 최소화하면서 다음 피해를 막을 수 있다.

세월호 참사를 계기로 재난의료관리론을 출간했고 이태원 참사 이후에 두 번째 개정판을 내게 되었다. 이번 개정판에서는 감염병 재난 위기대응 실무매뉴얼(식품의약품안전처, 2021) 및 재난안전관리를 덧붙였고 개정된 법령과 저자의 연구를 반영했다.

이 교재가 안전한 사회를 만드는 데 작은 보탬이 되기 바란다.

2023년 1월 15일
양주에서 저자

차 례

제3장 어린이 중증도 분류 및 처치

제4장 재난피해자 심리관리

제5장 재난현장 응급의료 Ⅰ

제6장 재난현장 응급의료 Ⅱ

덧붙임

재난안전관리

시민재난교육

우연의 세계에서 필연을 추구하다

재난은 인재다

Chapter 01

개 요

1. 재난의 정의
2. 재난의 특징
3. 재난의 종류
4. 재난의 등급
5. 재난의료 대비대응단계
6. 재난의 주요인
7. 재난관리 10대 원칙
8. 국가위기경보 용어의 개선 필요성
9. 압좌증후군과 파상풍

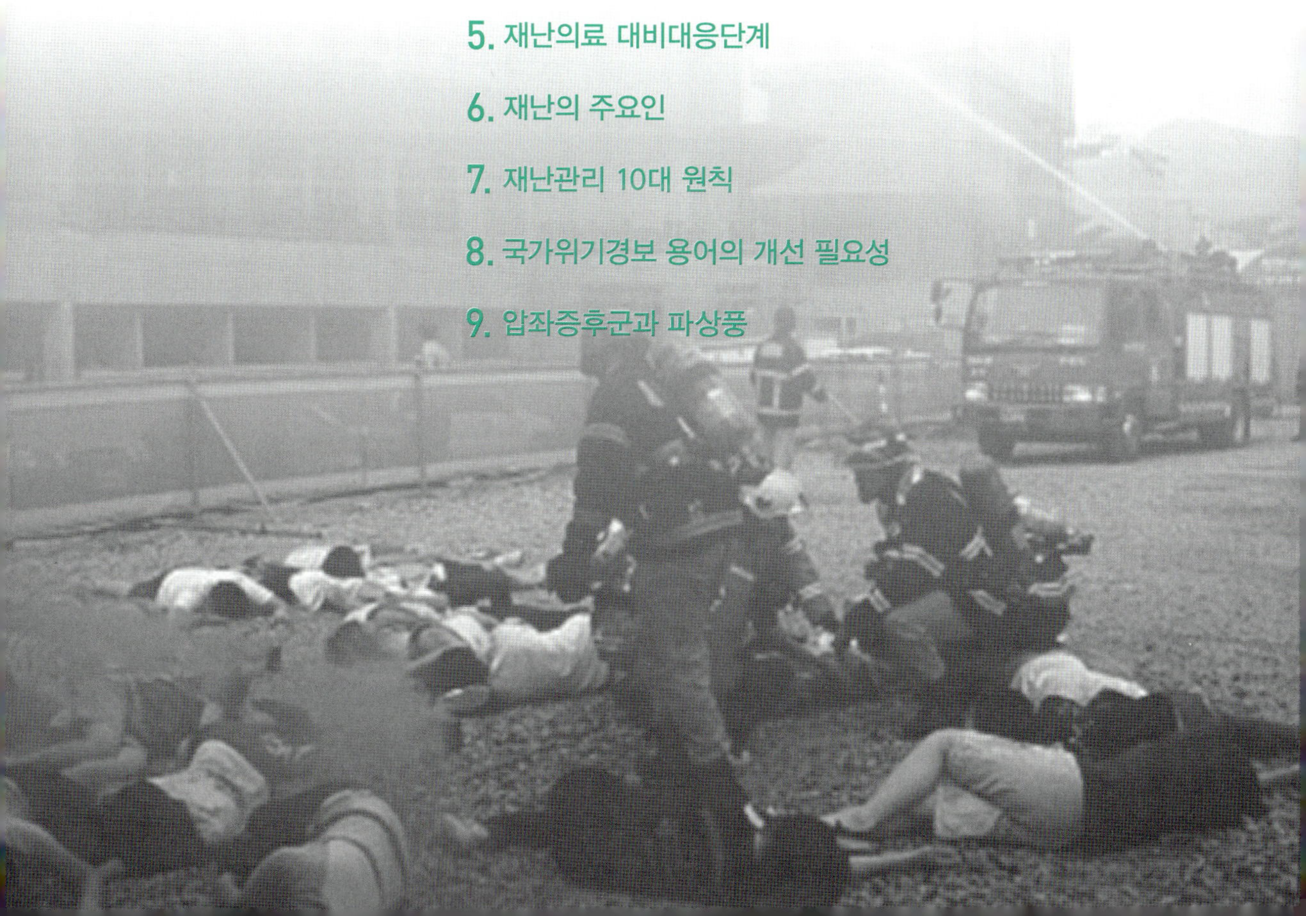

개요

chapter 1

재난의료관리론

1. 재난의 정의

재난(disaster)은 특정지역의 대처능력을 넘는 사고이다. 의학적 관점으로는 의료자원의 일상적인 제공이 불가능한 상황이 재난이다. 6명의 교통사고 응급환자가 한 구급대의 응급처치를 필요로 하는 경우에 일상적인 현장처치가 불가능하고 40명의 중환자가 응급의료센터의 치료를 받아야 하는 경우에도 일상적인 진료가 불가능한 상황이 된다. 하지만 모든 재난에 의료대응이 필요하지 않으며 재난으로 선포되지 않은 다수사상자사고에 의료대응이 필요할 수도 있다.

많은 환자가 동시에 발생하는 것을 대량환자 혹은 다수사상자사고(MCI, Mass Casualty Incident)라고 하는데 재난과 다수사상자사고는 경계가 불명확하며 여러 국가와 기관에서 다양한 역학적 정의를 내리고 있다. 유엔재난경감국제전략기구(UNISDR, United Nations International Strategy for Disaster Reduction)에 따르면 재난을 '지역사회의 기반조직과 정상기능을 와해시켜 통상적 대응으로는 생명과 재산, 생활수단과 사회간접시설을 유지할 수 없는 상태로 외부의 도움이 필요한 갑작스런 단일 혹은 일련의 사건'이라고 규정하고 있다.

재난관리(disaster management)는 재난예방과 피해경감을 위한 조직적 노력으로 재난발생 전부터 그 이후까지 상시적으로 이루어지는 활동이다. 이 활동은 의학, 응급구조, 소방, 방재, 안전, 건축, 토목, 기상, 지질, 정보통신, 행정, 법, 심리 등의 분야를 망라한 학제적 성격을 띤다. 재난관리를 다양한 하위분과로 나눌 수 있는데 재난피해자의 목숨을 구하고 장애를 줄이기 위해 의료자원을 효율적으로 배분하는 분야가 재난의료관리(Disaster Medicine and Management)라고 할 수 있다. 재난의료관리와 관련된 주요 용어를 정리하면 다음과 같다.

- 재난은 시민의 생명·신체·재산과 지역사회에 피해를 주었거나 줄 수 있는 사건이다.
- 재난등은 재난과 재난으로 선포되지 않은 다수사상자사고이다.
- 다수사상자사고는 동시에 다수의 사상자가 발생하였거나 발생할 우려가 있어 응급의료제공을 위한 조치가 필요한 사건·사고이다.
- 재난사태는 재난(우려)의 영향과 피해를 줄이기 위해 행정안전부 장관이 중앙안전관리위원회의 사전심의나 사후승인을 받아 응급조치·비상소집 등을 시행하는 상황이다.
- 특별재난지역은 국가안녕·사회질서의 유지에 중대한 영향을 끼친 재난을 효과적으로 수습·복구하기 위해 국무총리의 건의로 대통령이 선포하는 특별조치가 필요한 지역이다.
- 재난대책은 재난계획과 훈련으로 구성된다.
- 재난관리는 재난의 예방·대비·대응·복구(회복)와 관련된 모든 활동이다.
- 예방(mitigation)은 평시에 재난요인을 막고 피해를 감소시키기 위해 수행하는 안전규제, 예방점검 등의 활동이다.
- 대비(preparedness)는 재난발생을 가정하여 준비하는 단계로 재난대비 교육, 훈련, 매뉴얼 정비, 비상계획, 물품비축 등의 활동이다.
- 대응(response)은 발생한 재난에 대한 현장지휘, 응급조치, 긴급구조, 상황관리, 기관 간의 협조·지원 등의 활동이다.
- 복구(recovery)는 재난발생 이전상태로 회복시키기 위한 복구계획수립·시행, 재난대응체계평가·개선, 치료·재활 등의 활동이다.
- 재난관리주체는 중앙정부·지방자치단체·공공기관·산업체·개인 등으로서 주민·구성원 및 시설·설비·기계·기구 등의 피해를 방지할 책무가 있는 조직·사람이다.
- 재난관리책임기관은 중앙행정기관·지방자치단체·공공기관 등으로서 재난관리주체의 재난관리상황을 점검·지도·개선할 책무가 있는 조직이다.
- 재난관리주관기관은 예방·대비·대응·복구 등의 업무를 주관하여 수행하는 관계 중앙행정기관이다.

- 재난관리유관기관은 재난관리주관기관의 재난업무를 지원하는 행정기관·지방자치단체·공공기관·민간단체이다.
- 중앙재난안전대책본부는 국가수준의 재난대응·복구·수습 등의 총괄·조정을 맡는 조직이다.
- 지역재난안전대책본부는 지방자치단체수준의 재난대응·복구·수습 등의 총괄·조정을 맡는 조직이다.
- 중앙긴급구조통제단은 국가수준의 재난에 대응하는 소방조직이다.
- 지역긴급구조통제단은 지방자치단체수준의 재난에 대응하는 소방조직이다.
- 긴급구조는 재난발생의 우려가 현저하거나 발생 시에 시민의 생명·신체·재산을 보호하기 위해 하는 인명구조·응급처치·긴급조치이다.
- 재난관리정보는 재난관리를 위해 필요한 재난상황·동원가능자원·시설물·지리 등의 정보이다.
- 국가재난관리정보시스템은 소방청이 재난관리업무에 이용하는 종합정보망이다.
- 국가재난안전통신망은 재난관리책임기관·긴급구조기관·긴급구조지원기관이 재난관리업무에 이용하거나 재난현장의 통합지휘에 활용하는 무선통신망이다.
- 재난의료핫라인은 재난등의 발생 시에 신속한 전파와 의사소통을 위한 재난관리유관기관의 상호연락망이다.
- 재난응급의료상황실은 재난등에 응급의료관련업무의 조정·지원을 위해 중앙응급의료센터 내에 설치·운영하는 상황실이다.
- 응급의료지원센터는 응급의료자원의 분포와 주민의 생활권을 고려하여 지역별로 설치·운영하는 지원조직이다.
- 재난거점병원은 재난의료지원팀(DMAT, Disaster Medical Assistance Team)을 1시간 안에 재난현장에 파견하고 중상자를 수용해 치료하는 예비병상·전문인력·재난의료지원물품 등을 갖춘 의료기관이다.
- 중앙재난의료지원팀은 중앙응급의료센터에 설치·운영하는 DMAT 조직이다.
- 권역재난의료지원팀은 재난거점병원인 권역응급의료센터에 설치·운영하는 DMAT 조직이다.
- 지역재난의료지원팀은 시도, 응급의료기관, 응급실운영기관에 설치·운영하는 DMAT 조직이다.

- 신속대응반은 재난등의 발생 시에 신속한 현장의료대응을 위해 보건소장이 구성·운영하는 조직이다.
- 이동응급의료 세트는 현장응급의료소 설치에 필요한 천막·설비·의료장비·의약품 등을 갖춘 재난거점병원의 차량이다.
- 국가재난관리기준은 모든 유형의 재난에 공통적으로 활용할 수 있도록 재난관리의 전 과정을 통일적으로 단순화·체계화한 것이다.
- 표준작전절차(SOP, Standard Operating Procedure)는 재난관리체계와 관계기관의 임무·역할을 규정한 문서이다.
- 위기관리표준매뉴얼은 재난관리주관기관의 장이 작성하는 기본적인 표준작전절차이다.
- 위기대응실무매뉴얼은 위기관리표준매뉴얼 규정에 따라 재난관리주관기관·유관기관의 장이 작성하는 조치사항·절차를 수록한 표준작전절차이다.
- 현장조치행동매뉴얼은 위기대응실무매뉴얼을 작성한 기관의 장이 지정한 기관의 장이 작성하는 행동조치·절차를 수록한 표준작전절차이다.

2. 재난의 특징

재난은 발생 시점부터 종료까지 일정한 형태로 진행된다. 대부분의 재난에서 몇 가지 요소들은 반복적으로 발생하며 재난의 과정을 구성하고 있다. 재난에 따라 과정을 다양하게 정리하고 있으나 일반화하는 것은 매우 유용하다. 재난의 주기를 통해 각 기간의 특성을 이해하면 보다 효율적으로 대책을 세워 대처할 수 있게 된다.

(1) 재난주기(general phase of the disaster life cycle)

1) 휴지기(재난간기, quiescent phase)

재난 사이의 기간으로 명확하지 않지만 드러나지 않는 사고요인은 있을 수 있다. 미세한 위험의 감지·측정·평가가 재난의 발생과 형태를 예측하는데 도움을 주며 과학적으로 입증된 징후는 전구기를 늘려 피해를 줄일 수 있게 해준다. 제도정비·안전검점·시설확충 등의 예방활동이 있다.

2) 전구기(경고기, prodrome phase)

사고의 명확한 징후를 확인하는 기간으로 재난종류와 예측능력에 따라 짧아지거나 길어진다. 빠른 징후감지로 늘어난 전구기는 피해를 감소시키는 조치를 하는데 도움을 준다. 사고 발생 전의 대중경보·주민대피 등의 대비활동이 있다.

3) 충격기(impact phase)

사고의 발생과 동시에 시작되는 기간이다. 지진이라면 짧고 기근이라면 길어진다. 초기 대응이 미비하면 재난의 충격을 줄일 수 있는 방법은 적어진다. 적절한 예방활동과 선제적 대비·대응활동을 한다면 재난의 충격을 효과적으로 감소시킬 수 있다.

4) 구조기(응급기, 구호기, 고립기, rescue phase)

사고 후 20분 이내에 피해자의 75~85%가 치명적인 상태에 빠지므로 일반인 구조자의 즉각적인 간단한 도움으로 인명을 구할 수 있는 기간이다. 재난관리주관기관이 적절한 초기대응을 하지 못할 경우에는 고립기가 길어져 현장 구조자의 활동에 의존하게 된다. 사고현장과 의료기관에서 이루어지는 진압·탐색·구조·응급처치·수술·구호 등의 대응활동이 있다.

5) 복구기(회복기, 재건기, recovery phase)

피해자들뿐만 아니라 지역사회구성원들의 정상적인 생활에 필요한 진료·재활, 심리·정신건강, 보건, 사회보장, 건축, 토목 등의 전반적인 서비스를 제공한다. 수개월에서 수년 동안 지속되는 복구활동 이후에 휴지기로 이어진다.

(2) 재난지역(disaster zones)

사고지점을 중심으로 동심원의 지역구분을 통해 보다 효과적인 대응활동이 가능해지며 무엇보다 안전을 확보할 수 있게 된다. 세 지역으로 구분되며 지역의 특성에 따라 적절한 대응활동이 이루어진다.

1) 충격 및 주변지역(impact & marginal zone)

직접적으로 파괴되고 위험·오염이 상존하는 지역으로 현장안전담당관이 통제해야 한다. 심각한 재난 시에는 많은 사상자가 구조를 필요로 하는 지역으로 위험이 제거되지 않은 상황에서는 통제된 채로 안전장비를 갖춘 진압·특수구조대가 활동하며 매쓰 분류(MASS triage)와 간단한 응급처치를 한다. Hot Zone·적색구역·오염구역·배타구역·위험구역이라고 한다.

2) 완충지역(filtration zone)

직접적 피해는 없지만 잠재적 위험으로 보호장구를 갖추어야 한다. 충격 및 주변지역을 탈출한 피해자들이 모여 있거나 제염통로를 거쳐 환자들을 수집한 곳으로 제염절차를 진행하며 분류반이 스타트 분류(START triage)와 간단한 응급처치를 한다. Warm Zone·황색구역·준오염구역(오염감소구역)·준위험구역·경계구역이라고 한다.

3) 조정지역(national and international zone)

안전한 구역으로 현장지휘소, 현장응급의료소(응급처치반·이송반) 대원들이 활동하며 전문적인 세이브 분류(SAVE triage)와 응급처치(ACLS, ATLS, PALS)를 한다. 물품·봉사자들이 도착하여 조직화되는 지역으로 임무교대, 피로, 부상 시에 휴식·평가·처치·회복을 하는 자원대기소(자원지원부)가 있다. 피해자 친인척을 위한 공간, 언론매체를 위한 공간도 있다. Cold Zone·녹색구역·안전구역이라고 한다.

(3) 이중파동현상

피해자들은 두 집단을 형성하여 응급실로 몰려든다. 15-30분쯤에 도착하는 첫 무리는 보행이 가능한 환자, 스스로 현장을 탈출한 환자, 운전할 수 있는 환자들로 구성된다. 30-60분쯤에 도착하는 두 번째 무리는 스스로 움직일 수 없는 상황에서 구조·이송되는 긴급·응급환자들이다. 이러한 현상은 지리적 효과가 큰 의료기관에서 명확히 발생한다. 위험한 상황은 2차 파동을 구성하는 긴급환자가 내원하기 전에 응급실이 경증환자로 붐비는 것이다. 재난현장에 인접한 응급실이 마비되는 이러한 상황을 병원의 2차 재난이라고 한다. 인근 의료기관에 재난상황을 미리 알려 환자들이 응급실 진입 전에 중증도 분류를 거치도록 하면 병원의 2차 재난을 최소화할 수 있다.

(4) 지리효과

재난현장에서 가장 가까운 의료기관이 사상자들에 의해 가장 큰 충격을 받는다. 피해자가 걸을 수 있는 경우에는 가장 가까운 병원으로 모든 방법을 동원해 이동하며 일반인 구조자는 보행이 불가능한 환자들을 가장 가까운 병원으로 운반한다. 초기에 출동한 대원들조차 이송반의 통제가 없다면 빠른 이송을 위해 지역의 친숙한 가까운 응급실로 환자를 이송하게 된다. 지리적 효과는 상당한 정도로 사상자 이송을 왜곡시켜 가장 가까운 병원은 환자로 넘치는 반면에 이외의 병원은 비게 된다. 재난 초기에 경찰이 적절한 교통통제를 하도록 하면 병원의 2차 재난을 최소화할 수 있다.

(5) 바벨효과(the Babel effect)

재난이 발생하여 피해자, 목격자, 구조자 등의 통신이 갑작스럽게 증가하면 인근의 유무선망이 불통상태로 될 수 있고 재난으로 유무선망 자체가 파괴되기도 한다. 국가재난안전통신망을 지속적으로 유지·보수하는데 문제가 있을 수 있으며 통신장비의 노후화·기능저하도 일어난다. 훈련이 부족한 상황에서는 통신장비를 능숙하게 사용하지 못하게 된다. 한편, 각 기관은 약어·부호·암호를 활용하며 전문분야의 용어를 사용하고 있기 때문에 의사소통에 문제가 생길 수 있다.

이처럼 통신망은 작동불능의 가능성이 있으며 정보전달은 왜곡의 개연성이 크기 때문에 국가재난안전통신망의 꾸준한 관리와 재난관리기관 간의 원활한 의사소통을 위한 교육과 훈련이 필요하다.

(6) 연합효과

초기대응은 지역주민에 의해 이루어진다. 간단한 수색·구조는 소방대원이 도착하기 전에 일반인에 의해 끝나는 경우가 많다. 대부분의 일반인은 논리적이며 체계적인 방법으로 반응하며 대원의 지시에 잘 따르지만 일반인을 봉사자로 활용하려면 재난교육과 훈련에 노력을 기울여야 한다. 사상자들을 도우려는 마음으로 현장에 온 의료인은 도움이 될 수도 있지만 병원 전 재난 환경에는 훈련되지 않은 상태이다. 대부분의 자원봉사 의료인은 재난위험에 대한 사전정보도 없고 통제되지 않은 채 무소속으로 활동하여 훈련된 응급구조사보다 적절한 응급처치를 제공하지 못하는 것이 사실이다. 일부 연구에서는 피해자의 생존에 의사나 간호사의 역할이 없다는 보고도 있었고 환자구조·분류·이송활동에 방해가 될 수도 있다. 의료인은 병원재난대책에 따라 대응해야 하며 재난훈련을 받지 않은 의료진은 현장에 파견되지 말아야 한다.

이처럼 일반인이나 의료인이 자원봉사자로서 대응활동에 가세하는 경우에는 조직적인 현장활동에 방해가 될 수 있으므로 사전에 통제해야 한다.

(7) 재난자원

재난자원은 내부의 비축자원과 외부의 지원자원으로 구성되는데 재난이 발생하면 초기에는 지역 내의 비축자원에 전적으로 의존해야 하므로 현장에서 즉시 사용할 수 있는 재난물품을 비상계획에 따라 확보하고 있어야 한다. 이후에는 필요에 따라 공급받거나 수시로 기부되는 지원자원의 체계적 관리를 통해 물품부족을 최소화해야 한다. 물품과 함께 인력도 우선순위에 따라 적절히 배치하여 인력의 활용을 최대화해야 한다.

3. 재난의 종류

모든 재난은 혼재되어 나타나며 시간의 경과에 따라 다른 재난으로 변화하기도 하므로 종류를 구분 짓기 어렵지만 주된 양상을 파악함으로써 신속하고 적절하게 효과적으로 대응할 수 있게 된다.

사회(인위)재난은 인간에 의하여 발생하는 전쟁·테러·교통사고·건물붕괴·방사능·화학물질 누출 등에 의한 사고이며 자연재난은 지진·태풍·폭풍·홍수·화산폭발 등의 자연적 현상으로 발생하는 사고이다. 전쟁을 제외한 사회(인위)재난 시에는 수십, 수백 명의 환자가 발생하지만 자연재난 시에는 수백 명에서 수만 명의 피해자자가 발생할 수 있다. 우리나라에서는 자연재난 보다 사회(인위)재난인 교통사고가 자주 발생하고 있다.

외상재난은 피해자들이 주로 손상을 입는 재난으로 건물붕괴·화재·지진 등의 사고이다. 질환재난은 방사능·화학물질 누출 등에 의하여 호흡기·대사기능 등에 문제를 야기하는 사고이다. 전쟁으로 외상환자가 주로 발생하지만 난민수용소에서는 감염병으로 인한 질환자가 발생하기도 한다.

외부재난은 병원 밖의 재난이다. 지진·태풍·폭풍·홍수·교통사고·폭발사고·테러 등의 다양한 원인이 해당한다. 내부재난은 병원 내의 재난을 의미한다. 원내의 기능에 심각한 장애를 유발할 수 있는 정전·화재·치료용 방사선 누출 등 환자치료에 영향을 미치는 사고이다. 태풍으로 인한 외부단전이 병원의 정전을 일으켜 영향을 끼치는 경우도 있다.

사고 후 확산여부에 따라 닫힌재난과 열린재난으로 구분할 수 있다. 닫힌재난인 폭발사고에 대한 대응이 미흡하여 교통·전기 관련 피해가 지역사회에 퍼지면 열린재난으로 바뀔 수 있다.

환경재난은 산업화와 자연현상의 상호작용으로 일어나며 오랫동안 넓은 지역에 큰 피해를 주므로 복구하기 어렵다. 미세먼지는 작은 입자형태의 오염물질이 대기에 축적되어 각종 질병을 일으키며 농업·축산업·임업뿐만 아니라 여러 산업에 피해를 주고 있다. 스모그는 대기오염물질과 안개로 발생하며 호흡기 질환 등을 일으킨다. 온난화는 이산화탄소·메탄과 같은 온실가스의 대량배출로 발생하며 기상이변·만년설 해빙·해수면 상승에 따른 피해를 일으킨다. 토양침식은 지표식생의 파괴, 농경지의 황폐화로 발생한다. 사막화는 산림남벌·과잉방목·가뭄·건조화로 발생하며 미세먼지의 한 원인이기도 하다. 토양침식과 사막화는 지구 황폐화를 가속화시키고 있다.

반면에 공해재난은 인간활동에 의해 짧은 기간 동안 좁은 지역에 피해를 주므로 상대적으로 복구하기 쉽다. 소음공해는 공장소음·교통소음·항공기소음 등이 있으며 피해를 줄이기 위해 방음시설을 한다. 악취공해는 화학공장·밀집사육으로 발생하는데 피해를 줄이기 위해 탈취설비를 갖춘다. 소음공해와 악취공해는 인간의 감각기관으로 감지할 수 있기 때문에 감각공해라고 한다. 진동공해는 공사·기계에 의한 진동이며 주로 지반을 통해 건물로 전파되어 2차 소음을 일으키고 몸에 울림이 전달되어 피해를 준다.

〈표 1〉 재난의 종류

구분		사고의 예
자연재난	기상재해	태풍·홍수·호우·황사·가뭄·해일(기상성)
	지질재해	지진·화산폭발·해일(지진성)
	지형재해	산사태·염해
	생물재해	감염·중독·병충해·유해조수피해
준자연재난	환경재난	온난화·사막화·산성화·스모그·토양침식
사회(인위)재난	사고재난	교통사고·산업사고·화재·화생방 누출
	계획재난	테러·폭동·전쟁
	공해재난	오염·소음·진동·악취
외상재난	외과환자	건물붕괴·각종 사고·지진
질환재난	내과환자	감염병·화생방 누출·유독물질 누출
외부재난	병원외부	교통사고·폭발·테러·태풍·홍수·지진
내부재난	병원내부	정전·화재·치료용 방사선 노출
열린(개방)재난	피해확산	감염병·화생방 누출·유독물질 누출
닫힌(폐쇄)재난	피해고정	건물붕괴·폭발·태풍·홍수·지진

4. 재난의 등급

재난은 규모에 따라 세 가지로 구분되는데 재난1급은 시군구 단위에서 자체적으로 해결할 수 있는 정도이고 재난2급은 시도 단위에서 해결할 수 있는 정도이며 재난3급은 국가의 개입이 필요한 상황이다. 재난관리주관기관이 대응하기 위해서는 구체적인 기준이 필요하므로 사상자수에 따라 재난의 등급을 정하고 있다. 재난의 등급은 해당 지역의 대비에 따라 달라지며 효과적인 대응에 따라 줄일 수 있으므로 상대적이기도 하다.

재난1급은 재난 발생 후 수 시간 이내에 해당 기초지방자치단체의 계획에 의하여 수습이 가능한 사고이다. 재난2급은 지역 자체적으로 재난수습이 불가능하여 인근 지방자치단체로부터 인적·물적 지원이 필요한 크기의 재난이다. 재난3급은 재난지역이 상당히 넓고 피해규모가 커서 국가적인 비상대책이 필요한 경우이다. 재난2급의 경우에는 외부지원이 해당 지역으로 도달하기까지 수 시간에서 1일 정도의 시간적 공백이 생긴다. 재난3급의 경우에는 정부의 지원이 해당 지역으로 도달하기까지 1~2일 정도의 시간이 소요되는 경우가 많으므로 재난대책을 수립함에 있어 최소 48시간은 자체적으로 대응할 수 있는 계획을 수립하고 비상물자를 비축해야 한다.

〈표 2〉 재난의 등급

<table>
<tr><th>등급</th><th>단계(급)</th><th>사상자(명)</th><th>소방(개)</th><th>지방자치단체(곳)</th></tr>
<tr><td></td><td>비다중 손상사고</td><td>2~5</td><td>소방서(1)
긴급구조지휘대</td><td></td></tr>
<tr><td rowspan="2">재난1급</td><td>다수사상자 사고1급</td><td>6~14</td><td>소방서(2~3)
시군구긴급구조통제단
소방서장</td><td>시군구(1)
시군구재난안전대책본부
기초지방자치단체장</td></tr>
<tr><td>다수사상자 사고2급</td><td>15~49</td><td>소방서(4~9)
시군구긴급구조통제단
소방서장·본부장</td><td>시군구(2 이상)
시군구 장기 예상(1)
시군구재난안전대책본부
기초지방자치단체장</td></tr>
<tr><td>재난2급</td><td>다수사상자 사고3급</td><td>50 이상</td><td>소방서(10 이상)
시도긴급구조통제단
소방본부장</td><td>광역시도·특별시·특별자치도
시도재난안전대책본부
광역지방자치단체장</td></tr>
<tr><td>재난3급</td><td>국가재난</td><td>대규모 사상
기간시설파괴</td><td>중앙긴급구조통제단
소방청장</td><td>정부
중앙재난안전대책본부
행정안전부장관 등</td></tr>
</table>

〈표 3〉 특별재난지역 선정과정

<table>
<tr><th>차례</th><th colspan="2">내용</th></tr>
<tr><td>1</td><td colspan="2">사고발생</td></tr>
<tr><td>2</td><td colspan="2">시군구의 피해조사</td></tr>
<tr><td>3</td><td colspan="2">시군구에서 국가재난관리체계
(NDMS, National Disaster Management System)를 활용하여 전산보고</td></tr>
<tr><td>4</td><td colspan="2">시도 및 중앙재난안전대책본부의 검토</td></tr>
<tr><td>5</td><td>일반지역
대응 복구 계획</td><td>특별재난지역
선포계획 브리핑</td></tr>
<tr><td>6</td><td colspan="2">중앙합동조사를 통한 피해확정</td></tr>
<tr><td>7</td><td colspan="2">특별재난지역 선포대상 확정 및 중앙안전관리위원회 상정</td></tr>
<tr><td>8</td><td colspan="2">중앙안전관리위원회에서 대통령에게 특별재난지역 선포건의</td></tr>
<tr><td>9</td><td colspan="2">대통령의 특별재난지역 선포 관보게재 및 공고</td></tr>
<tr><td>10</td><td colspan="2">특별재난지역에 대한 지원</td></tr>
</table>

5. 재난의료 대비대응단계

국가위기경보는 4단계로 구성되지만 순차적으로 발효되는 것은 아니며 요건에 해당되지 않더라도 발효한다. 재난안전대책본부는 심각성에 따라 비상근무 1·2·3단계를 비순차적으로 가동한다.

(1) 관심(Blue)

다수사상자 발생위험이 큰 사건·행사·현상으로 태풍·홍수·지진·해일 등의 자연재난이 예상·예측되거나 경기·시위 등의 군중행사가 해당한다. 사상자가 발생할 수 있는 사고나 첩보 등의 징후를 감시 하는 대비단계이다.

(2) 주의(Yellow)

다수사상자 발생으로의 전개가 예측되는 사고·현상으로 다중이용시설의 예측수용인구가 20명 이상인 상태에서 화재·붕괴·침수가 발생했거나 다중교통사고·군중운집행사 및 태풍·홍수·해일·지진 등으로 사상자가 발생한 단계이다. 아직 사상자는 없으나 화학물질 누출, 방사선 사고도 포함한다. 국지전·테러(위협) 등에 대한 능동감시 및 경고전파를 하는 대비단계이다.

(3) 경계(Orange)

다수사상자가 발생하고 추가 사상자 발생 위험이 현저하게 높아 대응 개시가 필요한 상황이거나 10명 이상의 사상자가 이미 발생하고 추가 사상자 발생이 의심되는 상황·사건단계이다. 운항·운행 중인 여객선박·여객항공기·여객열차·대형승합차의 추락·침몰·탈선·전복을 확인한 경우이다. 혹은 10대 이상 차량의 다중 교통사고를 확인했거나 화학·방사선 물질의 집단적 노출을 확인한 경우이다. 다수사상자사고, 군중운집으로 재난관리주관기관·책임기관에 의료대응을 요청하고 의료대응을 개시한다.

(4) 심각(Red)

일상적인 응급의료서비스로는 대응할 수 없는 명백한 재난으로 대응단계이다.

6. 재난의 주요인

행정안전부 통계연보에 따르면 2016년부터 2020년까지 자연재난으로 인한 사망·실종자는 190명, 이재민은 45,728명, 피해액은 2,167,218백만 원이었고 사회재난으로 인한 사망·실종자는 1,248명, 부상자는 592명, 피해액은 381,079백만 원이었다. 해당 기간의 복구비용과 최근 2년의 코로나19 피해를 포함한다면 그 규모는 훨씬 커질 것이다. 특별재난지역으로 선포된 경우는 모두 13차례였다. 사회재난과 비교하여 자연재난에서는 사망·실종자가 적었으나 피해액은 컸고 특별재난지역으로 선포된 경우가 많았다.

세계적으로는 지난 25년간 약 340만 명이 재난으로 사망한 것으로 추산되고 있다. 수백만 명의 사람들이 고통 받고 있으며 수십조 원 이상이 복구 및 이재민들의 생활을 위해 쓰였다. 2016년 4월말 현재 세계인구는 74억 명이고 2050년에는 약 97억 명으로 늘어날 것으로 예측되며 상당수가 열대성 저기압·홍수·지진·가뭄 등이 자주 발생하는 자연재난지역에 거주하고 있어 재난의 피해규모는 더욱 커질 것이다. 게다가 산업화에 따른 세계적인 기상이변도 자연재난의 피해규모를 키우고 있다. 기후변화가 되돌릴 수 없는 상태에 도달하여 자연재난의 관리는 더욱 어려워질 것이다.

자연환경의 파괴와 교통수단의 발달은 감염병 확산의 위험을 키워 재난은 특정지역에 국한된 피해로 끝나지 않는 경우가 많았다. 1918년의 스페인 독감은 전 세계로 확산되어 2천만명 이상의 사망자가 발생한 것으로 추정되며 2002년의 중증급성호흡기증후군(SARS, Severe Acute Repiratory Syndrome)은 중국 광둥성에서 첫 환자가 발생하여 전 세계 8096명의 환자와 774명의 사망자를 냈다. 2019년 중국 우한시에서 발생한 코로나19(COVID-19)의 대유행(pandemic)으로 수많은 사상자와 큰 경제적 피해를 초래하고 있다.

과학기술의 발전으로 산업폐기물·방사능물질 등 새로운 위험들이 발생하고 수많은 독성화학물질이 개발·운반·사용되고 있어 피해의 소지가 커지고 있다. 2011년 일본 동북부에서 발생한 대지진에 이은 지진해일로 원자력발전의 가동중단 및 방사능 물질누출은 우리나라에도 영향을 미쳤다. 2012년 경북 구미에서 발생한 불산 유출사고는 대규모 화학재난으로 다섯 명이 숨지고 2500여 명이 병원진료를 받아 특별재난지역으로 선포되었다.

전쟁, 분쟁, 테러 등의 의도적 무력행사로 의료와 공중보건이 필요한 수많은 희생자들이 발생하고 있다. 테러는 국가나 조직이 정치·사회·종교·민족주의적 목표를 달성하기 위해 조직적·지속적으로 폭력을 사용하거나 협박하는 상징적·심리적 폭력행위이다. 대량살상무기(WMD, Weapons of Mass Destruction), 화생방물질(ABC, Atomic·Biological·Chemical, CBRNE, Chemical·Biological·Radiological·Nuclear·Explosive)에 의한 테러가 재난대책의 주요 관심사로 떠오르고 있다.

결국 지역에 국한된 명확한 종류의 재난이 탈지역화·세계화·대형화·복합화의 양상으로 바뀌고 있어 국제적인 협력과 종합적인 대책이 필요해졌다.

〈표 4〉 최근 5년간 자연재난 및 사회재난 피해

구분		2016	2017	2018	2019	2020	합계
자연재난	사망·실종	7	7	53	48	75	190
	이재민	7,221	8,731	2,487	7,121	20,168	45,728
	피해액(백만원)	303,132	189,995	140,670	215,244	1,318,177	2,167,218
	복구비(백만원)	619,783	506,855	441,342	1,342,635	4,161,548	7,072,163
	특별재난지역(건)	2	2	3	2	2	11
사회(인위)재난	발생(건)	12	16	20	28	25	101
	사망·실종	19	65	93	63	1,008	1,248
	부상	25	93	242	149	83	592
	피해액(백만원)	62,606	109,207	122,808	53,031	33,427	381,079
	특별재난지역(건)	0	0	0	1	1	2

7. 재난관리 10대 원칙

재난관리는 대처능력을 넘어서는 사고에 대해 부족한 자원을 효율적으로 운용하는 방법이다. 예방·대비·대응·복구와 관련한 모든 활동에서 다음 원칙을 강화할 필요가 있다.

첫째, 예방에 중점을 둔다. 사고가 일어난 후에 피해 확산을 막기는 쉽지 않으므로 위험요인을 감소시키기 위한 일반적인 안전규제, 예방점검 등을 강화하여 재난피해를 줄이고 막을 수 있다.

둘째, 다양한 재난에 대비한다. 발생 가능한 재난에 대해 교육, 훈련, 매뉴얼, 비상계획, 물품비축 등 준비를 함으로써 갑작스러운 압도적 상황에서도 활동할 수 있다.

셋째, 현장에 권한을 위임하여 신속하고 유연한 대응을 유도한다. 급박히 전개되는 상황에 대해 대응 후 사후 보고하도록 대원들의 자율권을 넓혀야 효과적인 대응을 할 수 있다.

넷째, 재난위험을 줄이고 막기 위해 '더 좋게 다시 짓기 (Build Back Better)'로 복구한다. 재난 취약점을 보완하는 복구를 통해 이후의 재난에 대비할 수 있고 치료, 재활에 충분한 지원을 함으로써 피해자의 사회복귀를 도울 수 있다.

다섯째, 정교한 계획과 실질적 훈련으로 재난대책을 보완한다. 재난대책을 가다듬기 위해서는 실제 재난과 같은 조건에서 훈련함으로써 계획의 문제점을 고치고 대원들을 숙달시킬 수 있다.

여섯째, 실무진이 임무를 맡아 위원회 증후군을 막는다. 현장 경험이 있는 전문가들이 행정업무를 맡아야 탁상공론을 막아 현장에 맞는 지원을 할 수 있다.

일곱째, 선착대의 초기 임무를 강화한다. 보건소 신속대응반뿐만 아니라 병원 재난의료지원팀, 소방 긴급구조지휘대의 현장 안전 확보, 통신체계 구성, 추가자원 요청 등 임시지휘 업무를 강화함으로써 원활한 현장지휘로 이행할 수 있다.

여덟째, 부서의 역할을 명확히 하고 자율성과 전문성을 보장하되 교류 협력을 유지한다. 임무 범위를 확실히 정해야 다양한 소속의 여러 부서가 현장에서 충돌 없이 조직적으로 활동할 수 있으며 이해증진을 위한 인력 파견·정보 공유를 통해 협력을 도모할 수 있다.

아홉째, 최악을 가정하여 충분한 자원을 동원한다. 재난 규모를 정확히 파악하기는 어려우므로 예측한 자원보다 많이 동원함으로써 충분한 대응을 유도해 피해를 줄 일 수 있다.

열째, 모든 자원을 조직하여 우선순위에 따라 운용한다. 지휘체계를 확립하고 가용한 자원을 파악하여 현장의 요구에 따라 우선순위를 정해 배분함으로써 자원 부족을 최소화할 수 있다.

일상의 응급의료서비스 능력으로는 재난에 대응할 수 없다. 평상의 대응활동으로는 곤란을 겪게 되거나 사고 스트레스 때문에 대응자체가 불가능해질 것이다. 다양한 재난문제를 예견하고 준비해야 한다. 문제를 막거나 줄이는 방법은 과거로부터 배우는 것이다. 다음의 문제들이 재난사례연구를 통해 밝혀졌다.

- 현장응급의료서비스 지휘의 부족
- 환자의 신속한 수집, 분류, 치료구역 이송실패
- 적절한 환자분류 실패
- 환자의 초기안정화 부족
- 시간을 낭비하는 환자처치
- 미숙한 환자이송
- 치료시설로의 부적절한 환자분산
- 정확한 환자 추적체계 확립실패
- 사고정보의 적절한 전파실패
- 현장부서, 지역응급의료서비스 기관, 혹은 기타 대원과 통신불통
- 부적절한 혹은 비효율적인 현장대원 활용
- 모든 재난관리체계 관리자들을 위한 지휘 조끼부족
- 구조자의 적절한 훈련이나 연습부족
- 관련 지역기관 간 훈련부족
- 적절한 지역평가, 사전계획, 그리고 지속적인 개선부족

8. 국가위기경보 용어의 개선 필요성

국가위기경보체계는 2004년 이라크 파견 근로자 2명이 피살된 사건을 계기로 국가위기 상황의 체계적 관리를 위해 국가안전보장회의(NSC, National Security Council)에서 도입했다. 미국, 영국, 호주의 테러경보 사례를 참조하였으나 33개의 국가위기 유형에 대해 확대 적용하고 있다. 재난 및 안전관리기본법 제38조 위기경보의 발령에 근거하여 재난 징후를 식별하거나 재난 발생이 예상되는 경우에 그 위험 수준, 발생 가능성 등을 판단하여 위기경보를 발령하고 있다. 관심은 국가위기로 발전할 가능성이 비교적 낮은 상태, 주의는 국가위기로 발전할 수 있는 일정 수준의 경향성이 있는 상태, 경계는 국가위기로의 발전 가능성이 농후한 상태, 심각은 위기 발생이 확실한 상태이다.

최근 코로나19, 태풍, 호우 피해를 겪으면서 국가위기경보를 자주 접하고 있으나 이해하기 어려워 알기 쉽게 개선할 필요가 있다. 여러 유형의 재난에 위기 구분이 명확한 용어를 사용해야 하며 적절한 조치가 이뤄지도록 그 의미를 확실히 전달해야 한다. 이미 위기경보가 모호하다는 지적이 있어 2017년 행정안전부에서 대체 명칭을 공모했으나 개선은 이뤄지지 않았다. 일반인뿐만 아니라 재난관리 전문가가 다양한 재난에 효과적으로 활동할 수 있도록 테러 중심의 위기경보 용어를 대체할 새로운 체계가 필요하다.

이에 따라 우리나라 위기대응 실무매뉴얼 및 다양한 문헌분석을 통해 위기경보 단계의 정의와 적용을 검토하여 이를 대체할 수 있는 용어를 제안한 바 있다. 이 연구에서는 위기경보의 핵심 개념을 추출하고 9개 위기대응 실무매뉴얼 상의 위기경보 관련 활동을 요약하여 경보와 내용이 합치하도록 용어를 정리했다. 기존 위기경보 단계를 대체하기 위해 세 가지 원칙을 적용했다. 첫째 테러뿐만 아니라 다양한 재난을 포괄하고자 했고, 둘째 현재의 4단계를 유지하되 기존 용어와의 혼란을 최소화하고자 했으며, 셋째 일반인들이 쉽고 명확히 이해할 수 있는 직관적 용어를 제시하고자 했다.

제안한 용어는 감시·경고·위기·비상이었으며, 이 용어들의 사전적 배타성, 독립성을 확인한 결과, 직접적 유사성은 없는 것으로 나타났다. 새로운 용어들을 적용하기 위해서는 관계 법령 및 매뉴얼에 대한 수정이 필요할 것이며, 일부 검토와 합의로 도출된 용어이므로 후속 제안에서는 많은 전문가의 의견이 필요할 것이다.

9. 압좌증후군과 파상풍

(1) 압좌증후군

몸의 일부가 파편이나 붕괴된 구조물 등에 수 시간에서 며칠 동안 눌려 있던 환자들에게 구획증후군(compartment syndrome)이 발생하면 횡문근변성(rhabdomyolysis), 저혈량성쇼크, 과칼륨증, 신부전, 부정맥 등 압좌증후군과 관련된 증상들이 나타나고 깔려 있던 때나 구조 시에 안정적이던 환자는 구조완료 후 짧은 시간 내에 사망할 수 있다. 생존하더라도 적절한 응급처치가 지연되어 급성신부전에 빠지는 경우가 많다.

국소적 임상증상으로는 근육에 대한 직접적인 압박과 함께 동맥이 눌려 혈류량이 감소한 근육의 병리적 상태를 구획증후군이라고 하며 40mmHg 이상의 압력이 여덟 시간 이상 지속되면 진단할 수 있다. 근육 내 세포의 저산소증과 손상으로 부종이 발생하면 모세혈관 누출이 일어나며 지속적인 재관류로 인하여 세포 내외의 압력이 동시에 높아져 손상은 더욱 진행된다. 근육 내의 압력이 240mmHg까지 상승할 수 있고 팔다리의 영구적인 경축기형을 유발한다.

전신적 임상증상으로는 압전효과(tamponade effect)로 압박받고 있던 부위의 순환이 정체되어 있다가 구조되면서 동맥의 재관류와 압박부위의 정맥으로부터 유입이 일어나 압좌증후군의 전신증상이 나타난다. 위험한 증상은 눌려있던 부위의 출혈이 발생하고 손상부위에 많은 체액이 저류되어 혈액량감소(hypovolemia)와 함께 산성화된 체액이 순환되면서 혈관의 수축능력이 저하되어 쇼크에 빠지는 것이다. 탈수, 고칼륨혈증, 산증으로 부정맥이 발생하고 핍뇨성 급성신부전(oliguric acute renal failure)이 발생하면 사망하게 된다.

압좌손상은 조기진단과 치료가 중요하지만 증상과 징후가 구조 전이나 구조 직후에 별다른 차이가 없다. 눌린 상태에서는 생체징후가 안정되어 있고 피부의 변화가 심하지 않으며 근육부종도 재관류가 이루어지기 전까지는 심하지 않다. 눌려 있는 부위의 감각이 없어지면 통증호소도 없어 척추손상과 감별이 어려워진다. 근위부가 눌려있어도 원위부 맥박을 촉지할 수 있고 피부의 색도 정상일 수 있다. 구조된 후 외견상 별다른 증상이 없어도 심한 통증을 호소한다. 구조환자의 소변에서 미오글로블린(myoglobulin)이 검출되기도 하며 소변의 색이 짙은 적갈색으로 보이기도 한다. 이 경우에 혈뇨와 감별이 필요하다.

초기에 나타나는 변화로는 과칼륨증(hyperkalemia), 크레아틴(creatine) 상승, 과인산염증(hyperphosphatemia), 크레아티닌 카이나제(creatinine kinase) 상승이 있다. 심각한 정도의 출혈이 아니라도 혈장의 누출로 인해 적혈구용적(hematocrit)이 증가할 수 있으며 저칼슘증(hypocalcemia)도 자주 나타난다.

치료는 많은 양의 산소와 등장액 투여를 구조 전부터 또는 구조 즉시 시작하여 병원까지 지속하는 것이다. 수액과 함께 만니톨(Mannitol)을 투여하여 소변을 시간당 300mL 이상 유지되도록 한다. 중탄산염(sodium bicarbonate)이나 아세타졸라마이드(Acetazolamide)를 투여하여 소변을 pH6.5 이상 알칼리화 한다. 이 처치는 미오글로블린뇨증(myoglobulinuria)과 과칼륨증(hyperkalemia)이 해결될 때까지 계속해야 한다. 구획증후군이 의심되면 지체 없이 근막절개술(fasciotomy)을 시행했었으나 감염이 많이 일어나서 현재는 검압술(mamometry)로 압력을 확인하여 적용증이 아니면 근막절개술을 하지 않게 되었다. 적시에 적절한 치료를 받으면 압좌손상의 예후는 비교적 좋으며 기능의 회복도 기대할 수 있다. 감염이 의심되는 경우에는 항생제를 적극적으로 투여해야 하며 통증을 경감시키기 위해 진통제를 투여한다. 항쇼크바지(MAST)를 적용해서는 안되며 척추고정판(LBB)을 이용하여 중립위치로 고정하고 손상부위를 심장높이로 유지하여 혈류량이 줄지 않도록 해준다. 깔린 환자가 다수일 경우에는 혈액투석에 대한 준비를 해야 한다.

(2) 파상풍

대부분의 재난지역에서 시행하는 예방접종은 파상풍이다. 실제적인 파상풍 위험은 외상 재난의 충격기나 보건의료서비스가 미비한 복구기에 발생하기 때문에 예방접종 시에는 이러한 상황까지 고려해야 한다. 파상풍 예방접종의 흔한 부작용은 국소부종·통증·발적으로 이상면역반응 환자이거나 5년 내 추가접종을 시행하는 경우에 발생한다. 이것을 아르투스 반응(arthus reaction)이라고 하는데 연조직염(cellulitis)으로 오인하여 항생제로 치료하는 경우에는 잘 낫지 않는다.

정리해보기

- 재난의 정의는 국가, 조직, 법령에 따라 다르다. 재난관련 용어에 어떤 차이가 있는지 조사해보자.
- 소방청, 질병관리청 등에서는 재난의 종류와 등급을 어떻게 적용하고 있는지 조사해보고 우리나라에서 발생했던 재난사고에 종류와 등급을 적용해보자.
- 특별재난지역으로 선포되었던 재난의 종류, 피해의 규모, 대응방법, 그리고 교훈 등을 정리해보자.
- 미세먼지는 질환재난, 외부재난, 열린재난이며 인위재난이지만 사고나 계획재난이 아니라 환경재난이다. 따라서 통제하기 어렵고 재난피해(자)를 정확히 한정짓지 못하므로 특별한 재난관리가 필요한데 그 방안을 정리해보자.
- 인간활동이 자연현상과 맞물려 오랫동안 큰 피해를 주는 환경재난과 주로 인간활동에 의해 상대적으로 짧게 작은 피해를 주는 공해재난을 비교해보자.
- 재난이나 사고로 발생한 압좌증후군과 구획증후군의 임상 예를 조사해 보자.
- 세월호 참사관련 자료를 근거로 토론하고 세월호 이후에 새롭게 바뀐 것들을 조사하여 개선점과 문제점을 검토해보자.

Chapter 02

중증도 분류 및 이송

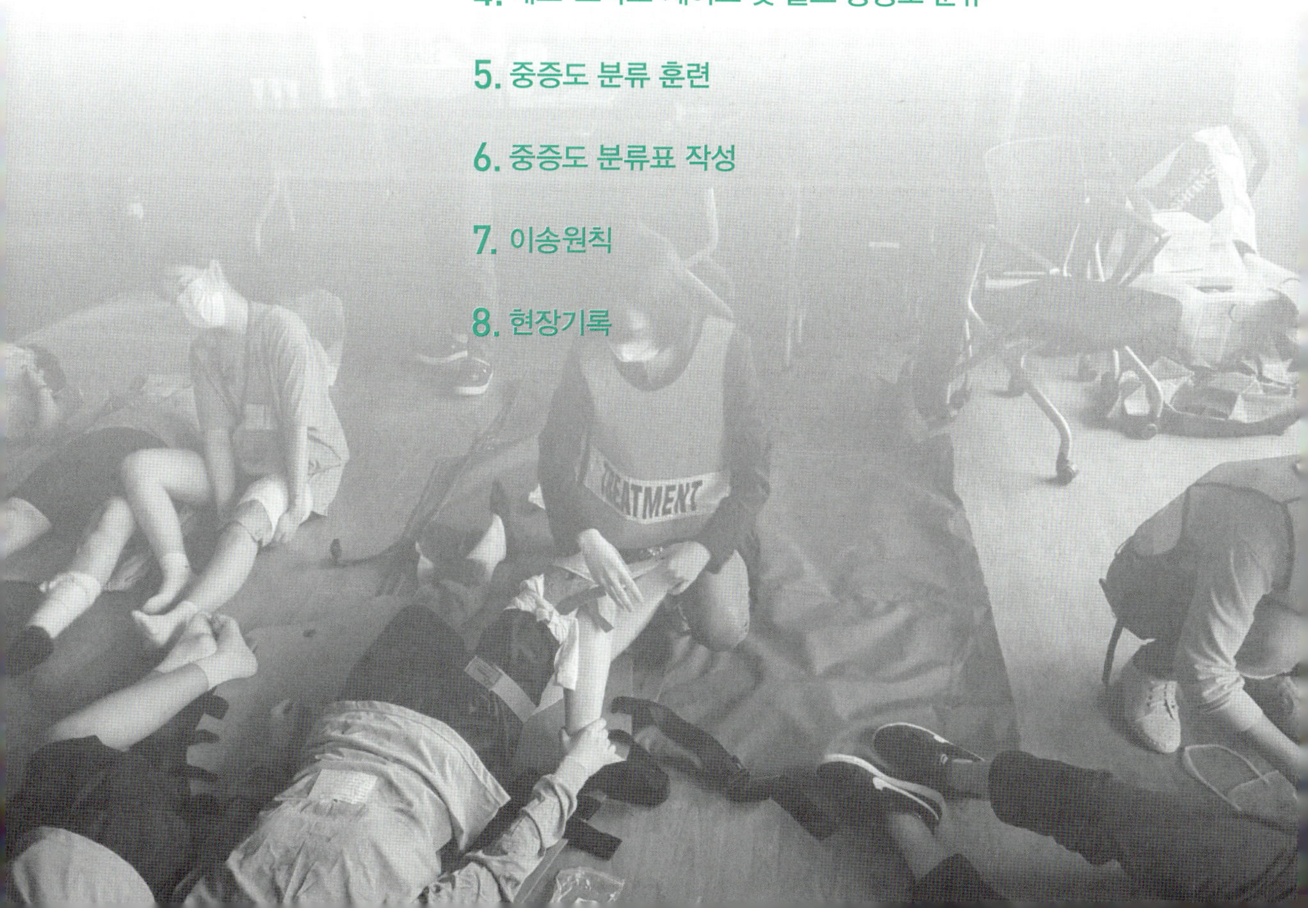

중증도 분류 및 이송

chapter 2

재난의료관리론

1. 중증도 분류의 발전

중증도 분류라는 말은 trier라는 프랑스어에서 유래되었는데 '분류하다'라는 뜻이다. 근대적인 환자분류의 기원은 나폴레옹 시대로 거슬러 올라간다. Dominique Jean Larrey(1766~1842) 남작은 나폴레옹 군대의 군의관이자 의학교육자였는데 급한 치료가 필요한 군인들에게 지위에 상관없이 치료를 먼저 받도록 해주었다. 부상자들을 전쟁터의 뒤쪽에 위치한 병원으로 후송하기 전에 전쟁터에서 일차적인 치료를 제공해주는 체계였다. 이처럼 근대적인 중증도 분류는 대량전상자 치료과정에서 발전하였다.

1846년에 John Wilson은 오늘날의 다수사상자 분류 방법에 중요한 기여를 하였다. 성공적인 수술을 위해서는 가장 위급한 상황의 환자들부터 치료를 해야 하며 덜 치명적이거나 처치를 지연시켜도 무관한 환자들에 대해서는 치료를 하지 말아야 한다고 제안하였다.

제1, 2차 세계대전에서는 심한 손상을 입은 군인들에 대한 접근과 치료 방법이 개선되었다. 제1차 세계대전에서 부상군인들은 형식을 갖춘 중앙 부상자 수집소에서 분류되었으며 적절한 시설로 후송되었다. 제2차 세계대전에서는 부상자 분류를 할 때 열을 세우는 방법을 이용하여 효율성을 높였다. 부상자들은 전쟁터의 의사로부터 치료를 받은 다음에 손상의 정도에 따라 더 높은 수준의 치료를 받았다. 이 방법으로 복부에 외상을 입는 많은 군인들을 살릴 수 있었다.

한국 전쟁 이후에는 부상군인들을 항공기로 후송하는 것이 일반화되었으며 생존 가능성을 굉장히 높였다. 전쟁터에서의 빠른 다수사상자 분류와 발달된 소생술을 헬기 후송과 함께 적용하여 제2차 세계대전에서 4.7%였던 치명률이 베트남전에서 1%로 감소하였다. 또한 제2차 세계대전에서는 손상에서 최종 치료까지 12~18시간이 걸렸는데 베트남전에서는 2시간 이하로 줄었다.

2. 중증도 분류의 종류

중증도 분류의 종류를 다섯 가지로 나누면 일상·사고·재난·전장·특수상황 환자분류가 있다.

일상 환자분류는 평시에 반복적으로 시행된다. 가장 심각한 환자들에게 신속한 평가와 처치를 하는 것이다. 가장 심각한 환자들에게는 가장 높은 수준의 치료를 제공하는데 생존 확률이 낮다고 해도 시행한다.

사고(다수사상자) 환자분류는 주변 의료기관이 부담을 받지만 환자로 넘치지 않을 때 적용하는 방법이다. 최고 수준의 치료는 가장 심각한 환자에게 제공한다. 추가자원이 사용될 수도 있으나 재난계획은 시행되지 않을 수 있다. 심각하지 않은 환자들은 평시 보다 더 오랜 시간을 기다려야 할 수도 있으나 결국 치료를 받게 된다.

재난 환자분류는 주변 의료기관이 환자들에게 신속한 치료를 제공할 수 없을 때 적용한다. 응급처치와 지역자원으로 살아날 확률이 높은 환자들을 찾아내 치료를 제공하는 것이다. 가벼운 손상을 입어 치료를 기다릴 수 있는 환자와 너무 심각한 손상을 입어 생존할 가능성이 없는 환자들을 배제하는 것이다. 이송과 치료를 위해 심각한 순서대로 환자순위를 매기는 것인데 손상정도와 사용 가능한 자원에 따라 결정한다. 가망이 없을 정도로 심각한 손상을 입고 살아날 확률이 적은 환자들에게는 공감·진통제·모니터링만 해준다.

전장(전략) 환자분류는 다른 종류의 분류와 매우 비슷하지만 결과적으로 사명 지향적인 관점이 덧붙여진다. 근본적으로 분류는 의료원칙이 아닌 군사적 목적에 따라 정해진다. 장병을 살리는데 실패한다면 더 많은 사람들에게 부정적인 영향을 끼칠 수 있기 때문에 일반시민 보다 군인에게 우선순위를 두고 치료를 제공한다.

특수상황 환자분류는 화생방 물질 등의 부가적인 위험요소들이 상존할 때 쓰인다. 위험요소가 환자분류에 영향을 미치는 상황이다. 환자들은 이러한 물질의 부가적인 영향으로 고통을 겪을 수 있으나 위험물질을 통제할 수 있는 상태의 환자에게 우선순위를 둔다. 분류에 앞서 보호장비를 착용해야 하며 위험물질 제거작업이 필요할 수도 있다.

미흡분류는 중증도 분류 시에 손상의 심각성을 과소평가하여 심각한 환자에게 필요한 처치를 제공하지 못하는 결과를 낳는다. 이것은 환자의 이환율과 치사율을 높인다. 어떤 분류체계도 완벽하지 않지만 인정되는 미흡분류는 5% 이내 이어야 한다. 과다분류는 경미한 환자를 심각한 환자로 분류할 때 발생한다. 과다분류는 미흡분류를 감소하려는 노력으로 인식되어 수용되지만 의료자원에 지나치게 부담을 준다는 점에서 드러나지 않는 악영향을 끼친다. 과다분류도 심각한 환자들의 상태를 악화시키고 치사율을 높이는 것으로 알려져 있으나 응급처치가 필요한 환자를 최대한 구분해주므로 널리 활용된다.

3. 네 집단(ID-me) 중증도 분류

지난 수십 년간 다양한 다수사상자 분류체계가 등장하였다. 세계적으로 다양한 이름과 체계들을 사용하고 있지만 공통점도 많다. 대부분의 분류체계는 다수사상자를 네 개의 집단(ID-me, Immediate, Delayed, Minimal, Expectant)으로 나누며 각 집단은 색깔로 표시된다.

1순위, 긴급(즉각)환자는 손상이 심하지만 최소한의 자원으로 치료될 수 있으며 치료 후에 생존할 것으로 예상되는 피해자이다. 단순한 수술로 멈출 수 있는 대량출혈이나 튜브만 있으면 고칠 수 있는 기흉 등이 속한다.

2순위, 응급(지연)환자는 손상이 심하지만 치료가 지연 되어도 괜찮은 피해자이다. 추후에 치료가 제공되어야 하는 대퇴골이나 상완골 단순골절 등이 속한다.

3순위, 비응급(최소)환자는 손상이 경미하여 치료를 기다릴 수 있는 걸어 다니는 피해자이다. 기능손상에 우려가 없으므로 심각한 환자를 치료한 후에 여유가 생기면 치료한다. 다른 환자들보다 먼저 확인하여 경상자(녹색환자)구역으로 이동시키고 추후에 2차 중증도 분류를 시행하여 환자인적사항을 기록하고 버스 등으로 귀가사키거나 멀리 있는 병·의원으로 보낸다. 찰과상, 타박상, 염좌, 미세골절 등이 속한다.

4순위, 지연(기대)환자는 손상이 너무 심각하여 많은 양의 자원을 사용해도 생존할 가능성이 없는 피해자이다. 중증의 뇌손상, 95% 이상 3도 화상 등이 속한다. 발견되었을 당시 무반응, 무맥, 무호흡 환자는 사망한 것으로 분류한다. 재난상황에서는 소생 노력을 시도하지 말아야 한다. 기록을 위해서만 표시되어야 하며 살아있는 환자들과 분리된 곳으로 최대한 신속히 옮긴다. 중증도 분류에 따라 환자별로 중증도 분류표(triage tag)가 부착되는데 기본 개념이므로 참여하는 다른 부서원도 중증도 분류표의 의미와 이용방법을 숙지해야 한다.

〈표 5〉 중증도 분류기준

중증도	분류기준	환자
1순위(P-1) 긴급(적색)	• 생명을 위협할만한 쇼크나 저산소증이 나타나거나 임박한 경우 • 즉각적인 처치를 행할 경우에 안정화될 가능성과 소생 가능성이 있는 경우	• 기도폐쇄·심한 호흡곤란·호흡정지 • 심장마비 순간이 인지된 심정지 • 수축기 혈압 80mmHg 이하의 쇼크 대량출혈·긴장성 기흉 • 개방성 흉부열상·개방성 복부열상 • 골반골절 동반 복부손상 • 혼수상태 중증 두부손상 • 기도화상 동반 중증화상 • 경추손상(의심) • 지속천식·심장질환·저체온증 • 기타 환경응급 및 내과적 이상 • 수분 혹은 한 시간 내의 즉각적인 응급처치와 이송이 필요한 환자
2순위(P-2) 응급(황색)	• 손상이 전신적인 증상을 유발하지만 아직까지 쇼크 또는 저산소증 상태가 아닌 경우 • 적절한 조치로 즉각적인 위험 없이 45~60분 정도 견딜 수 있는 경우	• 의식저하·중등출혈·중등화상·다발성 골절·경추 이외 척추골절 • 간단한 응급처치가 필요한 환자 • 수 시간 내의 응급처치와 이송이 필요한 환자
3순위(P-3) 비응급(녹색)	• 전신적 위험이 없는 국한된 손상인 경우 • 최소한의 조치로도 수 시간 이상 문제가 없는 경우	• 소량출혈·경증화상·경증열상·단순골절·타박상 • 보행 가능한 환자 • 처치 필요하지 않은 환자
4순위(P-0) 지연(흑색)	• 자발순환이나 호흡이 없는 무반응인 경우 • 임상적·생물학적 사망으로 명확히 구분되지 않는 경우 • 어떤 처치에도 생존 가능성이 희박한 경우(자원이 있다면 돌봄)	• 두부 또는 체간절단 • 사후강직·시반발생·시신부패 • 사망하거나 생존 가능성 없는 환자 • 20분 이상 호흡이나 맥박 없는 환자 • 심폐소생술 효과가 없다고 판단되는 환자
회색	• 병원 내에서 인도적인 차원에서 돌보는 경우	• 활력징후는 있으나 소생 가능성이 없는 원내의 환자

4. 매쓰(MASS)·스타트(START)·세이브(SAVE) 및 솔트(SALT) 중증도 분류

매쓰(MASS, Move, Assess, Sort, Send) 중증도 분류는 위험구역이 있는 충격 및 주변지역에서 구조대가 적용한다. 걸을 수 있는 환자들을 경상자(녹색환자)구역으로 이동시키고 남은 환자들이 팔이나 다리를 올릴 수 있는지 확인하고 각 환자의 위팔(여의치 않다면 가급적 오른 손목)에 적·황·녹·흑색 띠를 묶어 분류(분류한 환자들의 수에 구애받지 않고 기준에 따라 정확히 분류하며 간단한 응급처치도 실시)하고 귀가·사망자 안치소·수집 혹은 분류구역이 있는 완충지역이나 응급처치반이 활동하는 조정지역으로 안전하게 바로 보낸다.

스타트(START, Simple Triage And Rapid Treatment) 중증도 분류는 널리 사용되고 있는 쉽고 빠른 방법으로 수집 혹은 분류구역이 있는 완충지역에서 분류반이 적용하여 응급환자 분류표를 작성한다. 1983년 미국 캘리포니아주의 소방과 병원에서 개발한 이 체계는 호흡, 순환, 반응(RPM, Respiration, Pulse, Mental status)을 평가기준으로 하여 단순 분류 및 빠른 치료가 가능하다. 추운 날씨에 영향을 받는 모세혈관 재충혈을 보완하기 위해 1996년에 요골맥박 평가를 추가하였다. 이 체계는 많은 과다분류를 초래하지만 다양한 수준의 분류자들이 손쉽게 활용할 수 있다는 큰 장점이 있다.

세이브(SAVE, Secondary Assessment of Victim Endpoint) 중증도 분류는 스타트 중증도 분류와 연계하여 응급처치반과 이송반이 활동하는 조정지역에서 적용한다. 의료자원이 부족하고 병원에서의 정상적인 처치가 지연될 때 외상 환자의 생존통계자료를 바탕으로 살릴 수 있는 환자를 선별하기 위해 사용한다. 전문적인 2차 평가와 재분류를 통해 현장에서 이송이 수시간에서 수일간 지연되는 환자들의 우선순위를 확실히 정할 수 있게 해준다. 한국표준질병사인분류에 따른 외상 생존위험비(survival risk ratio)를 활용할 수 있다. 간단히 활용하는 글래스고우 혼수척도(GCS, Glasgow Coma Scale)로는 8점 이상이면 처치를 제공(immediate care)하고 7점 이하면 치료를 중단(comfort care)한다. 치료받지 않아도 생존가능한 환자는 추후에 치료(delayed care)를 한다.

솔트(SALT, Sort, Assess, Lifesaving Intervention, Treatment·Transport) 중증도 분류체계는 방사능재난 등 위험물질에 오염된 사고 현장에서 적용한다. 현장의 제염능력과 환자의 오염정도를 추가로 고려한다. 중증도 분류는 재난의료지원팀원 가운데 가급적 현장경험이 가장 많은 의료진이 방호복 등을 갖추고 시행하고 재난의료지원팀원이 환자에 비해 부족하다면 중증도 분류와 응급처치 업무를 통합하여 수행한다. 먼저, 움직이지 않거나 확연히 위험한 환자들에게 생명을 살리는 처치를 해주면서 중증도를 분류한다. 추가 처치나 이송을 마치고 나서 재평가를 통해 움직이거나 의도성 동작을 하는 환자들에게 같은 단계를 반복한다. 마지막으로 걸을 수 있는 환자들에게도 같은 단계를 반복한다.

5. 중증도 분류 훈련

정확한 중증도 분류로 다수사상자에게 적절한 도움을 줄 수 있지만 일상적인 의료체계의 임상경험으로는 다수사상자의 분류에 어려움을 겪게 된다. 다수사상자의 수는 부담스러울 수 있고 초기에는 의료자원의 이용도 매우 제한되어 있기 때문이다. 이러한 상황에서 분류해야 하므로 훈련은 재난에 맞춰 꾸준히 시행해야 한다. 결국 다수사상자를 분류하는 일은 관점과 태도의 변화를 필요로 하며 훈련과 경험에 크게 의존하게 된다. 겪지 않으면 알기 어렵기 때문이다.

장단점이 있는 여러 가지 분류표가 있지만 지역사회는 같은 양식의 분류표를 사용해야 하며 이 분류표의 사용에 익숙해져야 한다. 다수사상자 분류훈련을 강화하기 위한 방법으로 다수사상자 분류요일을 지정하여 응급실에 도착하는 모든 환자에 대해 병원의무기록뿐만 아니라 표준으로 사용하고 있는 분류표도 작성하도록 한다. 이 방법은 적은 비용으로 기본적인 분류능력을 키워준다.

훈련으로 기본능력을 키울 수 있고 재난으로 실제능력을 키울 수 있지만 재난발생은 드물기 때문에 임상경험을 활용해야 한다. 환자들이 어떤 응급처치와 의료자원을 필요로 하는지를 결정하는 절차는 어려운 일이므로 권역 및 지역외상센터나 적절한 의료기관에서의 임상경험이 도움이 된다. 이 방법은 응급투약, 외상처치, 수술 등에 대한 지식과 불안정한 환자들을 신속히 평가하는 임상능력을 키워준다.

중증도 분류는 고정적인 활동이 아니다. 분류구역에서 정식 일차분류가 이루어진 이후에도 현장응급의료소(응급처치반)·응급실·수술실·회복실·중환자실 등에 들어가기 전에 환자 상태와 이용가능자원에 따라 수차례의 중증도 분류를 반복적으로 시행할 수 있으므로 각 상황에 따라 훈련을 실시해야 한다.

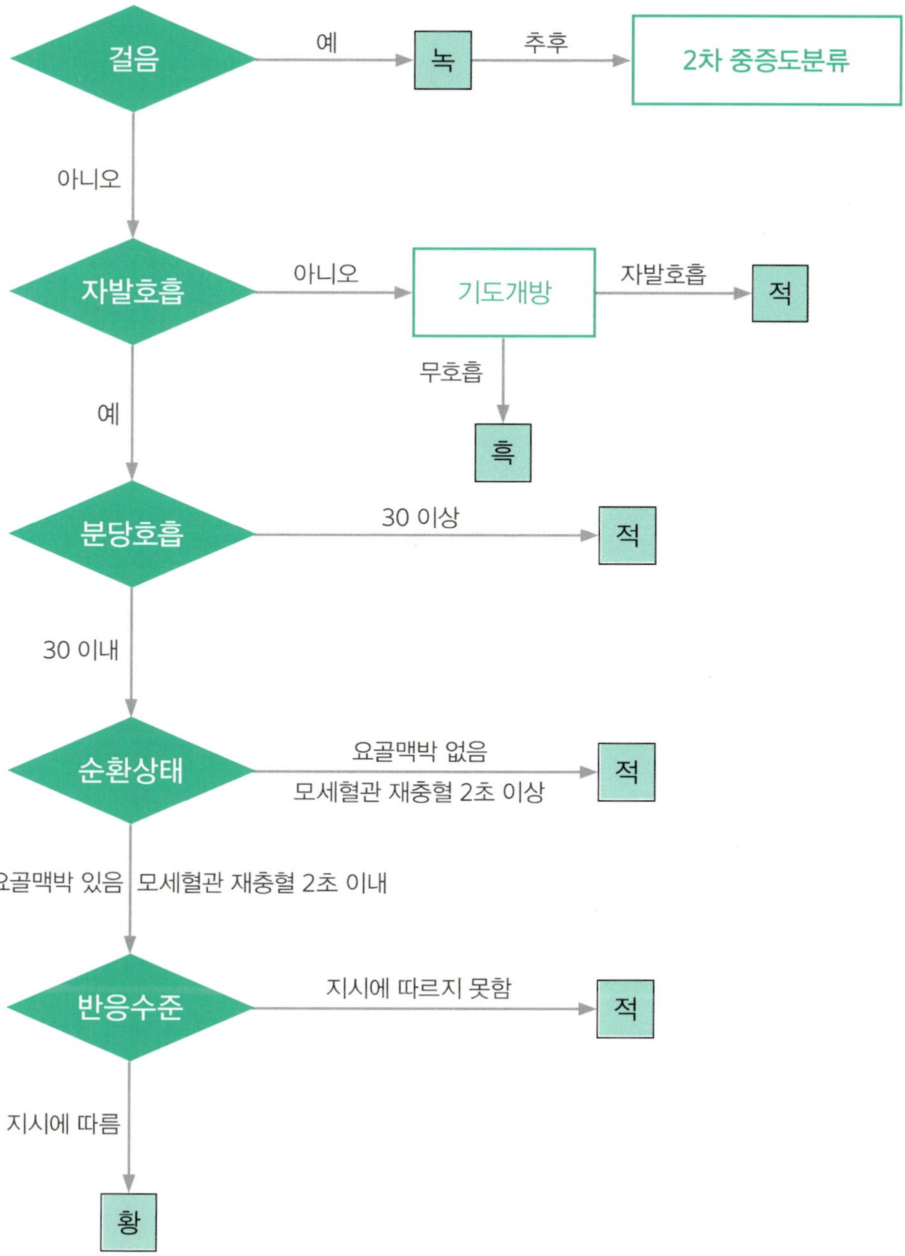

〈그림 1〉 스타트(START) 중증도 분류

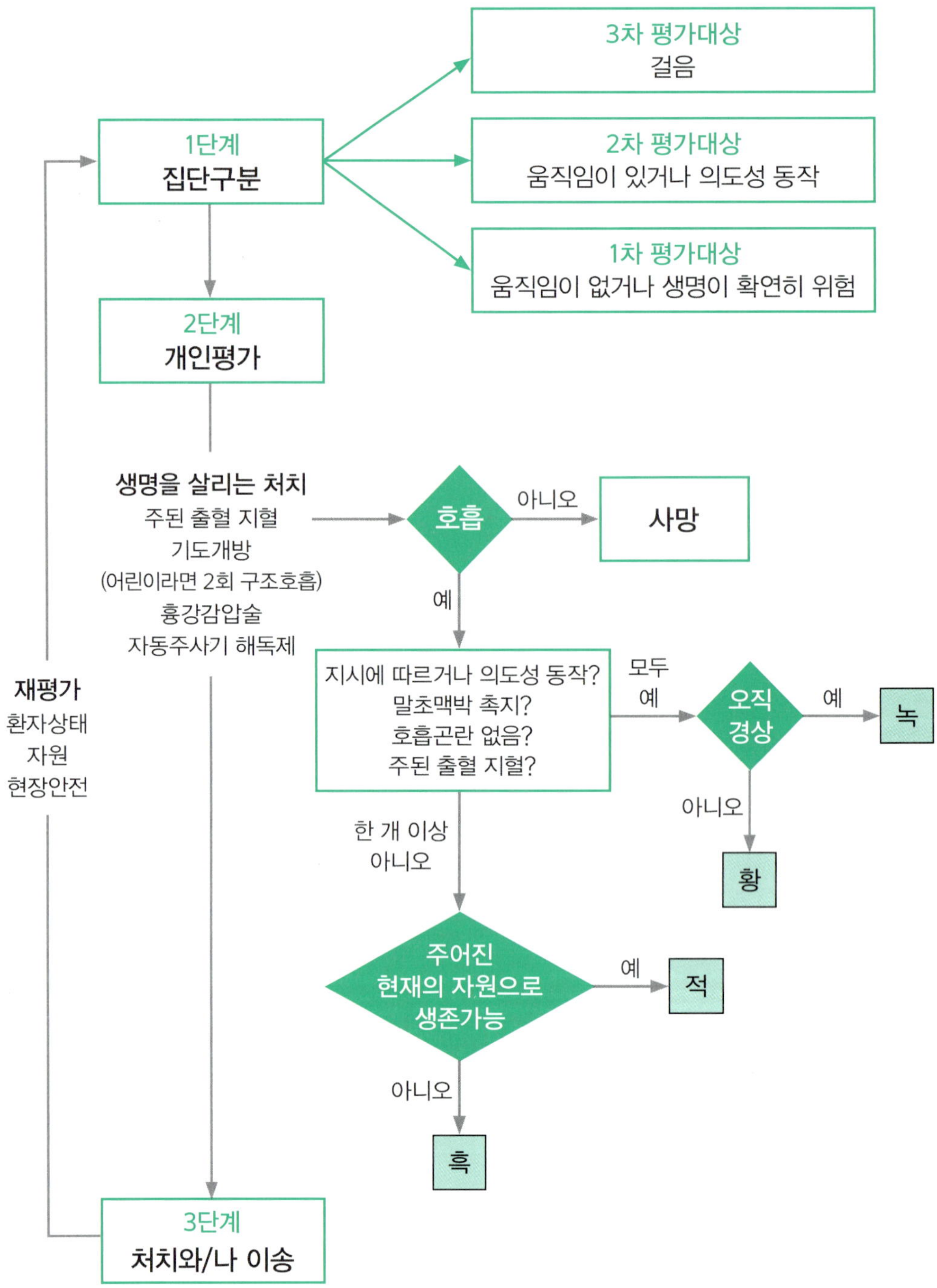

〈그림 2〉 솔트(SALT) 중증도 분류

해부생리학적 정보를 바탕으로 치사율을 예측하는 외상점수에만 의존하는 것은 민감도를 낮출 수 있으며 결과적으로 미흡분류를 늘린다. 임상경험을 통해 분류관은 해부생리학적 정보와 다양한 단서들을 종합하여 포괄적인 판단을 할 수 있게 된다. 훌륭한 분류관은 냉철, 인지, 판단, 결단, 상상, 창의, 자원, 재난정보를 바탕으로 정확하고 신속한 환자분류뿐만 아니라 환자안정을 위한 공감까지 발휘한다.

6. 중증도 분류표 작성

중증도 분류표 일련번호·환자평가·분류자 및 분류시각·환자인적사항 및 발견장소·구급차·이송의료기관·이송(출발)시각 등의 정보를 기재하도록 한다. 또한 주요 손상, 이행치료, 분류구분이 나타나야 한다. 의식이 있는 환자에 대해서는 중증도 분류표의 인적사항을 모두 기록해야 하며 인적사항을 바로 파악할 수 없는 경우에는 중증도 분류표에 일련번호를 반드시 기입해야 한다. 일련번호는 중증도 분류표에 미리 기입되어 있는 고유연번 양식을 쓰는 것이 좋지만 현장에서 통일된 방법으로 기입해도 된다. 다양한 종류의 중증도 분류표와 디지털 방식에도 불구하고 분류활동의 기록수준은 낮은 편이기 때문에 다수사상자에 대한 효과적인 처치와 과학적인 연구를 어렵게 하고 있다. 중증도 분류표를 철저히 기록하려는 노력이 강화되도록 제도적 뒷받침을 해야 한다.

중증도 분류표 서식은 긴급구조대응활동 및 현장지휘에 관한 규칙에 따른 응급환자분류표를 사용하지만 자체 제작한 중증도 분류표도 활용할 수 있다. 다만, 이해와 사용이 쉬운 양식으로 일원화해야 한다. 중증도 분류표는 멀리서도 식별이 쉬운 크기의 양식이여야 하며 재질은 튼튼하고 물에 젖어도 변질되지 않는 것이 바람직하다. 2장이 동시에 기록될 수 있는 분류표 1부(이송의료기관 인계) 및 다른 1부(이송반)에 글씨가 잘 써져야 하며 환자를 움직이지 않고 옷이나 몸에 단단히 쉽게 붙여야 하므로 가느다란 연철이 달려있어야 한다. 일련번호 #은 고유연번으로 미리 인쇄된 것이 좋고 색으로 구분된 각 분류부분은 쉽게 떼어 낼 수 있어야 한다. 중증도 분류표는 환자상태를 인식하고 이동경로를 파악하며 대원 간에 환자정보를 공유하는 소중한 자료로 환자의 가슴·팔다리 등 잘 보이는 곳에 달아 놓으므로 꼬리표(tag)라고도 한다. 중증도 분류에는 환자평가를 통한 중증도 분류표의 작성뿐만 아니라 현장응급의료소로 옮기기 전에 적색환자의 목숨을 살리는 간단한 응급처치도 포함된다. 분류반원은 이러한 과정을 30초에서 1분이내에 마쳐야 한다.

〈표 6〉 응급환자 분류표

긴급구조대응활동 및 현장지휘에 관한 규칙 [별표 7] 〈개정 2020. 11. 25.〉

중증도 분류표(제22조제3항 관련)

중증도 분류표	일련번호
보행여부: 가능 / 불가능 맥박: 정상 / 비정상	호흡: 정상 / 비정상 의식: 정상 / 비정상
분류자: 분류시간:	0 ● I ● II ○ III ○
이름 : 나이 : 성별 : 남 / 여 연락처 : 발견된 장소 :	

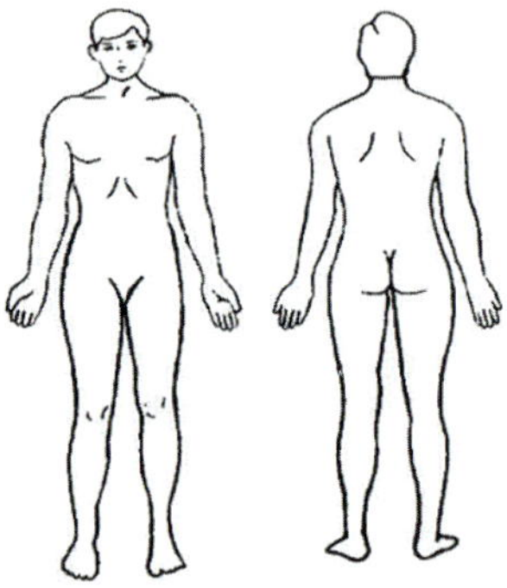

주요손상명 및 처치

생체징후	혈압 /	호흡	맥박	의식
구급차	119 / 119 외			
이송의료기관				
이송(출발)시간				

0	사	✝	망	0
I	긴		급	I
II	응		급	II
III	비	응	급	III

※ 비고

1. 일련번호는 연번으로 작성합니다.
2. 사상자를 이송하는 이송반장 또는 이송반원은 위 중증도 분류표 중 1부는 이송반에 보관하고 나머지 1부는 이송의료기관이 보관할 수 있도록 인계해야 합니다.

※ 제작방법: 중증도 분류표는 2장으로 만들되 각 장이 동시에 기록될 수 있도록 하며 환자의 분류 부분은 떼어 낼 수 있도록 제작합니다.

7. 이송원칙

많은 환자 중에서 어느 환자를 어느 이송수단으로 어느 병원에 이송해야 하는지는 상당히 중요한 사항으로 원칙이 수립되어 있어야 한다. 환자분산의 원칙에 입각하여 중증환자는 근거리 지역응급의료센터 이상(레벨 I)으로 이송하고 경증환자는 원거리 의료기관으로 이송한다. 실시간 병상정보, 수용능력 확인 및 의료기관별 환자이송현황은 재난응급의료상황실(중앙응급의료센터)·현장지휘소(긴급구조통제단)·소방본부상황실(구급상황관리센터)·모바일 상황실로부터 정보를 수집하여 이송병원 선정에 참고한다.

선정된 이송병원명·구급차량번호·현장출발시각 등을 기재하여 중증도 분류표를 작성한 후에 1부는 이송반이 보관하고 나머지 1부는 의료기관이 보관할 수 있도록 환자와 함께 이송한다. 이송반에서 파악한 환자이송현황은 재난응급의료상황실에 수시로 전송한다. 다음은 일반적인 이송원칙이다.

- 1급응급구조사는 현장응급처치에 주력하도록 한다.
- 이송은 긴급환자·응급환자·비응급환자·사망자 순이다.
- 긴급환자는 소방구급차, 비응급환자나 사망환자는 응급환자이송업체 구급차로 이송한다.
- 긴급환자는 구급차로 치료가 가능한 인근 3차 병원으로 이송한다.
- 비응급환자는 버스 등으로 원거리 1·2차 병원에 이송하거나 귀가시킨다.
- 사망자는 영구차나 냉동차 등을 이용하여 병원이 아닌 임시영안소로 이송하며 사망자가 소수인 경우에는 병원영안실로 이송한다.
- 교통경찰에게 통행로를 확보하도록 하여 구급차 운행시간을 단축시킨다.
- 원거리 이송이 필요하거나 응급수술 등을 위해 권역외상센터 등으로 이송이 필요하면 헬기 요청을 미리 고려한다.
- 응급의료전용헬기·소방헬기·국방부헬기·산림청헬기 등이 사용 가능하며 현장지휘소에 요청하거나 재난응급의료상황실로 요청한다.
- 헬기 요청 전에 탑승 금기증을 반드시 확인하고 고도상승에 따른 온도저하·산소희박·공기팽창에 주의한다.
- 이착륙장의 선정은 구급차 연계가 용이한 곳을 선정한다.
- 편평하고 견고하며 주위에 전선 등 장애물이 없는 곳을 선정한다.

- 착륙장 주변에는 화기·담배불 등의 점화물이 없어야 한다.
- 도로나 고속도로에 착륙할 경우 양쪽에서 차량통제를 먼저 시행한다.
- 군중은 60m 밖에 위치하도록 한다.
- 구급대원은 30m 밖에 위치한다.
- 승무원의 지시에 절대적으로 따른다.
- 회전날개가 작동 중에는 상체를 숙이고 항공기 앞쪽이나 조종석 측면으로 접근한다.
- 항공기 반대쪽으로 이동할 때는 반드시 항공기 전면을 끼고 이동한다.
- 뒤쪽이나 뒤쪽 측면으로 접근하면 상당히 위험하니 주의한다.
- 꼬리 회전날개는 지상으로부터 1~1.8m에 위치하고 회전속도 때문에 육안으로 식별되지 않아 위험하니 주의한다.
- 헬기이송 중에 응급처치가 제한되므로 이륙 전 가능한 모든 응급처치를 시행한다.
- 응급의료 전용헬기 운용지침에 절대적인 의학적 금기증은 없으나 상대적인 금기증으로 감압병·기흉·기뇌증 등이 있다. 이런 금기증은 군수송이나 민간항공 등 높은 고도의 이송과 관련이 있다.

8. 현장기록

재난현장에 도착한 재난의료지원팀, 신속대응반 등은 최대한 많은 기록을 남길 수 있도록 노력해야 하며 가능하다면 동영상 녹화나 녹취를 시행한다. 현장응급의료소 운영일지는 법적 서식이 없지만 사고발생시각·사고규모·사고장소·사고특징·사상자규모 등 사고전반에 관련된 사항과 동원인력현황(보건소·재난의료지원팀 등의 명단·직종·소속 등), 장비 및 물류현황·시간별 대응경과(인력도착·추가사고발생·시간별 환자이송현황·시간별 병원별 환자현황 등)를 기록한다. 그리고 병원별 수용능력표·사상자 이송현황은 관련 법률에 제시된 서식에 따라 기록한다. 결과보고서로 권역재난의료지원팀은 '재난의료지원팀 출동명단 작성양식'을 작성하여 1주일 이내에 재난응급의료상황실에 제출하고 보건소·재난응급의료상황실은 별도의 정해진 서식은 없으나 결과보고서를 반드시 작성하여 보건복지부에 제출한다.

정리해보기

- 재난에서는 이송과 처치에 대한 일상적인 사고방식을 바꿔야 한다. R(호흡)·P(맥박)·M(의식)을 이용한 스타트 중증도 분류 알고리즘을 환자의 예를 들어 그려보고 적색환자를 대상으로 분류표를 작성해보자.
- 이송반에는 많은 구급차가 있어 사고의 가능성이 상존한다. 이송을 원활하게 진행하기 위한 방법을 제시해보자.
- 환자이송 중에 구급차량과 응급의료센터의 상호연락은 상당히 중요하다. 적색환자를 가정하여 목적지 응급의료센터로 통신연락(C·H·A·R·T)을 해보자.
- 다수사상자를 가정하여 병원별 수용능력표와 사상자 이송현황표를 작성해보자.

〈표 7〉 병원별 수용능력표

긴급구조대응활동 및 현장지휘에 관한 규칙 별지 제1호의 3 서식 〈개정 2015.4.3.〉

병원별 수용능력표

연번 (관리번호)	병원명	사상자 수용능력					비고
		긴급	응급	비응급	사망	계	

210mm×297mm(일반용지 60g/㎡)

〈표 8〉 사상자 이송현황표

긴급구조대응활동 및 현장지휘에 관한 규칙 별지 제2호 서식

사상자 이송현황

문서번호 : 시행일 :

수신 : 발신 :

연번	성명	성별	연령	주소	이송 병원	사상자 분류	사상자 특징
		남여	세				
		남여					
		남여					
		남여					
		남여					
		남여					
		남여					
		남여					
		남여					
		남여					
		남여					
		남여					
		남여					
		남여					
		남여					
		남여					
		남여					
		남여					
		남여					
		남여					
• 작성자 : 소속			직급		성명		서명(인)

※ 사상자 분류는 사망·긴급·응급 및 비응급으로 구분

210mm×297mm(일반용지 60g/㎡)

Chapter 03

어린이 중증도 분류 및 처치

1. 어린이 피해자의 특성

2. 어린이 글래스고우 혼수척도

3. 점프스타트 중증도 분류

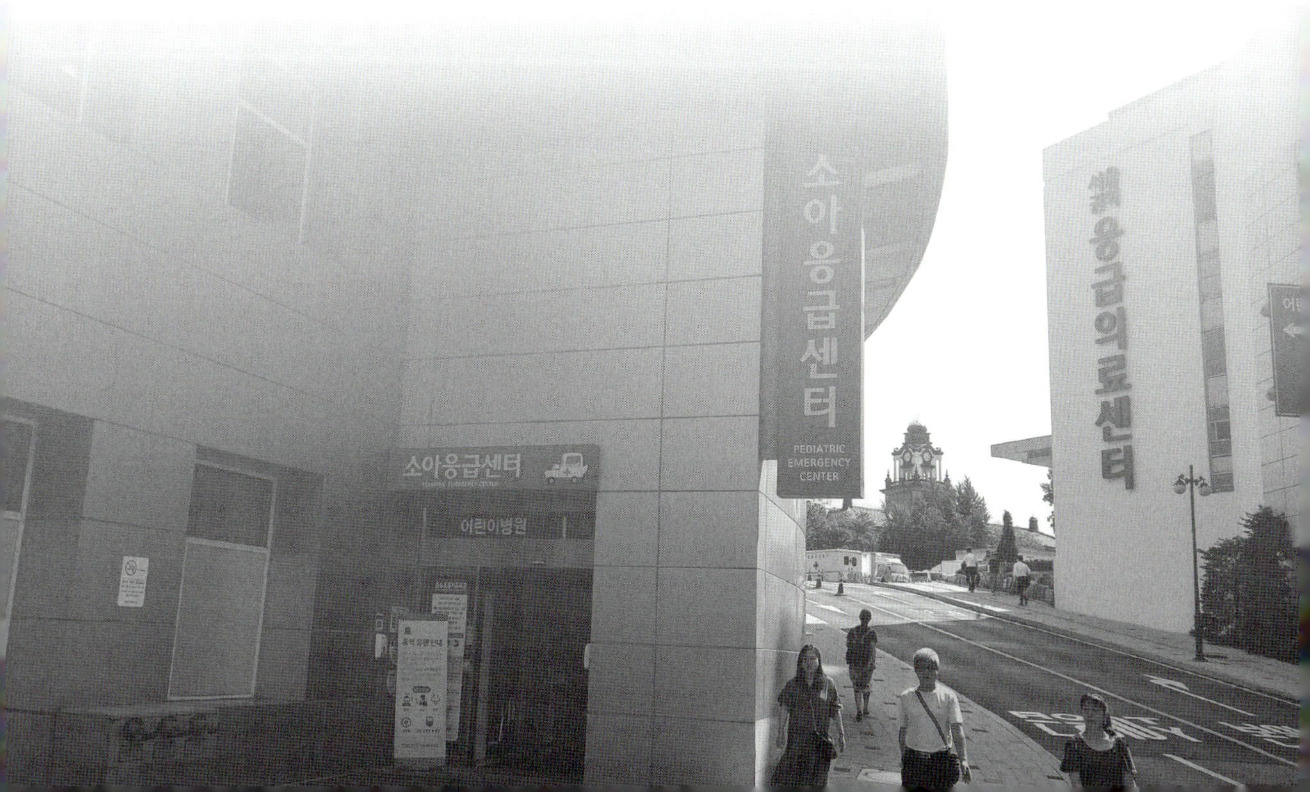

어린이 중증도 분류 및 처치

chapter 3

재난의료관리론

1. 어린이 피해자의 특성

여러 재난현장에서 병원전, 응급실, 병원치료에 걸쳐 예상보다 많은 어린이 환자가 발생했으며 많은 의료처치가 필요했다. 화생방재난의 경우에는 치명적인 결과를 초래할 수 있기 때문에 어린이는 어른보다 더 많은 대비가 필요하다. 어린이는 호흡이 빠르기 때문에 어른보다 공기 중의 독성물질에 취약하며 체표면적이 상대적으로 넓어 화학물질의 피부흡수를 통한 중독에 취약하다. 같은 이유로 온도에 따른 체온의 변화도 빠르게 발생한다. 어린이는 어른보다 특정손상에 잘 견디는 반면에 증상시작, 손상유형, 외부힘에 대한 감수성 등에 차이가 많아 외상도 어른과는 다르게 진행되며 보상기전의 발현이 짧고 약하므로 과다분류한다.

(1) 머리손상

어린이의 머리는 어른과 비교해서 상대적으로 크고 앞숫구멍은 2년, 뒷숫구멍은 2달 후에 완전히 닫히기 때문에 취약하다. 따라서 어린이 머리 손상의 경우에는 더 심각한 경우가 많다. 머리손상의 중증도는 어린이 환자의 예후를 결정짓는 가장 중요한 요소로 3세 이하의 예후는 그 이상의 어린이에 비해 매우 좋지 않은 결과를 초래한다. 머리뼈 골절이나 머리뼈와 뇌 사이의 공간에 의한 2차 뇌손상이 증가하기 때문에 어른에 비해 적극적인 처치가 필요한 경우가 많다.

(2) 경추 및 척수손상

어른에 비해 드문 편이지만 어린이의 경추는 굴곡 및 움직임이 상당하기 때문에 X-ray상에서 이상이 없는 척수손상이 발생할 수 있다. 방사선검사에서 정상이라도 척수손상의 증상 및 징후가 있는 경우에는 척추고정을 유지해야 한다.

(3) 가슴손상

흉곽의 순응도가 커서 내부장기로 충격의 전달이 매우 크며 골격계의 손상 없이 가슴·심장 타박상이 많이 발생하여 혈관손상이 자주 일어난다. 연가양 흉부의 발생은 어른에 비해 적지만 발생하면 연가양 부분이 커지거나 긴장성 기흉이 잘 생긴다. 늑골골절이 있는 경우에는 어른보다 흉곽 내 손상의 위험성이 매우 높게 증가한다.

(4) 근골격손상

장골의 순응도가 크기 때문에 같은 정도의 충격으로 인한 골절이 어른보다 덜 발생한다. 그러나 어린이에게는 성장판 손상이 발생할 수 있는데 자라면서 장애를 초래할 수 있다.

(5) 화상

체표면적이 상대적으로 넓은 어린이는 화상으로 인한 체온조절, 체액유지의 문제가 더욱 심각해질 수 있다. 표준화상치료방법에 의한 조기치료가 매우 중요하다.

(6) 체온유지

체표면적이 상대적으로 넓고 머리가 커서 많은 열이동이 발생하기 때문에 저체온증·고체온증에 빠지기 쉽다. 찬 바닥에 누워 있는 경우에도 직접적인 에너지 손실이 상대적으로 증가한다. 어른의 안내가 없는 환경에서는 대피처를 찾지 못할 수 있어 구조·처치과정에서 체온유지에 각별한 관심을 기울여야 한다.

(7) 탈수

어른보다 체중 대비 탈수에 잘 견딜 수 있으나 비보상적 손상에서는 증상이 급속히 악화되어 치료가 힘들어진다. 탈수상태의 어린이에게는 적극적인 수액요법이 중요하다. 출혈에는 수혈을 미리 준비하며 교질액은 10ml/kg, 정질액은 20ml/kg의 양(fluid challenge)으로 시작한다.

(8) 영양부족

재난 중이나 재난 후에 태어난 아이에게 신경관결손 같은 영양과 관련된 심각한 문제들이 보고되고 있다. 체중과 키의 비율·위팔지름 등을 영양평가 및 식사 프로그램에 활용하여 영양부족을 막을 수 있다.

(9) 부모교육

재난기간에 어린이를 위해 해야 하는 일을 부모에게 교육한다. 교육은 재난의 진행상황에 맞추어 꾸준히 시행하여 부모가 아이를 직접 돌볼 수 있도록 돕는다. 식수·식량·의약품·의류·기저귀·책·장난감 같은 자원공급에 부모는 중요한 역할을 해야 한다.

(10) 심리적 고려

심리사회적 외상을 2가지 형태로 구분하는데 1형은 일회적 형태의 외상이며 2형은 지속적이며 반복적인 외상이다. 1형 외상의 어린이들은 사고를 기억하며 가족이나 친구들의 도움을 받는다. 2형 외상의 어린이들은 심각한 외상 후 스트레스 장애(PTSD, Post Traumatic Stress Disorder)를 경험하며 가족이나 친구들의 도움이 전무할 수도 있다.

심각한 정신적 충격을 받은 어린이는 한 가지 이상의 증상이 나타날 수 있다. 혼자 있기를 병적으로 두려워 함, 일상생활에 무관심한 장기간의 우울증, 수면장애, 식욕감퇴, 신체활동 저하, 친구관계위축, 학교생활위축, 등교거부, 죽은 사람에 대한 심한 모방, 죽은 사람과 같이 있고 싶다는 잦은 표현 등이다. 청소년들은 감정표현을 최소화하고 학습능력의 저하나 원만하지 못한 가족관계를 형성할 수도 있다. 외상 후 스트레스 장애는 수개월 또는 심지어 몇 년 후에도 나타날 수 있다. 어린이의 행동·습관·수면·놀이 등에 변화가 있는지를 잘 관찰해야 하며 이런 증상이 의심되는 경우에는 의학적인 도움을 요청해야 한다.

2. 어린이 글래스고우 혼수척도(GCS)

손상환자를 평가하는 다양한 점수체계들이 개발되었다. 이러한 점수체계를 어린이에게 적용하기 위해서는 변형이 필요하며 각 점수체계의 제한점 및 장점을 이해하고 있어야 한다. 글래스고우 혼수척도(GCS, Glasgow Coma Scale)는 외상재난 피해자의 반응상태, 반응상태의 변화, 예후를 판단하는데 유용하다. 영아에서는 어른에게 사용되는 GCS의 변형이 필요하다.

글래스고우 혼수척도는 외상성 뇌손상(TBI, Traumatic Brain Injury)을 입은 어린이 환자의 전반적인 손상정도를 판단하는데 도움을 준다. 13~15점은 가벼운 뇌손상, 9~12점은 중등도의 뇌손상, 8점 이하는 심한 뇌손상으로 구분한다. 기관내삽관을 시행한 경우에는 말 반응을 확인할 수 없으므로 3~10점으로 평가한다. 손상정도를 판단하는 기준은 절대적이 아니므로 어린이의 상태를 전반적으로 평가하여 분류한다.

〈표 9〉 글래스고우 혼수척도의 활용

반응	점수	영아	어린이 및 어른
눈	4	자발적	자발적
	3	말이나 소리	말
	2	통증 자극	통증 자극
	1	없음	없음
말	5	적절한 말이나 소리, 웃음	지남력 있음
	4	울음	혼돈
	3	계속 보챔	부적절한 말
	2	간간이 보챔	알아들을 수 없는 말
	1	없음	없음
움직임	6	자발적	명령에 반응
	5	통증자극에 반응	통증자극에 반응
	4	통증 회피	통증 회피
	3	이상 굴곡	이상 굴골
	2	이상 신전	이상 신전
	1	없음	없음

3. 점프스타트(JumpSTART) 중증도 분류

1995년 미국 플로리다 어린이 병원에서 허리케인 재난을 계기로 개발하였다. 신생아부터 여덟살까지의 어린이를 대상으로 하는 점프스타트(JumpSTART) 어린이 중증도 분류체계는 완벽하게 입증되지 않았지만 2001년에 일부 보완되어 어린이 다수사상자를 대상으로 널리 사용되고 있다. 정확한 나이를 모를 때는 어린이로 보이면 적용하며 청소년으로 보이면 스타트 중증도 분류를 적용한다. 스타트 중증도 분류처럼 호흡·순환·반응(RPM)을 평가기준으로 하는데 어린이 환자는 기도폐쇄가 흔하기 때문에 윗팔동맥이나 목동맥이 촉지되면 구조호흡을 5회 실시한다. 구조호흡을 하여 호흡이 돌아오면 적색환자로 분류한다. 발달지체·재난 전의 손상·만성 장애·아직 어린 이유 등으로 걷지 못하더라도 심한 손상(signficant extenal injury)이 없으면 녹색으로 분류하고 깊은 관통상·심한 출혈·심한 화상·절단·복부팽만·복부압통 등의 심한 손상이 있으나 수시간 이내에 악화되지 않을 것으로 평가되면 황색으로 분류한다. 재난상황에서는 어린이 환자만을 위한 의료체계를 기대할 수 없으므로 어린이의 중증도 분류와 치료에 훈련이 잘 되어 있어야 한다. 현장의 구조·처치·이송단계와 병원의 전문처치단계는 어른 환자뿐만 아니라 다수의 어린이 환자를 치료할 수 있는 추가적인 능력을 갖추고 있어야 한다. 소아전문응급의료센터의 경우에는 소아외상처치술·소아전문처치술 등을 훈련하고 어린이 다수사상자를 위한 투약계산기구·약물·검사·수술 등의 지침이 마련되어 있어야 한다. 또한 어린이를 위한 의류·숙소·오락시설도 완비해야 한다. 자주 발생하는 문제점은 아래와 같다.

- 어린이 환자를 위한 재난계획부재
- 어린이 환자의 구조와 관련된 문제
- 어린이 환자의 병원 전 처치자의 훈련부족
- 어린이 환자를 위한 전문 3차 병원부재
- 어린이 환자를 위한 전원이나 외상센터부재

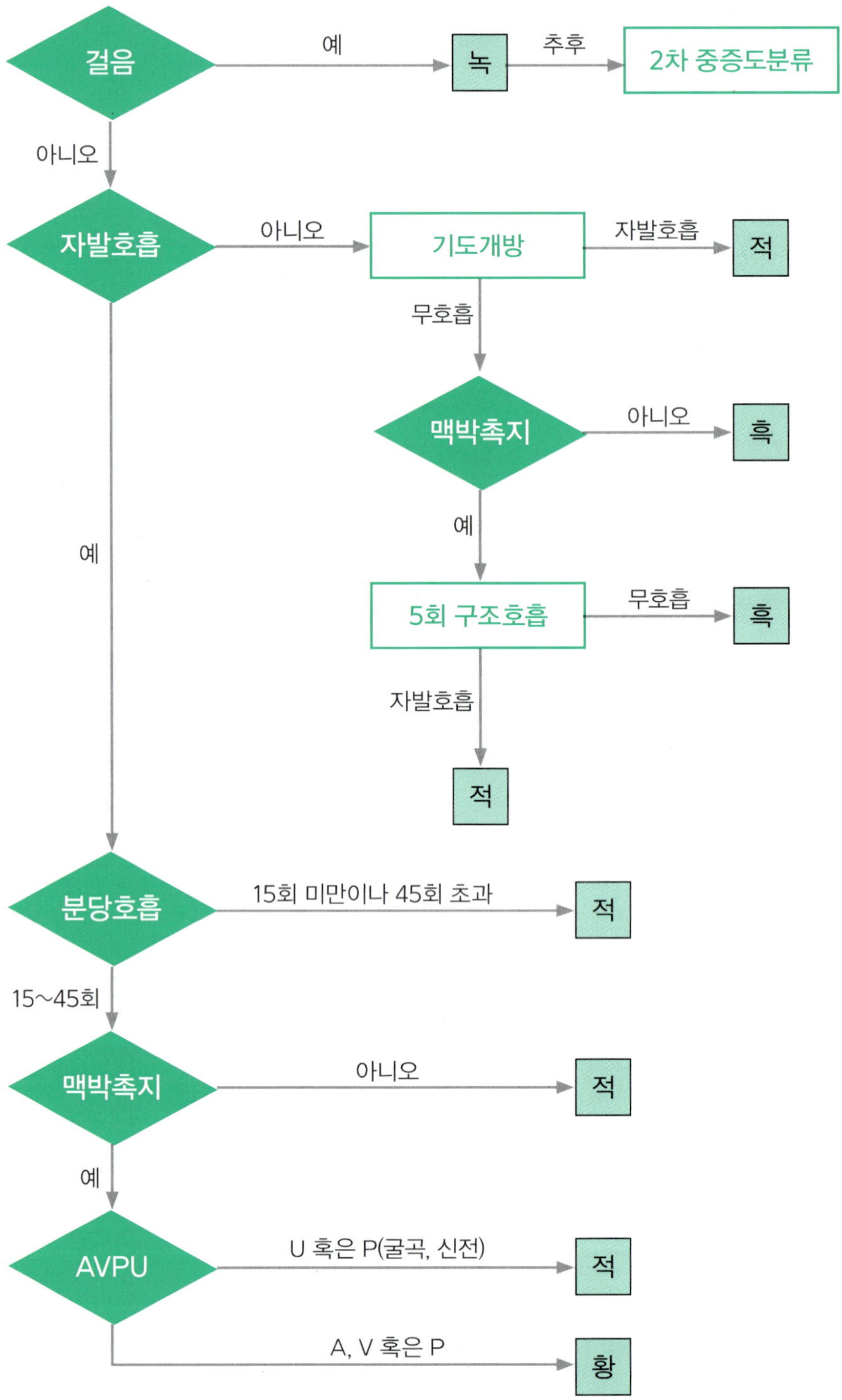

〈그림 3〉 점프스타트(JumpSTART) 어린이 중증도 분류

정리해보기

- 어린이 다수사상자가 발생했던 사고의 문제점을 정리해보고 대책을 논의해보자.
- 어린이 환자에게 적용할 수 있는 점수체계 등을 조사해보고 다수사상자 분류에 있어 각 체계의 장단점을 비교해보자.
- 점프스타트 중증도 분류 알고리즘을 어린이 환자의 예를 들어 그려보고 적색환자를 대상으로 분류표를 작성해보자.

Chapter 04

재난피해자 심리관리

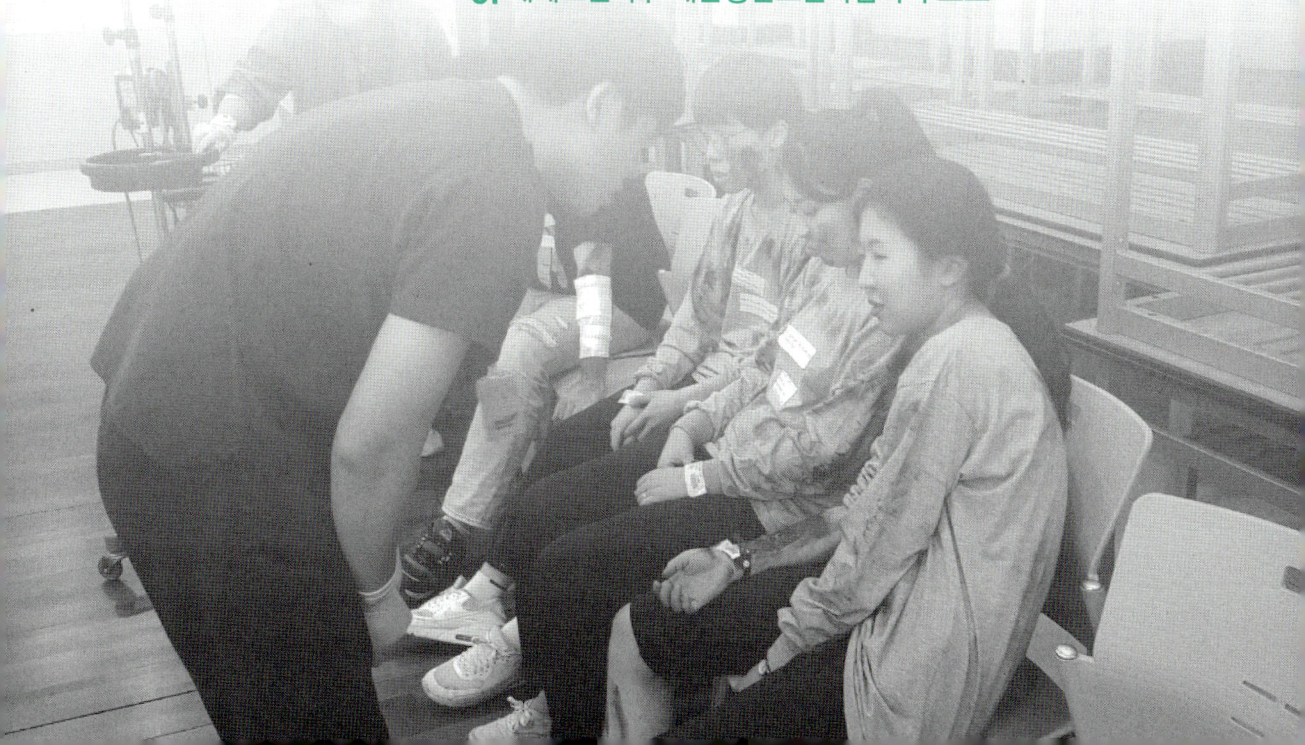

재난피해자 심리관리

chapter 4

재난의료관리론

1. 재난피해자의 정의

재난피해자는 재난의 영향으로 정상적인 문제대처능력이 결여되어 도움이 없이는 극복하기 어려운 상태로 몸·마음·재산에 피해를 입은 사람이다. 따라서 재난으로 일상생활이 크게 변화되었거나 변화될 가능성이 있는 사람이 재난정신건강 서비스와 심리지원 대상이 된다. 재난피해자들은 재난 직후 충격이나 스트레스 반응에서부터 되새김·놀람·악몽·수면장애·짜증·불안·자율신경 각성·집중곤란·흥미상실·대인관계 무관심·멍한 태도·무감각·회피·우울 등 만성화된 외상 후 스트레스 장애까지 나타낸다. 이러한 스트레스는 피해의식·적응곤란 등의 사회부적응과 이에 따르는 경제적 곤란으로 이어진다. 1·2·3차 피해자뿐만 아니라 직·간접 목격자 등 간접 피해자도 정신건강서비스와 심리지원 대상자로 고려한다.

2. 심리관리의 대상

직접 피해자의 부정적 정서로는 불안·두려움이 있다. 기계적이고 일방적인 구조활동은 피해자들의 심리적 고통을 가중시켜 위기감을 키운다. 재난대응대원은 피해자들의 심리적 특성을 이해하고 안정을 도모할 수 있는 방법에 익숙해져야 한다. 언론보도를 통해 적나라하게 노출되거나 흥미위주의 관심은 심리적 불편의 요인으로 작용한다. 보도윤리와 일반인의 주의가 필요하다. 취약 대상인 노인·어린이·장애인은 일반인보다 더 특별한 요구를 가진다. 취약성으로 재난충격이 더 클 수 있기 때문에 대상에 적합한 대응이 필요하다. 피해자를 단계별로 살펴보면 다음과 같다.

(1) 1차 피해자: 재난피해자

가장 중요한 심리관리의 대상자는 재난피해자이다. 직접적인 충격이나 손상을 입은 사람이 도움을 받는 과정에서 심리적 상처를 받지 않도록 돌봐야 한다. 피해자들은 구조활동을 고마워했지만 최소한의 인간적인 보살핌이 필요했다고 호소했다. 많은 사람이 몰려들어 사진을 찍고 작은 물건이나 옷을 챙겨주는 등 일방적인 구조로 수치심이나 무력감을 느꼈으며 사회나 이웃에 대한 신뢰에 부정적인 영향을 미쳤다.

(2) 2차 피해자: 재난피해자 친인척

심리관리의 대상자로 1차 피해자와 가까운 친인척이다. 피해자가 사망하는 경우에 유족들은 심리지원의 주요 대상자가 된다.

(3) 3차 피해자: 재난관리자 등

심리관리의 대상자로 재난대응과 복구에 관여한 소방관·구급대원·의료인·경찰관·정신보건담당자·자원봉사자 등이다. 자원봉사자는 대응대원과 비교해 급성 스트레스 장애의 유병율이 매우 높았고 외상 후 스트레스 장애와 우울장애도 유의하게 많았다.

(4) 4차 피해자: 직접 목격 기자·정부관계자

기자나 정부관계자들은 국가나 지방자치단체가 응급심리지원을 수행할 의무가 있는 대상은 아니다. 그렇지만 현장을 취재한 사람이나 목격한 재난관리자에게 심리적 안정과 스트레스 해소과정을 갖도록 권고할 필요가 있다.

(5) 5차 피해자: 매체(간접) 목격 불특정 다수

재난보도를 접한 후에 심리적 스트레스와 혼란을 경험하는 불특정 다수 피해자이다. 재난피해자와 관련해 간접적 영향을 받은 사람도 포함한다.

3. 기간별 심리지원

(1) 응급기(영웅기: 재난발생~1주)

심리지원을 위한 홍보, 교육, 훈련 등의 계획과 프로그램을 개발하는 단계이다. 재난관리에 참여할 전문가나 자원봉사자들이 알아야 할 재난피해자들의 정신·심리적 특성과 위기에 처한 사람을 대하는 의사소통방법, 재난관리자 자신의 심리적 안정을 유지하기 위해 필요한 내용 등을 갖추는 과정이다. 불안, 갈등 등 전반적인 정신적 특성·심리적 특성·스트레스 반응·외상 후 스트레스 장애·면담방법·공감적 경청·정서적 지지 등을 포함하는 교육 프로그램을 준비하는 단계이다.

(2) 초기(밀월기: 2주~8주)

재난정도와 피해수준을 조사하고 개인·지역에 필요한 사항을 검토하는 단계이다. 주요 스트레스성 질환에 대비한 교육을 실시하고 피해자와 가족·유가족·친인척 등이 모인 장소에 찾아가 직접 안심시킨다. 공동체험자(생존자·유가족)의 모임을 만들고 초기부터 자조활동이 가능하도록 돕는다. 심리충격에 따라 차후관리 대상을 분류한다.

(3) 중기(실망기: 3개월~36개월)

지원상태를 확인하고 피해를 극복하는 과정을 지켜본다. 재난정도·피해자수·극복정도에 따라 심리지원사항을 재검토한다. 모임별로 교육 및 심리지원을 확대하고 자조모임 프로그램을 확대 실시한다. 심리지원 서비스 제공자의 자원이 고갈되는 시기이므로 제공자의 재활성화를 위한 프로그램이 필요하다.

(4) 장기(회복기, 만성화기)

개인별 회복수준에 따라 지원방법과 도구를 재검토한다. 회복 가능성이 높은 개인에게는 사회복귀과정에 참여시킨다. 회복이 힘든 개인에게는 급성스트레스가 만성화 또는 질병화되지 않도록 한다. 두 집단 모두 온·오프라인으로 꾸준한 관리가 필요하다. 지역의료단체와 연계할 프로그램을 기획하는 단계이기도 하다. 매년 사고일 즈음에 다시 상처받지 않도록 특별 프로그램을 만들어 해당 지역공동체와 함께 지내는 것이 바람직하다. 나아가 명절이나 기념일(생일·입학·졸업 등)에 스트레스를 줄여주는 프로그램을 운영한다. 트라우마를 일으킬 만한 사건이나 대상 때문에 제2의 트라우마가 발생하지 않도록 계속 노력한다.

〈표 10〉 재난경험자의 징후 및 증상

반응	징후 및 증상
신체	두통·심장박동증가·위장장애·식욕저하·수면장애·어지러움·피로감·긴장·면역저하
심리	우울·상실감·충격·두려움·감정 무뎌짐·멍해짐·기억장애·분노·무기력·집중저하·판단력저하
행동	혼자 있음·대인관계갈등·예민해짐·소외감·학업능력저하·업무능력저하

4. 재난심리회복지원

최근 행정안전부의 재난경험자 심리상담 누적실적에 따르면 전국 17개 재난심리회복지원센터에서 13,007건의 상담을 진행했다. 이 가운데 코로나19 영향으로 감염병 심리상담은 10,734건에 달했다. 재난심리회복지원은 재난경험자에 대한 심리적 안정과 사회적응을 돕기 위한 활동이다. 신뢰 형성을 바탕으로 심리상담 활동을 통해 외상후스트레스장애 등으로 악화하는 것을 예방하기 위한 것이다. 재난심리회복지원 지속 지원 단계에서는 사고 발생 후 1개월, 3개월, 9개월 및 1년을 주기로 심리적인 변화를 계속 평가하여 돕게 된다. 위기상황이 종결되고 지속적인 상담에도 불구하고 심리적 충격이 해소되지 않고 외상후스트레스증후군을 보이는 대상자는 정신건강복지센터나 정신건강의학과 전문의에게 의뢰하고 있다.

가장 중요한 심리관리의 대상은 재난피해자와 재난피해자 유가족인데 적절한 지원이나 치료를 제공해도 만성화될 가능성이 크다. 이러한 스트레스는 몸과 마음에 질병을 초래하고 사회생활을 곤란하게 할 뿐만 아니라 개인적, 사회적으로 막대한 부담으로 이어지므로 지속적 관심과 적절한 지원이 필요하다. 사고 1주년이 되는 날에 다시 상처받지 않도록 특별 프로그램을 만들어 제2의 트라우마가 발생하지 않도록 하고 있으나 이외의 사안을 발굴하여 집중 심리지원에 활용할 필요가 있다.

피해자와 가족에게 추가적인 피해를 줄 수 있는 사회적 관심은 공동체에서 일반인들이 주의를 기울이는 것으로써 어떤 사안을 찾아서 확인하는 행동으로 표출될 수 있다. 사회적 관심의 정도를 분석하기 위해 대형 포털의 검색량을 지표로 활용하여 세월호 사례를 연구한 결과, 검색어 '세월호'는 사고일뿐만 아니라 사고일 전후에 매년 검색량이 늘었다. 이외에 국가기관의 관련 활동이나 발표일과 사회적 의혹 확산기에도 검색량이 늘었는데 이것은 일정한 주기가 없으므로 해당 사안에 대한 지속적인 감시를 통해 사회적 관심의 정도를 파악하여 집중 심리지원에 활용해야 할 것이다. 나아가 검색량으로 확인하기 어려운 개별 피해자의 조건이나 기념일 등을 파악하여 맞춤 심리지원이 이뤄지도록 해야 할 것이다.

〈표 11〉 재난심리회복지원센터의 심리상담실적

구분	자연재난					사회(인위)재난						합계
	폭설	풍수해	지진	기타	소계	감염병	산불	화재	교통사고	기타	소계	
상담실적	188	154	152	73	567	10,734	917	532	67	190	12,440	13,007

5. 응급심리지원

수면장애로 관리가 필요한 소방대원은 1만3507명이며 건강이상 판정을 받은 대원도 1만9231명으로 나타났다. 2013년 소방방재 통계연보에 따르면 소방공무원 3만9519명이 구조활동 40만98건, 구급이송 150만4176건에 참여하면서 최근 5년간 순직 29명, 공상 1626명이 발생했다. 이 가운데 대부분은 스트레스 관리를 받지 못하고 있다.

국민의 생명과 재산을 제대로 보호하려면 소방공무원의 악화된 건강을 돌봐야 할 것이다. 공식 집계되지 않은 순직 이외의 죽음이 과도한 스트레스와 관련된 질병에 의한 것으로 추정되며 많은 경우 인격·일·가족관계 등에 악영향을 미치고 있다. 소방대원 차원에서 건전한 식습관·금연·금주·규칙적인 운동·취미생활·휴식·명상·호흡법 등 자신에게 맞는 스트레스 해소법을 적용하도록 도와야 하며 소방조직차원에서는 스트레스 관리 프로그램을 도입해야 한다.

선진국의 경우 소방관의 심리적 지원을 위해 재난 스트레스 해소 제도를 마련하고 있다. 이 활동의 주 목적은 소방관이 업무와 관련된 스트레스를 예방, 관리하도록 돕고 스트레스를 주는 사건에 노출된 후 부정적인 영향을 받은 소방관을 의학적으로 도와주려는데 있다. 특이 성격, 직장과 가족 관련 스트레스 요인, 위험한 환경에 대한 지원의 필요성 때문에 고안된 이 프로그램은 정신과 의사 혹은 심리상담분야의 전문가와 소방대원 참여로 이루어진다. 스트레스 해소팀의 구성원은 20~40명 정도로 전문가의 도움으로 스스로 자유롭게 스트레스 경험을 표현하고 동료의 공감을 통해 해소하도록 해준다. 이 과정에서 심각한 심리적, 정신적 문제가 있는 대원을 선별하여 꾸준한 치료를 받게 한다.

(1) 단계별 심리관리

응급의료서비스 대원들은 재난사고에 대한 격심한 정서적 반응인 위기상황 스트레스에 직면한다. 이 반응은 사고 중이나 직후에 시작될 수 있고 회상과 같은 지연된 반응일 수도 있으며 육체적·정서적·태도적 혹은 이들의 다양한 조합일 수 있다. 관련기관은 훈련받은 위기상황 스트레스 관리팀을 준비해야 한다. 상담·정신건강관리자나 응급활동과 친숙한 전문가가 참여하는 위기상황 스트레스 관리팀원을 재난사고 현장에 배치해서 활동하게 하고 사고 후에도 스트레스 해소를 위한 활동이 가능해야 한다. 다만, 재난 스트레스 해소(CISD, Critical Incident Stress Debriefing)는 스트레스를 악화시키므로 관리하기가 어려운 재난현장에서 진행해서는 안되며 스트레스를 잘 표현할 수 있도록 복귀 후 3일 이내에 실시하는 것이 바람직하다.

1) 1단계

재난의료지원팀을 비롯한 모든 지원인력은 재난 직후에 재난경험자들의 심리적 안정을 위해 일반적 지침인 심리적 응급처치(psychological first aids)를 시행해야 하며 이를 위해 재난의료지원팀은 평소 혹은 재난 직후에 이 교육을 받을 필요가 있다.

2) 2단계

재난 이후 수일에서 수주일 동안 재난정신건강 전문가 혹은 전문가로부터 교육받은 인력을 통해 심리적 회복(psychological recovery)을 위한 프로그램을 시행할 수 있다.

3) 3단계

정신건강 고위험군으로 판단되는 피해자들은 정신건강전문의에게 진료를 의뢰해야 한다.

(2) 심리적 응급처치

외상사고, 응급상황, 재난 후 한 달 이내에 희생자나 생존자를 돕기 위한 초기개입으로 사고와 관련된 고통의 기간이나 심각성을 줄이는 데 목적이 있다. 초기개입은 심리적이고 의학적인 치료뿐만 아니라 심리적 응급처치·초기면담·선별분류·욕구평가·회복력 돕기·자원연계 해주기·스트레스 관리해주기 등을 포함한다. 사건 직후 즉각적으로 행하는 세심한 대응은 정상적인 회복을 돕기 위한 것이다. 유의할 것은 사고 전 병력이 있는 경우를 제외하고 사고 직후 초기에 임상적으로 중요한 정신장애를 가정하는 것은 적절하지 않다.

• 응급 처치

심리적 응급처치는 피해자의 즉각적인 요구에 초점을 맞춘 개입으로써 절차에 따른다. 외상후 초기에 간단하고 심리치료적인 응급처치를 시행함으로써 피해자는 물론, 배우자·부모·자녀와 같은 가족들의 고통을 줄일 수 있다. 심리적 응급처치는 기본적으로 심리학적 접근이기 보다 실질적인 문제해결 중심으로 접근해야 한다. 응급처치의 개입 목적은 치료에 있는 것이 아니라 재난으로 인한 부정적인 영향을 감소시키는데 있다.

심리적 응급처치의 성패는 정확한 평가에 있다. 첫 5분 안에 많은 요인들을 빠르게 평가해야 한다. 전문가들은 주어진 최소한의 정보를 바탕으로 무엇을 개입할 것인지, 어떤 방식으로 개입하는 것이 적합한지, 생존자의 안전을 보장하기 위해 어떤 보살핌이 얼마나 필요한지 등에 대해 결정을 내려야 한다. 개입 시에는 피해자의 장점을 중심으로 활동해야 한다. 전문가는 개인이나 지역사회에 존재하는 자발성, 탄력성, 회복능력을 전제한다.

심리적 응급처치의 목표는 다음과 같다.

– 안전의 확보(주관적·객관적)

– 스트레스와 관련된 증상의 감소

- 휴식과 수면의 회복
- 중요한 자원과의 연계
- 사회적 지원체계와의 연계

심리적 응급처치는 다음의 핵심요소들을 포함한다.

- 더 큰 피해로부터 생존자 보호
- 심리적 각성 감소
- 가장 고통스러워하는 사람에 대한 지원
- 가족과 함께 있도록 하고 사랑하는 사람과의 재회 돕기
- 정보를 제공하고 대화와 교육 촉진
- 위기상황 중 효과적인 의사소통 방법 사용

심리적 응급처치는 ABC를 포함한다. A는 각성(arousal)이다. 전문가들은 피해자의 각성수준을 줄이는데 초점을 맞춰야 한다. 각성수준이 높으면 행동이나 인지가 부적절하게 표출될 수 있기 때문이다. 전문가는 피해자들의 각성수준을 고려해서 피해자를 선별하고 각성수준을 낮출 수 있도록 도와야 한다. B는 행동(behavior)이다. 피해자가 행동 이상을 보이는지 알아봐야 한다. 위기상담시 피해자의 말과 행동이 이해하지 못할 정도로 불일치한다면 행동에 초점을 두어 해석해야 한다. 왜냐하면 언어보다 행동이 그대로의 모습을 반영할 확률이 더 높기 때문이다. C는 인지(cognition)이다. 전문가들은 몇몇 질문들을 통해서 피해자의 인지 수준을 판단하게 되는데 이를 통해서 신경정신과적인 문제를 판단하게 된다.

• 선별분류

선별작업의 목표는 개인의 심리적인 안정감을 확보하고 필요하다면 다른 기관과 연계시켜 추후 관리를 받도록 도와주며 기본적으로 피해자가 상황을 이해할 수 있도록 돕는데 있다. 초기면접에서 피해자가 삶이나 신체적 손상에 대해 위협받는다고 여기는지 평가해야 한다. 피해자가 생존과 안전에 대해 확신을 갖도록 도와야 한다. 피해자에게 따뜻하게 반응하고 수용적인 태도를 취한다. 비판이나 가치판단을 하지 않는다.

선별작업은 고통 중에 있는 사람들, 심각한 영향을 받고 있는 사람들, 정신적으로 혼란 상태에 있는 사람들을 위한 것이다. 전문가들은 생존자의 반응을 빠르게 평가해서 개입을 시작해야 하고 동시에 생존자들의 반응을 지속적으로 모니터링하면서 어떤 수준의 개입이 필요한지 결정해야 한다. 선별분류는 기본적으로 다른 응급처치를 하면서 세부적으로 안정되어 있고 각성 상태가 높은 사람, 비정상적인 행동이나 장애를 보이는 사람, 해리증상이 계속되거나 인지적인 손상을 보이는 사람, 집중력이나 기억력 손상을 보이는 사람들을 가려내는 것이다. 이 과정은 가능하다면 사건이 일어난 자리에서 응급의료지원이나 정신건강지원을 통해 이루어져야 한다. 고위험군에 속할 것으로 보이는 사람들은 개입이나 보호 대상이 되고 추후 관리 대상에도 포함시킨다.

생존자에게 입원치료가 필요한지, 자살이나 타살의 위험이 있는지, 심리적 응급상황에서 스스로 문제를 해결할 수 있는 자원이 있는지, 지금 어떤 접근이 가장 효과적인지 등을 선별작업을 통해 알아낼 수 있다. 생존자의 초기 반응을 정확하게 평가하지 못한다면 피해자와 전문가 모두에게 위험할 수 있다. 잘못된 평가는 생존자에게 적합하지 않은 서비스를 제공하게 되고 이로 인해 효과적인 도움을 받지 못하게 만들 수 있기 때문이다. 그 결과 정신장애나 자살과 같은 심각한 문제를 촉발시킬 수 있다. 이는 사회적인 문제로 귀결되며 사회적으로 자원을 낭비하게 된다.

〈표 12〉 심리적 응급처치의 ABC

심리적 응급처치 단계	심리적 응급처치 내용
각성(arousal)	• 아주 높은 각성수준을 낮추는 것 • 괴로워하는 피해자들에게 위안을 주는 것 • 사랑하는 사람들과 재결합할 수 있도록 돕는 것 • 더 심각한 위협으로부터 보호하는 것 • 물질적인 필수품을 안전하게 보호해주는 것
행동(behavior)	• 행동장애를 보이는 사람은 이로 인한 상해로부터 보호받아야 하므로 다른 지원체계와 연계되어야 하며 통제력을 회복하도록 도와줌
인지(cognition)	• 해리와 같은 인지장애에는 현실에 근거한 정보를 제공해주고 올바른 방향으로 이끄는 식의 일반적인 지원을 통해 다룸 • 환자들이 얘기하기를 원한다면 현실적으로 경험한 것을 함께 이야기하도록 함 • 정신상태 검사를 실시할 때 잠재적인 두부손상이나 치명적인 결과를 일으킬 수 있는 병적 요소들을 파악하는 것을 포함시키며 환자들을 사회적 지원체계에 추후 연계함

• 평가방법

일반적으로 피해자들은 외상적 사건 이후에 정신건강 서비스를 요구하지 않는 경향이 있다. 이들은 전통적인 정신건강 서비스 기관을 찾기보다 가족이나 친구들에게 가는 것을 선호한다. 따라서 피해자들이 전문가들을 찾아오기를 기다리기보다 전문가들이 피해자들을 직접 찾아가는 것이 바람직하다. 대부분의 피해자들이나 심지어 외상후 스트레스장애 환자 일부에서조차 초기평가나 개입이 반드시 필수적이라고 할 수는 없다. 외상후 스트레스장애 증상들은 자발적으로 회복되기도 하기 때문이다. 일반적으로 사고 직후 첫 3~4주 동안에 대부분의 회복이 일어난다. 자발적 회복 가능성에도 불구하고 피해자들의 위험요소와 취약요소들을 파악하고 더 나빠질 수 있는 사람들을 선별하여 지속적인 관리가 필요한 사람들을 고르는 과정은 매우 중요하다.

• 평가시점

적절한 평가시점을 결정하는 것이 필요하다. 첫째, 많은 급성 스트레스 증상들이 외상 후 초기 몇 주 안에 진정된다는 증거가 있다. 사건 며칠 후에 재난피해자를 평가한 진단은 사건 일주일 후에 평가한 진단과 다를 수가 있다. 둘째, 외상적 사건이 중단된 후에 상태에 대한 평가가 실시되어야 한다. 실제로 많은 재난들은 지속성이 있기 때문에 스트레스 원인이 중지되기 전에 평가를 내리는 것은 어리석을 수 있다. 셋째, 급성 외상적 사건에 노출된 사람들을 적절하게 평가하기 위해서는 피해자들이 외상적 경험의 영향을 통합하기 위해 최소한의 시간이 필요하다. 물론 초기평가와 개입으로 정보를 얻을 수 있는 이점이 있다. 하지만 모든 경우에 초기평가가 필요하다고 믿는 것은 부적절하다. 더 효과적인 평가를 위해 상황에 따라 평가시점을 연장해서 실시할 수 있다.

• 문서작성

재난과 관련된 활동에서 문서작성은 필수적이다. 문서의 유형은 사건 후 영향을 받은 사람들의 숫자, 재난 또는 사고의 유형, 정신건강 반응의 유형에 따라 달라진다. 문서작성의 목적은 정확한 정보를 기록하기 위한 것이고 경험자들과의 모든 접촉, 평가형태와 개입에 관해 간단하게나마 정리하기 위한 것이다. 경험자들의 반응을 기록하고 개입하는 방법은 재난과 반응의 본질에 따라 다르게 고안한다. 어디에 어떤 개입이 제공되어야 할 것인지에 대해 치밀한 문서를 만드는 것도 중요하다.

• 고위험군 선별

심리적 개입 시에 주요 정신장애에만 초점을 두게 되면 특별한 위험에 노출된 개인이나 집단의 증상을 명확히 알아내는 것을 놓칠 수가 있다. 삶의 위협에 직면한 사람들, 사랑하는 사람을 잃은 사람들, 죽음의 끔찍한 형태를 목격한 사람들, 정체성의 혼란을 경험한 사람들은 그렇지 않은 사람들 보다 외상후 스트레스장애·우울증·기타 정신장애에 노출될 가능성이 더 크다. 개인적 특성에서 남여는 재난에 따른 반응은 거의 비슷하지만 불평하는 방식이 다르다. 여성들은 외상후 스트레스장애·불안·우울 증상을 보이지만 남성들은 알코올 남용·신체적 호소·적개심·행동화와 같은 증상들을 보인다. 재난을 겪은 후에 정신장애를 일으키는 여러 위험요소들이 존재한다. 현장에서 일하는 전문가들은 재난 후 장애에 대한 위험이 높은 사람들을 선별하기 위해 다음과 같은 요소들에 주목해야 한다.

재난 전 요소
– 아동기 외상·학대
– 외상 경험 전 우울증·불안증 또는 이에 대한 취약성
– 이전에 아주 고통스러운 손실이나 외상적 경험
– 불안정한 가정
– 유전적 취약성
– 약물남용
– 행동장애
– 외상에 대한 준비 결여
– 약점(사회적·경제적·교육적)

사건 관련 요소
– 생활을 위협하는 정도
– 기괴하고 무서운 사건에 노출
– 사랑하는 사람·친구·관계의 상실
– 사랑하는 사람·친구·관계의 손상
– 사건을 예측·통제하지 못함

- 스트레스 원인의 접근성
- 스트레스의 발생 기간
- 재산의 손실
- 구조될 수 있는 정도
- 주관적인 반응(두려움·무기력·해리)
- 재난과 관련된 개인의 역할
- 재난의 의미
- 희망 없음(또는 희박함)

사건 후 요소

- 사회적 지지
- 대처기술
- 지역사회의 반응
- 진행 중이거나 부가적인 스트레스 원인
- 약물남용
- 이차적 증상들

이러한 위험요소에 대한 선별은 앞서 설명한 선별작업이나 초기 면접조사 때 이루어질 수 있다. 이러한 위험요소가 있으면서 과각성되어 있고 행동 또는 인지적으로 심각한 장해를 보일 때는 정신건강 관련 보호나 지지를 즉시 받을 수 있고 지속적인 사후관리를 받을 수 있다. 형식적인 질문지나 인터뷰를 통한 선별은 급성 단계에서 적절하지 않다. 형식적인 질문지나 인터뷰는 그 내용이 제한적이기 때문이다. 그리고 재난과 관련된 반응은 초기 몇 주 동안에는 변화할 가능성이 있고 자연적으로 회복되는 단계에 이르기도 하는 등 개입의 필요성을 정확하게 집어내지 못하기 때문이다. 가족이나 사랑하는 사람과 사별한 경우에는 선별시기를 결정할 때 주의를 요한다. 가족이나 사랑하는 사람과 사별한 사람은 4~6주와 10~13주 사이에 급격한 침체 반응을 보인다. 즉, 외상후 3~4달 보다 더 길게 지속되는 애도 반응을 나타내는 경우에만 만성적인 반응으로 간주된다. 따라서 이러한 피해자의 반응양상을 미리 알고 선별시기를 결정하는 것은 정확한 진단을 내리기 위해 매우 중요하다. 일반적으로 선별을 위한 평가시점은 재난 후 2주나 그 이후이다.

(3) 재난심리회복지원

재난심리회복지원은 재난경험자에 대한 심리적 안정과 사회적응의 지원으로 재난경험자와의 초기신뢰 형성을 바탕으로 심리상담활동을 통해 외상후 스트레스장애(PTSD, Post Traumatic Stress Disorder) 등으로 악화되는 것을 사전에 예방하기 위한 것이다. 재난심리회복지원팀(DPAT, Disaster Psychiatric Assistance Team)은 정신의학전문의·관련학과 교수·정신보건전문요원 등으로 구성하며 재난 발생 시 현장에서 전문적 상담활동을 전개하는 현장대응팀의 일원이다.

〈표 13〉 재난심리피해 예방 및 대처 방안

구분	내용
대피소운영	• 사생활 보호를 위한 가족단위 독립공간으로 대피소 칸막이·이동형 거주지·임시주거용 조립주택 마련 • 급식·세탁지원 등 이재민 대피소 불편해소로 자동차 등에서의 개인대피생활자 최소화
심리회복지원	• 찾아가는 심리상담으로 사소한 부분까지 공유할 수 있는 공감대 형성 • 심리문제뿐만 아니라 전반적인 불편사항에 대한 포괄적 상담 실시 • 2차 피해 증상 발견시 의료기관 조기치료 연계 • 대피생활 장기화시 지역사회 건강증진 프로그램 연계

1) 필요성 및 범위

재난경험자가 재난이전의 일상생활로 복귀할 수 있도록 체계적인 관리·지원을 해야 한다. 재난으로 인한 물질적 피해뿐만 아니라 정신적 피해자가 증가하고 있으며 국가의 재난관리 능력에 대한 사회적 불신이 확산하면 심리적 병리현상으로 발전하여 사회적 비용 증가로 이어질 수 있다. 재난심리회복지원 사업의 범위는 재난경험자들의 다양한 요구에 대해 전문가가 참여하여 지원하는 다층적이고 통합적인 지원체계를 바탕으로 심리상담·교육을 통한 심리적 피해 완화와 치료연계를 위한 유관기관과의 연계망 구축을 포함한다.

– 심리회복을 위한 상담 및 심리적 응급처치
– 정신보건시설과의 진료 연계
– 심리회복지원을 위한 교육·연구 및 홍보
– 전문가 및 유관기관과의 연락체계 구축
– 그 밖에 행정안전부장관 및 구호기관이 필요하다고 인정하는 사항

심리적 피해 완화까지 포함하되 정신건강의학적 치료분야는 기존의 보건의료 체계에 따라 지원한다. 최대 3회까지의 심리회복지원 상담을 통하여 정상회복을 돕고 심리치료여부를 판단하여 치료대상으로 분류되면 반드시 의료기관으로 치료를 연계한다.

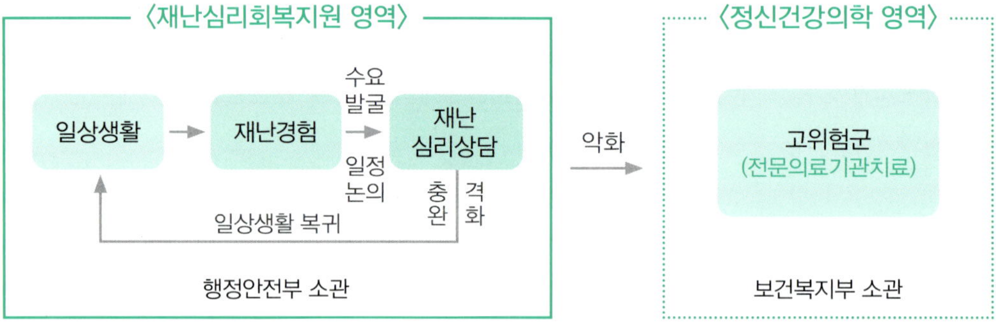

〈그림 4〉 재난심리회복지원의 영역

〈표 14〉 재난심리회복지원의 특징

구분	재난심리회복지원	정신건강의학적 접근
목적	• 재난관련 스트레스 반응을 줄이고 재난발생 이전의 상태로 회복	• 증상관리·장기적 인격변화를 감소시키기 위한 의학적 평가와 치료서비스
대상	• 재난을 경험한 일반인	• 정신장애 진단을 받은 사람 • 치료와 관리의 필요성이 확인된 사람
목표	• 심리교육(psycho-educational)	• 심리치료(psycho-therapeutic)
방법	• 방문활동 • 자문활동 및 교육활동 • 재난경험 나눔활동(힐링캠프) • 위기상담활동	• 진단과 치료(정신치료·약물치료)
내용	• 적극적(찾아가는 서비스) • 문제해결·대처능력의 회복 • 예방적·전략적 • 일상생활상의 문제 집중	• 탐색적 • 심층적 병리과정 확인 • 자기 통찰적 • 집중치료
심리지원장소	• 지역사회 기반서비스 • 경험자들의 생활터전 • 근무처·가정 • 도움이 필요한 기타 장소	• 치료자의 사무실(진료소 기반) • 치료기관 • 병원기반

2) 활동단계

가. 정보수집 단계

- 시도 재난부서의 협조로 재난발생 상황을 모니터링
- 시도 재난부서와 심리회복지원센터의 개입시기와 방법·범주 등 협의

나. 기초조사 · 계획수립 단계

- 재난규모·심리회복지원 대상자수 등의 기초조사 결과를 고려하여 지원대상지역의 우선순위를 정하고 대응 가능한 심리회복지원팀 구성
- 지원일정·장소 및 방법 등을 구체적으로 계획하고 팀내 역할 분담하고 다음과 같은 물품을 준비

  - 응급의료키트
  - 사고대응 방법에 대한 교육용 리플릿
  - 심리회복지원 활동가 조끼·명찰
  - 심리회복지원센터 이용안내 리플릿
  - 각종 문서(업무일지·상담일지·정신건강평가지 등)

다. 현장지원 단계

- 심리회복지원대상자들의 정신적 충격과 불편을 해소시키고 외상후 스트레스 장애의 예방 및 사회적 적응을 돕기 위해 피해주민을 대상으로 예방교육 실시(자연스럽게 접근함으로써 재난경험자들의 당시 경험과 심리적 불편을 들어주고 신뢰감 형성)
- 집단예방교육·개별접근을 통하여 형성된 신뢰감을 바탕으로 개인상담 실시
- 상담과 동시에 대상자의 심리충격 정도를 평가하여 지속적이고 집중적인 심리지원이 필요한 고위험군 선별
- 고위험군 대상자를 중심으로 현장집중상담 진행
- 현장집중상담 결과를 토대로 개인별 사후관리 계획 수립

라. 지속지원 단계

- 고위험대상자를 중심으로 지속적인 집중상담 진행
- 사고발생 후 1개월·2개월·9개월·1년을 주기로 심리적인 변화과정을 지속적으로 평가 모니터링

- 위기상황이 종결되고 지속적인 상담에도 불구하고 심리적 충격이 해소되지 않고 외상 후 스트레스 증후군을 보여 전문적인 정신상담이나 치료가 필요한 대상자는 정신건강복지센터나 정신건강의학과 전문의에게 의뢰
- 업무일지와 상담기록부를 작성하고 센터장은 이를 관리하며 시도 담당부서에 결과 보고
- 심리회복지원 과정에서 알게 된 피해현장의 요구나 불평을 취합하여 실시간으로 담당부서에 전달·보고함으로써 주민들의 불만을 즉각적으로 해소시킬 수 있는 매개체 역할 담당

마. 심리회복지원활동평가 · 발전모델개발 단계

- 계획단계의 목표를 근거로 심리회복지원의 전체 과정과 결과 평가
- 평가를 토대로 추후 심리회복지원 활동에 반영하여 지속적인 발전전략과 새로운 심리회복지원모델 개발

3) 활동가의 태도 및 역할

가. 활동가의 바람직한 태도

재난상황에 처한 대상자들에 대하여 재난심리회복지원 활동가는 기본적으로 재난경험자들의 행동변화가 정상적임을 인식하는 것에서 출발해야 한다. 급격하고 충격적인 재난상황에서 보이는 다양한 부적응 행동은 재난이라는 비일상적인 상황에 대한 혼란스러움으로 인한 정상적인 행동이다. 심리지원 전문가는 치료자가 아니라 대상자 스스로의 역량을 회복하고 강화하는 데에 도움을 주는 촉진자의 역할을 해야 한다. 전문가의 바람직한 태도는 다음과 같다.

- 침착하고 예의바르게 관찰한다. 성급하게 끼어들지 않는다. 그런 다음 도움이 필요한지 알아보는 간단한 질문을 한다.
- 처음 접촉을 시도하는 가장 좋은 방법은 현실적인 도움(음식·물·담요 등)을 주는 것이다.
- 상황을 파악하고 대상을 관찰한 후 접촉이 방해가 되지 않을 것이라는 판단이 들면 접촉을 시도한다.
- 경험자가 접촉을 거부하거나 무한정 요구할 가능성에 대비하여 마음의 준비를 한다.
- 침착하게 말한다. 인내를 가지고 상대방에게 민감하게 반응한다.

- 천천히 말한다. 단순하고도 구체적인 용어를 사용한다. 전문용어를 사용하지 않는다.
- 경험자가 말하기를 원하면 경청한다. 들을 때 무엇을 말하기를 원하는지 듣도록 한다.
- 경험자가 안전하게 행동하는 경우 긍정적인 측면을 인정해주고 칭찬해준다.
- 경험자가 즉각적인 목표를 세우는데 필요한 정보를 제공한다.
- 정보를 줄 때는 정확하고 연령에 맞는 정보를 준다.
- 심리지원의 목표는 고통을 줄이고 현재의 필요를 채워주고 적응적 기능을 촉진하는 것이다. 외상에 대한 상세한 내용을 주는 것이 아니다.
- 경험자가 어떤 일을 겪었는지, 어떤 처지에 있는지 섣부른 가정을 하지 않는다.
- 재난에 노출된 모든 사람이 외상을 겪었을 것이라고 가정하지 않는다.
- 병리화하지 않는다. 대부분의 급성반응은 이해할 만한 정상반응이다. 이런 반응을 증상이나 진단명으로 부르지 않는다.
- 경험자의 무력감·약점·실수·결함에 초점을 맞추지 않는다.
- 모든 생각과 경험을 말하고 싶어 한다고 혹은 말해야 한다고 가정하지 않는다.
- 모르는 경우에는 추측하지 말고 모른다고 솔직하게 대답한다.

나. 활동가의 역할

- 재난상황을 파악하여 심리회복지원 대상자를 발굴한다.
- 이재민과 가족, 관련 종사자들에 대한 심리적 안정 활동과 심리 상담으로 대상자의 정신적·심리적 충격을 완화시킨다.
- 재난의 혼란스러운 상황을 수습하고 되도록 빨리, 안전하게 일상생활을 회복할 수 있도록 지원한다.
- 재난발생시 행정안전부장관 혹은 해당 지방자치단체장의 요청에 따라 신속히 재난 현장에 출동하여 심리회복지원 활동(심리상담·집단치유·의료기관안내·심리교육 등)을 전개하며 정신병리상의 문제가 발견된 대상자의 경우 정신보건 전문기관에 의뢰한다.
- 대상자의 추후 관리를 통해 정신건강을 증진하고 사회적 기능회복 및 적응을 지원한다.

4) 상담기법

가. 기본 원칙

재난경험자의 심리회복지원은 재난 이후 지역사회에서 드러나는 광범위한 정신사회적 요구를 충족시킬 수 있도록 포괄적·통합적·복합적 서비스로 진행한다. 재난경험자 지원 서비스 활동의 구성요소는 방문(outreach)·자문(consultation)·재난경험나누기(debriefing and defusing)·위기상담(crisis counseling)이 핵심적 부분이다. 방문을 통한 서비스 제공은 재난관리 분야의 재난경험자 지원의 원리이다.

재난경험자 심리안정지원과 전통적인 정신치료의 핵심적인 차이는 지원의 목적·목표에 있다. 미국의 연방재난관리청(FEMA, Federal Emergency Management Agency)은 국가적 재난경험자들을 대상으로 심리지원사업인 위기상담훈련과 프로그램(CCTP, Crisis Counseling Training and Program)을 시행하고 있다. 연방재난관리청이 규정하고 있는 재난경험자 심리지원의 원리 또한 재난경험자들의 심리적 문제는 건강한 사람의 정상적인 반응이라는 점을 강조하고 있다. 연방재난관리청 위기상담훈련과 프로그램에서 전제하고 있는 재난경험자 심리회복지원의 원리를 요약하면 다음과 같다.

- 장점 중심(strengths based)

심리회복지원은 개인, 지역사회의 자생적이고 자발적인 탄력성과 회복능력을 전제로 한다.

〈표 15〉 재난심리회복지원 활동방법

활동단계	활동내용
기초조사 (survey)	• 심리회복지원 대상자의 물리적·정신적 피해가 구체적으로 무엇인지 파악하는 도구가 된다. 정기적으로 조사해서 충격의 변화를 기록하고 자연치유의 단계도 파악한다. 기초조사를 통해 면담을 기획할 수 있다.
자문활동 (consultation)	• 정신건강에 영향을 미칠 수 있는 여러 필요한 사항에 대하여 재난경험자·재난관리자·자원봉사자가 원활하게 판단하고 문제를 해결할 수 있도록 돕고 정보를 제공한다.
방문활동 (outreach)	• 재난심리회복지원 서비스의 가장 기본적인 방법이다. 재난심리회복 지원서비스를 제공하기 위한 방문활동은 재난경험자들이 살고 있는 지역사회·작업장(직장) 또는 평소에 많은 시간을 보냈던 곳에서 서비스를 받도록 하는 배려이다.
교육 (education)	• 재난심리회복지원 대상자·서비스 제공자·지역사회 지도자들에게 실시한다. 재난 이후 있을 수 있는 심리적 변화와 특성, 스트레스 관리방법, 도움을 요청하는 방법, 사용할 수 있는 자원의 목록 등을 구체적이고 알기 쉽게 설명한다. 교육 자료를 배포하고 언제라도 활용할 수 있도록 한다.
위기상담 (crisis counseling)	• 대응이 필요한 사람이 발견되면 1차 방문 상담원이 곧바로 더 전문적인 상담가를 연결하여 심리적 지원을 실시한다. 전문위기 상담가는 재난피해자의 안정을 도모하는 것이 일차적인 목표라는 사실을 명심하고 스트레스관리를 할 수 있도록 재난피해자를 돕는다.

따라서 재난경험자가 다른 사람이나 조직에 의존하기보다는 독립적으로 기능할 수 있도록 한다. 심리지원전문가는 생존자들이 스스로 조절할 수 있는 능력을 회복하도록 돕는다.

- 현장방문 중심(outreach oriented)

재난은 우리의 일상생활 현장에서 발생한다. 심리지원은 특별한 치료적 장소의 낯선 환경보다는 그들이 살고 있었거나 함께 삶의 경험을 공유한 사람들이 있는 곳에서 제공하는 것이 바람직하다. 특히 함께 재난을 당한 이웃과 어려움을 공유하고 해결할 수 있는 길을 찾을 수 있는 기회를 제공한다. 따라서 심리지원 전문가는 서비스를 제공하기 위해서 지역사회 현장을 직접 방문한다.

- 실질적인 문제해결 중심(more practical than psychological in nature)

재난의 부정적 영향을 감소하려는 것이지 정신심리치료가 목적이 아니다. 지지하고 교육하고 잘 들어주며 재난경험자들이 당면한 문제의 의미를 받아들이는 것이 중요하다. 아울러 대상자들이 필요한 것이 무엇인지 확인하고 표현할 수 있도록 돕고 문제를 해결하고 도울 수 있는 다른 사람 또는 조직과 연계할 수 있도록 지원하거나 제시해준다. 재난경험자들에게 중요한 것은 어떻게 현실적인 문제를 해결하고 되도록이면 빨리 재난 이전의 일상생활로 돌아갈 수 있는지에 있다. 재난경험자들에게는 재난의 특성과 앞으로 진행될 경과를 알 수 있도록 해주는 것이 중요하며 재난의 특성에 따라 달라진 현실을 접촉하면서 일상을 회복하도록 돕는다.

- 진단하지 않음(diagnosis free)

사람들을 문제유형으로 분류하거나 명명 또는 진단하지 않는다. 유형화·진단용 기록을 하지 않는다. 위기상담훈련과 프로그램은 정신건강 치료나 물질남용에 대한 치료는 제공하지 않으며 서비스는 본질적으로 지지적·교육적 특성을 지닌다.

- 전통적인 정신치료환경과 구별되는 활동장소

병원이나 공식적인 사무실이 아닌 대상자의 가정이나 지역사회 등 익숙하고 친숙한 생활환경에서 만나고 접촉한다.

- 문화적합성

지역사회특성과 문화를 이해하고 존중하기 위해 노력한다. 생존자와 상호작용을 위해서 인정하는 자세가 중요하다.

• 지역사회 자원 및 지지체계 강화

지역사회 회복활동을 조직하거나 관리하는 것이 아니라 지원하는 것이다. 위기상담훈련과 프로그램은 기존의 지역사회체계를 바꾸거나 대치하는 것이 아니라 보조적 지원이라는 점을 명심한다.

• 프로그램 정체성에 따라 일관되게 지원

통합적인 정체성을 확립할 수 있는 공동작업을 수행해야 한다. 따라서 위기상담훈련과 프로그램은 수많은 지역의 서로 다른 사람들이 프로그램을 지원할지라도 누구나 쉽고 간단하게 확인할 수 있는 프로그램이어야 한다.

• 재난경험자는 정상인임을 명심

재난경험자들이 보여주는 혼란스럽거나 부적응 행동은 그들이 익숙하게 살아 왔던 내적인 이론 틀(theory of mind)이 재난의 충격으로 흔들리고 혼동되어 기존의 기능을 발휘하지 못하기 때문에 나타나는 현상이다. 재난경험자들은 그들이 심리적으로 문제가 있다고 생각하지 않고 전통적으로 정신치료에 대한 오랜 사회적 고정관념에 익숙해 있기 때문에 자발적으로 도움을 청하려 하지 않는다. 재난경험자들에게 심리적으로 지원하는 서비스 활동을 수행할 때에는 무엇보다 그들의 행동과 정서적 혼란이 정상적인 과정이라는 사실을 일깨워주고 확인시킬 필요가 있다. 바로 이러한 점에서 재난경험자 심리지원은 그들이 살고 있던 자연스러운 환경에서 해야 할 필요가 있다. 현장에서의 심리지원 활동은 재난경험자들이 재난이라는 현실을 수용하고 받아들일 수 있는 현실적 자극을 제공할 수 있다는 점에서도 바람직하다.

• 지역사회 공동체의 도움을 받을 수 있어야 함

재난심리지원 서비스는 해당지역의 기존 제도와 결합하여 제공한다. 현지의 행정조직 및 인적 자원을 최대한 활용하고 재난경험자들의 생활습관에 익숙하고 문화특성을 공유하는 지역자원은 심리적 안정을 도모할 때 매우 중요한 역할을 수행할 수 있다. 특히 현지의 자원은 장기적인 과정을 통해서 재난경험자들과 협력관계를 수립할 수 있으며 지속지원이 가능하다. 이러한 문화적 공통성과 유대감은 불안정하고 두려움이 큰 대상자들에게 믿음을 줄 수 있으며 재난경험자들에게 필요한 정보를 적절하게 선별하여 제공할 수 있다.

나. 일반적인 접근법

• 이야기 들어주고 위로하기(debriefing)

재난경험자들은 자신의 경험을 이야기하고 정당화시키고 싶어 한다. 경험나누기(debriefing) 또는 긴장줄이기(defusing) 활동은 집단적으로 실시하는 위기중재 활동이다. 재난경험자들은 자기의 경험과 느낌을 말로 표출함으로써 자기가 경험한 일을 일상적인 일로 전환할 수 있고 다른 사람들의 경험을 듣게 됨으로써 자기만 소외된 것이 아니라는 사실을 인식한다. 이러한 느낌과 경험을 공유할 수 있는 기회는 지역사회 주민과 재난경험자들이 협력할 수 있는 동기를 부여하고 서로 이해하고 불신을 줄일 수 있는 기회가 된다. 재난 이후의 흥분상태는 불필요한 오해를 불러올 뿐 아니라 부적절한 소문이 확산하기 쉽다. 재난관리자의 중요한 임무의 하나인 잘못된 소문과 과장된 정보를 차단하는 것이다. 재난경험자의 이야기에 귀를 기울여주고 그들의 감정을 비판이나 논쟁하지 말고 있는 그대로 편안하게 받아들여주고 위로한다. 우리는 대상자들이 필요로 할 때 이야기를 들어주고 위로할 준비가 되어있다는 사실을 알려준다. 대화할 수 있는 안전한 장소를 마련하는 것도 도움이 된다. 때로는 옆에서 함께 있어주는 것만으로도 큰 위로가 된다. 이때 문제를 해결하고자 무엇을 해야 하는지에 대한 충고는 도움이 되지 않을 수 있다.

• 바른 정보 제공하기

재난경험자들은 흥분을 잘 하므로 떠도는 소문에 흔들리지 않도록 교육을 통하여 재난에 대한 올바르고 정확한 정보와 지식을 제공한다. 대상자들은 자기들의 안전을 확신하고 싶어 하며 언제쯤 재난의 상황이 끝나게 될 것인지, 어떠한 도움을 누구로부터 받을 수 있는지를 알고 싶어 한다. 불안을 일으키는 요소들 가운데 중요한 것은 불확실성이다. 정확한 정보 제공은 불안의 본질적 요소인 불확실성을 완화시킨다. 재난경험자들은 그들이 이용할 수 있는 다양한 자원과 정확한 정보를 알 수 있는 기회를 가져야 할 뿐 아니라 스트레스로 인해서 일어나는 심리적·신체적 변화를 정확하게 이해할 필요가 있다. 재난의 심리적 현상과 그로 인한 스트레스에 대한 지식을 필수적으로 제공한다. 마을사람들이 함께 모이는 장소를 활용하여 심리적 반응에 대응하는 연습을 하고 설명회를 연다. 필요한 경우 개인을 위한 교육시간도 갖는다. 공중파 방송을 활용한 대중 교육시간의 활용, 교육용 리플렛 등을 활용한다. 교육은 재난 발생 후 조기에 실시되는 것이 정보제공의 효율성을 높이고 심리적 불안을 해소하는 데에 도움이 된다.

• 구체적 행동지침 필요

재난상황에서 사람들은 사소한 일도 처리할 수 없게 되고 평소에 자신이 늘 하던 행동의 양상도 잊어버린다. 이것은 일시적이지만 자동화되어 있는 정보처리 능력의 변화에 기인한다. 구체적인 행동의 지침을 제시함으로써 자기들의 상황을 이해하고 미래를 예측할 수 있도록 돕는다.

• 관심 전환

경험자가 말하고 싶지 않을 때는 내버려두는 등 원하는 대로 따라가 준다. 마음을 풀고 기분을 전환시키는 것도 필요하다.

• 사회적 지지체계 연결

같은 경험을 가진 재난경험자들끼리 자조모임을 만들어 서로 위로하고 격려하는 것은 매우 큰 도움이 된다. 지지모임·종교단체·위기상담소 등에 대한 정보를 제공하여 사회적인 지지도 받도록 돕는다.

6. 세계보건기구(WHO) 재난정신보건사업의 주요소

국가나 지역사회에서 재난피해자 등을 대상으로 정신보건사업을 효과적으로 진행하기 위해서 갖추고 있어야 하는 요소는 다음과 같다.

(1) 대책수립

재난발생 전에 관련기관 간의 협력체계, 사회의 정신건강을 위한 세부계획의 고안, 위기개입인력의 교육과 훈련 등 국가적 차원의 대책을 미리 수립한다.

(2) 자원평가

신중한 계획과 함께 지역의 역사, 문제의 특성, 장애나 질병에 대한 인식, 대처방법과 지역사회자원 등 지역사회전반에 대한 폭넓은 평가가 선행되어야 하며 긴급한 요구를 우선 처리하되 바로 활용가능한 지역자원, 잠재적으로 활용가능한 외부자원 등을 구체화할 수 있어야 한다.

(3) 협력

다른 기관이나 비정부기관(NGO, Non Governmental Organization 또는 NPO, Non Profit Organization)과의 협의나 협력한다. 정부와 비정부기관의 꾸준한 활동은 정신보건사업의 지속성을 확보하기 위해 필수적이다. 다른 기관이나 비정부기관의 협력 없이 수행되는 독단적인 활동은 자원의 낭비를 초래한다.

(4) 1차 보건사업 통합

정신건강중재는 1차 보건사업(예방·영양·환경 등)에서 수행하고 가족의 보살핌과 지역사회의 자원을 최대한 활용해야 한다. 정신보건전문가에 의해 수행되는 훈련, 관리, 지지는 정신보건사업을 지역사회의 1차 보건사업으로 통합시키는 중요요소가 될 수 있다.

(5) 접근성 제고

위기중재는 직접적으로 스트레스 요인에 노출된 대상자에게만 제공하지 않고 가능한 전체 주민에게 제공하도록 문턱을 낮춰서 가까운 곳에서 비용 부담 없이 쉽게 이용할 수 있도록 한다.

(6) 훈련 및 감독지침

정신보건전문가에 의해 훈련과 감독이 수행되지만 정신보건활동의 성과를 내려면 훈련시간의 양과 내용 등에 대한 구체적인 지침을 정신보건전문가에게 제공하는 것이 필수적이다.

(7) 장기 대책수립

지역사회, 1차 보건사업, 사회적 중재 등을 기초로 한 중장기적인 정신보건사업이 수행되도록 한다. 재난관련 정신보건 프로그램은 장기간에 걸쳐 수행될 때 더욱 효과적이기 때문이다. 이를 위해 예산확보 필요성에 대한 공감대를 형성해야 한다.

(8) 지표 모니터링

재난지역주민에게 중재 프로그램을 수행하고 서비스 제공과 수혜자 기능회복을 꾸준히 점검·평가하기 위해 수치화한 내용으로 환류체계를 적용한다.

정리해보기

- 재난심리지원 서비스는 보건복지부 국립정신건강센터, 국립서울병원 심리위기지원단, 대한신경정신의학회 심리지원팀, 민간병원 파견팀 등에서 제공한다. 세월호 참사 재난 피해자 심리관리사례를 조사해보고 개선책을 논의해보자.
- 선진국에서는 정신건강·심리지원 전문가의 참여를 제도화하여 재난대응대원, 재난피해자의 심리지원을 목적으로 DPAT(Disaster Psychiatric Assistant Team), DPO(Disaster Psychiatric Outreach)와 같은 조직을 운영하고 있는데 이에 대해 조사해보자.

Chapter **05**

재난현장 응급의료 Ⅰ

1. 구급대의 출동
2. 대응부서의 역할
3. 기관의 역할
4. 재난의 전파

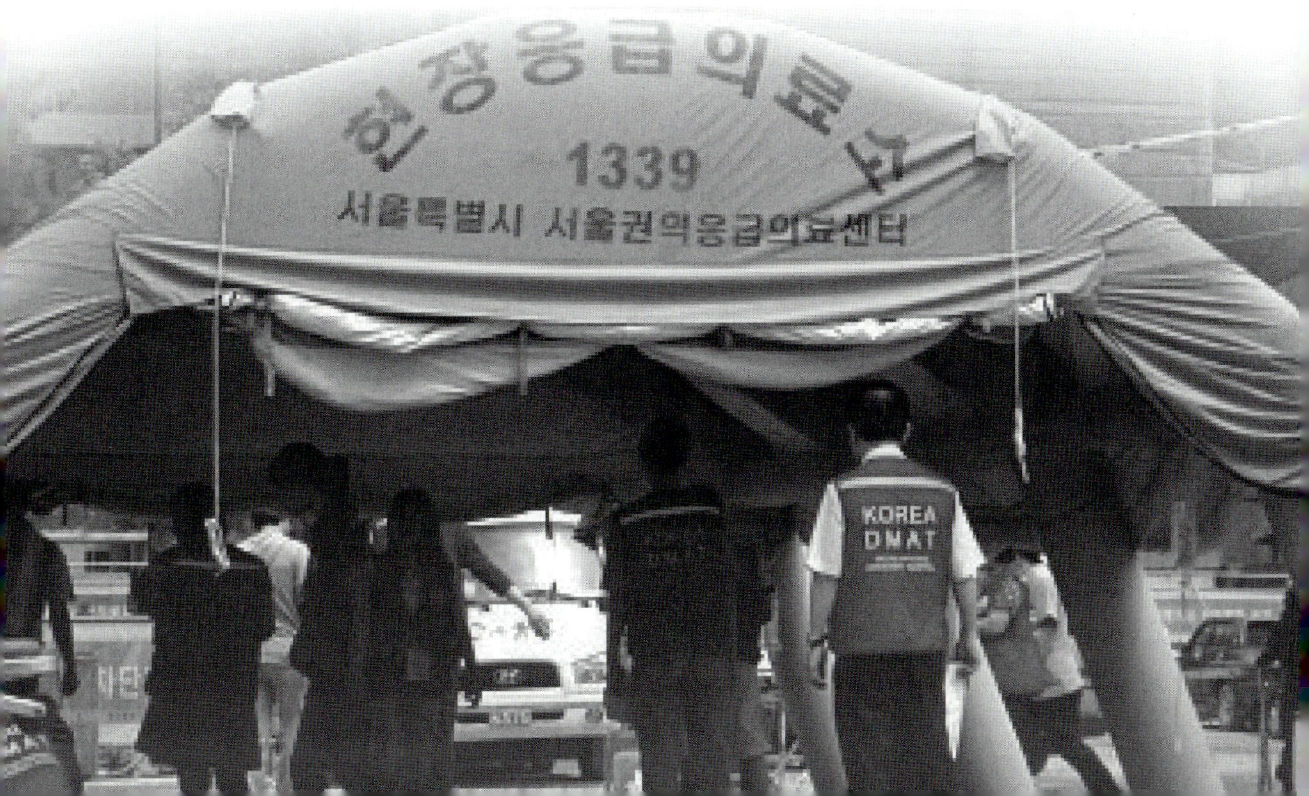

재난현장 응급의료 Ⅰ

chapter 5

재난의료관리론

1. 구급대의 출동

(1) 운전요원의 임무

타이어의 공기압력 및 손상을 확인한다.

냉각장치의 누수, 냉각수의 적정여부 및 휀벨트를 확인한다.

주유상태 및 각종 오일양의 적정량을 확인한다.

엔진의 시동상태·조절상태·잡음 등을 확인한다.

조명등의 점멸·광도, 경음기의 싸이렌 상태를 확인한다.

브레이크 및 동력전달 장치의 작동을 확인한다.

축전지의 방전·충전상태·장착상태를 확인한다.

각종 계기·통신장비 작동 및 충전상태를 확인한다.

소방차량관제(AVL, Automatic Vehicle Location) 단말기 정상작동상태를 확인한다.

주들것의 정상작동을 확인한다.

그 밖의 차량의 청결상태를 확인한다.

(2) 구급대원의 임무

구급장비 구비조건의 충족을 확인한다.

경추고정대를 크기별로 확보한다.

환자의 기도유지에 필요한 기자재를 확보한다.

고정용·휴대용 산소소생기의 산소잔량을 확인한다.

포도당 및 수액을 투여할 수 있는 구급의약품을 확보한다.

자동제세동기의 충전상태를 확인한다.

활력징후 등 측정장비의 작동상태를 확인한다.

측정장비 등의 예비전지 확보를 확인한다.

구급차용 휴대전화 및 단말기 충전상태를 확인한다.

구급활동일지 등의 각종 서식을 확보한다.

각종 소모품의 구비 상태를 확인한다.

(3) 구급출동 시의 일반사항

운전요원은 환자발생위치를 확인하고 지리정보를 활용하여 최대한 빨리 현장에 도착할 수 있도록 노력한다.

환자발생위치를 정확하게 파악할 수 없는 경우에는 주변의 대형건물 또는 내비게이션을 활용하거나 신고자와 전화통화를 한다.

준응급 이상의 환자를 병원이송 시에 운전요원은 도로교통법(긴급자동차의 우선통행)을 준수하면서 환자치료가 가능한 최단거리 병원으로 이송한다.

구급대원은 신고자와 통화하여 상세정보를 확인한다.

구급 및 상황요원은 신고자에 의한 즉각적인 응급처치가 필요하다고 판단되면 전화통화 및 무전 등으로 의료지도를 요청한다.

구급대원은 교통상황 및 거리 등을 고려하여 도착예상시간을 설명한다.

환자상태 및 현장상황에 대하여 정보를 공유한다.

도착 즉시 신속한 현장대응이 이루어지도록 역할을 분담한다.

구급대원은 현장도착 전에 개인감염방지장비를 착용한다.

교통정체 등으로 출동이 지연되면 상황실에 보고한다.

구급출동 중에 다른 교통사고현장을 목격하거나 도움을 요청하는 환자를 만났다면 상황실에 즉시 보고 후 기존출동을 진행하는 것이 원칙이다. 다만, 새롭게 만난 환자상태가 현저하게 중하여 긴급을 요하는 경우에는 상황실과 협의하여 출동구급대를 교체한다.

(4) 현장도착 시의 일반사항

현장도착을 상황실에 보고한다.

모든 대원은 구급차량이 완전하게 정지한 후 뒤쪽의 위험요소가 없는지 확인하면서 하차한다.

안전하고 즉각적인 현장출발이 가능한 곳에 주차한다.

일반적으로 차량은 도로의 가장 외측에 정차한다.

도로에 주차시켜야 할 경우에는 차량주위에 안전표지판을 설치하고 비상등을 작동한다.

응급차량의 전면이 주행차량의 전면을 향한 경우에는 전조등을 끄고 경광등과 비상등만 작동한다.

구급차량을 경사진 곳에 주차할 경우에는 고임목의 설치 등으로 미끄럼방지를 한다.

급경사·빙판·통로 협소로 진입이 어려운 경우에는 우회하여 안전한 곳에 주차 후 걸어서 접근한다.

사고로 전깃줄이 지면에 늘어져 있다면 전봇대와 전봇대를 반경으로 하는 원의 외곽에 주차한다.

차량화재가 있다면 차량으로부터 30m 밖에 위치한다.

위험물 적재차량이라면 차량으로부터 600~800m 밖에 위치하거나 현장지휘관(선착대장)의 판단에 따라 주차한다.

위험물질이 누출된다면 흘러내리는 방향의 반대편에 위치한다.

유독가스가 누출된다면 바람을 등진 방향에 위치한다.

다수의 차량으로 혼잡한 현장에서는 출발통로를 확보한다.

(5) 현장진입 시의 유의사항

운전요원이 하차할 때는 도난방지를 위하여 차량열쇠를 항상 휴대한다.

구급대원이 차량을 비워야 한다면 연락처를 차량에 비치한다.

현장출동 중에 확보한 정보를 활용한다.

응급처치 및 이동에 필요한 장비를 구비한다.

장비부족으로 구급차량으로 되돌아오지 않도록 한다.

구급대원을 위협하는 요소를 확인한다.

폭력현장·정신질환자 등 위험이 예상되면 경찰과 함께 현장에 진입한다.

[별지 제1호서식] 〈신설 2015.4.3.〉

출입증(제17조제4항 관련)

(앞 면) (뒷 면)

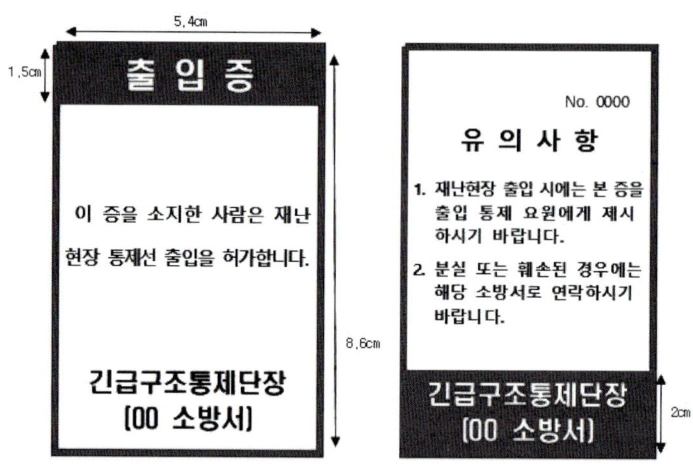

○ 재질 : 포리아크릴 또는 P.V.C 투명체로 포장
○ 색상 : 중앙 부분은 흰색바탕에 흑색 글씨, 테두리 부분은 붉은색 바탕에 흰색 글씨
○ 글씨체 : 견고딕
※ 뒷면 우측 상단에 일련번호를 부여합니다.

〈그림 5〉 재난현장 출입증 양식(긴급구조대응활동 및 현장지휘에 관한 규칙)

[별표 6의2] 〈신설 2015.4.3.〉

현장응급의료소 의료소장 등의 복장(제20조제8항 관련)

○ 동절기

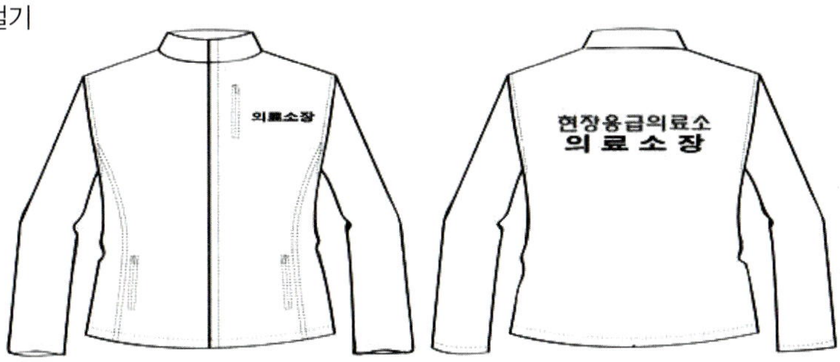

○ 하절기

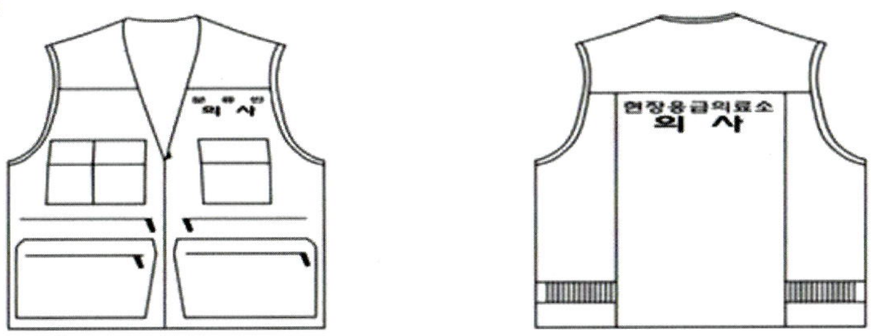

○ 색상 : 전체 흰색
○ 재질 : 폴리에스테르 100%
○ 글씨체 : 견고딕
○ 글씨색 : 붉은색 및 검정색
※ 복장은 의료소장, 의사, 간호사 및 지원요원으로 각각 표시하고, 각 반별 구분이 가능하도록 소속에 따라 분류반, 응급처치반 및 이송반으로 표시합니다.

〈그림 6〉 현장응급의료소 의료진 복장(긴급구조대응활동 및 현장지휘에 관한 규칙)

2. 대응부서의 역할

(1) 재난안전대책본부(재난본부)

재난발생을 인지하면 관할 지방자치단체에 재난안전대책본부를 설치한다. 재난안전대책본부의 위치는 해당 지방자치단체 청사에 설치하며 현장지휘소 및 인접지역 지방자치단체와의 통신이 가능해야 한다. 재난안전대책본부장(지방자치단체장)은 현장지휘소가 역할을 수행하는 과정에서 발생할 수 있는 문제점을 해결하고 필요한 사항을 지원하며 외부와의 접촉 등 행정업무를 수행한다.

이론적으로 재난안전대책본부에는 소요되는 비용을 조달 집행하는 재정부서, 소모품의 공급과 현장설비의 유지를 맡는 지원부서, 현장의 각 부서에게 행정적 도움을 주는 실행부서, 수집정보를 바탕으로 미래를 대비하는 계획부서가 구성된다.(C-FLOP)

(2) 긴급구조통제단(현장지휘소)

긴급구조통제단은 재난현장에 출동한 자원을 총괄·지휘·조정·통제하고 사상자를 분류·처치·이송하기 위하여 사상자수에 따라 재난현장에 적정한 현장응급의료소를 설치·운영한다. 이를 위해 관할 보건소·재난의료지원팀·종합병원·응급의료기관에 응급의료기구 지원과 의료인 파견 등을 요청한다. 현장지휘소의 책임자는 소방책임자가 맡는다.

지휘참모에는 통신내용을 정리하여 현장지휘소장에게 보고하고 지시 전달하는 통신담당, 현장지휘소장의 전권을 위임받아 현장의 위험을 확인하여 통제하는 안전담당, 유관기관과의 협력을 통해 업무조정을 맡고 현장지휘소에서 공식적으로 집계된 자료를 매체에 전달하는 연락공보담당 등으로 구성된다. 현장에서는 보도자료 알림 창구를 일원화해야 하며 원칙적으로 현장지휘소의 업무이므로 현장지휘소에서 확인한 경우에 언론기관에 알릴 수 있다.

(3) 현장응급의료소

긴급구조통제단장의 지휘를 받는 현장응급의료소장은 재난현장에 출동한 의료자원을 총괄·지휘·조정·통제하고 사상자를 분류·처치·이송하기 위한 활동을 한다. 응급의학전문의를 포함한 의사 3명·간호사 4명 및 지원요원 1명 이상으로 편성하며 분류반·응급처치반·

이송반을 둔다. 의료소장 1명(관할 보건소장)·분류반·응급처치반·이송반 및 운영지원반을 두기도 하며 반장은 의료소대원 중에서 의료소장이 임명한다. 현장응급의료소장이나 재난의료지원팀 책임자는 재난의료인력이 현장에 추가로 도착하면 이들을 포함하여 다수 사상자에 대응하여 반을 재구성한다. 지역응급의료지원센터의 인력이 현장에 도착하면 우선적으로 배치한다. 관할 보건소장 도착 전에는 권역응급의료센터장·지역응급의료센터장·응급의료지원센터장·재난의료지원팀 책임자·소방서 공중보건의가 현장응급의료소장의 역할을 대신할 수 있다.

(4) 구조진압반

소방대원이 역할을 맡는데 재난발생 72시간 이후에 구조된 피해자의 치사율이 급격히 높아지므로 모든 피해자를 신속하게 구조하는 것이 중요하다. 특히 사고 후 20분 이내에 피해자의 75~85%가 치명적인 상태에 빠지므로 매쓰 분류(MASS triage)도 중요해진다. 일반적으로 위험요소가 제거되지 않은 현장에서는 임무를 수행하지 않고 재난진압반이나 특수구조반이 위험한 현장에서 피해자를 구조하여 인계하면 임무를 수행하게 된다. 색출 및 구조반과 현장응급의료소와의 상호협조를 통해 응급처치가 원활히 진행되도록 해야 한다.

특수구조반은 재난현장의 통제된 위험한 환경에서 피해자를 구조하는 업무를 담당하므로 휴대국을 지닌 소방대원들로 구성된다. 안전지대(수집소나 분류소)로 환자를 이송하는 과정에서도 기본적인 응급처치를 시행해야 하므로 응급처치 제공능력이 있어야 하며 응급환자현황을 현장응급의료소에 수시로 전달하여 응급처치를 준비하도록 해야 한다. 위험을 전파하고 지원을 요청하기 위해 현장지휘소로의 보고체계도 확립해야 한다. 이동이 어려운 중장비를 신속히 이용해야하므로 중장비 대기소를 위험구역에 접한 곳에 설치한다.

(5) 수집반

환자를 상대적으로 안전한 장소로 모아 놓는 역할을 수행한다. 환자이송과 운반방법을 숙지하고 적용해야 한다. 수집소를 운영하지 않는 경우에는 분류소가 수집소의 기능을 겸하며 분류가 끝난 적색환자부터 응급처치반으로 옮긴다.

(6) 분류반

분류소나 수집소에서 일차적으로 중증도 분류를 시행하면서 기본적인 응급처치를 수행하게 되는데 중증도 분류표 작성까지 30초에서 1분 이내 완료해야 한다. 덧조끼·모자·완장 등의 분류반 표식을 통해 권한을 알리고 다른 반으로의 임의배치를 막아야 한다. 위험하지 않으며 작은 규모의 재난에서는 구조·분류·응급처치의 임무를 겸한다. 적색으로 분류한 환자 가운데 응급처치가 필요한 환자는 분류반원이나 응급처치반원이 돌보며 옮길 수 있다. 최소 1명 이상을 배치한다.

(7) 응급처치반

현장응급의료소에서 환자에 대한 응급처치를 주관하는 반이다. 환자의 안정화를 도모하여 병원에서의 결정적인 처치를 받기까지 시간을 확보하는 역할을 한다. 분류반과의 긴밀한 협조를 통해 응급처치가 필요한 적색환자를 미리 파악해야 하며 이송반에게 우선이송이 필요한 환자를 알려주어야 한다. 침상 등에 여유가 있다면 황색환자 나아가 녹색환자도 수용할 수 있다. 최소 1명 이상 배치하고 현장에 초기 인원이 부족하면 분류반과 응급처치반을 통합한 2명으로 구성해서 운영한다.

(8) 이송반

응급처치로 안정화된 환자를 병원으로 이송하는 업무를 맡게 되는데 환자 중증도에 따라 이송차량과 목적병원을 선정해야 한다. 이송책임자는 인근 병원에 대한 현재정보를 갖고 가용한 이송수단을 환자에게 효율적으로 적용해야 한다. 응급처치반의 적색환자구역과 가까운 곳에 설치하며 진입로·탑승구역·이송로의 구분을 하고 교통경찰의 도움을 받아 통제한다. 최소 1명 이상을 배치한다.

(9) 자원지원부

각 부서에서 필요한 인원과 물자를 조달하여 공급하는 책임을 맡는다. 재난에 대비하여 비축하는 물품은 기본물품(의료소모품)·재난물품(이동응급의료 세트)·특수물품(중장비)·기타물품(대원의식주용품)으로 구분되는데 이중 기본물품의 소모량이 가장 많으므로 수급계획을 세워야 한다. 외부 진입로에 접한 곳에 설치하여 물품조달을 원활히 하고 응급처치반 옆에 설치하여 기본물품을 신속히 공급 해야 한다. 자원집결지는 필요한 자원을 집결 및 분류하여 자원대기소와 재난현장에 수송·배치하기 위하여 설치·운영한다. 자원지원반은 인력·장비·시설지원팀, 서비스 지원반은 운영·수송·통신·비상에너지지원팀으로 구성한다.

(10) 대기소

구급차 대기소는 환자를 이송하기 전에 모여 있는 주차구역으로 외부 진입로와 가깝고 이송반 탑승구역으로 접근이 쉬운 곳에 설치한다. 주차·진입차량의 구분을 교통경찰의 도움을 받아 운영한다. 수송대기지역은 자원집결지에서 자원수송을 위하여 구급차 외의 교통수단이 대기하는 장소이다. 자원대기소는 자원의 신속한 추가배치와 교대조의 휴식 및 대기 등을 위해 긴급구조통제단 인근에 설치·운영한다.

(11) 경찰지휘소

재난지역통제와 재난대응출동로·환자이송로·주민대피로의 확보 등을 수행하며 재난지역 치안도 관리한다. 외부에서 유입되는 자원봉사자를 통제하며 피해자를 발견하는 경우에는 병원으로 직접 이송하지 않고 피해자를 보호하도록 한다. 현장응급의료소를 거치지 않고 피해자들을 인근 병원으로 무분별하게 이송하는 경우에는 인근 병원으로 환자가 집중되어 혼란을 가중시킬 수 있기 때문이다. 특히 초기에 무분별한 환자이송으로 병원의 2차 재난을 초래할 수 있으므로 경찰지휘소의 이송로 통제는 중요하다.

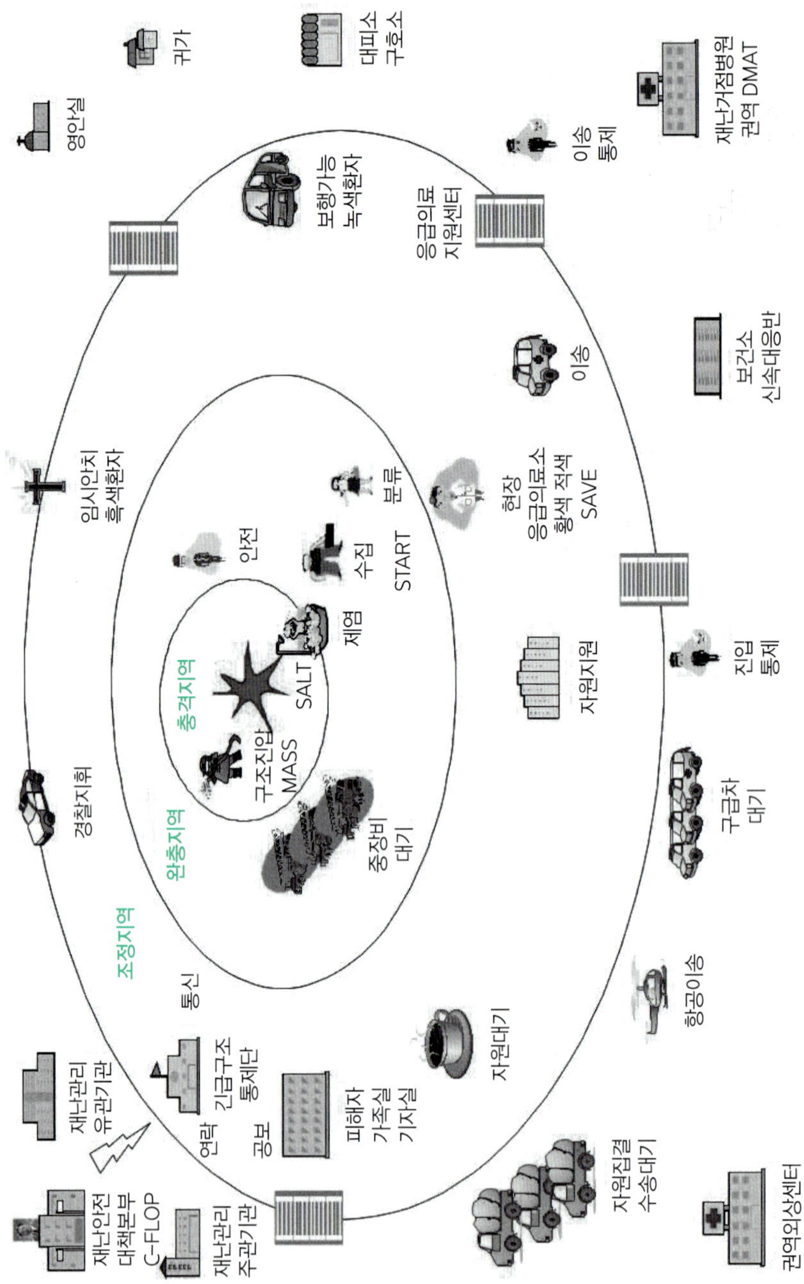

〈그림 7〉 재난의료현장 개략도

3. 기관의 역할

재난은 일개 부서가 수행할 수 있는 범위나 수준을 넘는 사고이므로 여러 기관의 긴밀한 협조가 필요하다. 이를 유도하기 위해서는 다음과 같은 사항을 재난대책에 반영해야 한다.

재난의 규모가 작다면 단일지휘조직, 재난의 규모가 커서 다양한 기관이 대응한다면 통합지휘조직을 운영한다.

- 가급적 평시 소속을 유지하면서 대응하도록 역할을 부여한다.
- 기관의 역할을 명확히 규정하고 업무를 할당한다.
- 공동임무로 생기는 문제를 파악하여 재난대책을 수정하고 보완한다.
- 소속기관에 관계없이 공동임무를 원활히 수행할 방법을 세운다.
- 공용장비를 파악하고 역할을 분배한다.
- 기관 간에 통신법을 확보하고 용어와 언어는 비전문적인 표준어를 사용한다.

(1) 재난 대비

1) 중앙(안전관리)위원회

재난·안전관리 중요정책사항 심의·총괄

국가안전관리기본계획 및 집행계획심의

재난사태심의(행정안전부장관 선포) 및 특별재난지역 선포건의(대통령 선포)

중앙행정기관 간 재난 및 안전관리업무 협의·조정

국가안전보장 관련사안협의

국무총리위원장

2) 지역(안전관리)위원회

지역재난 및 안전관리사항 심의·조정

시도지사 소속 시도안전관리위원회

시장·군수·구청장 소속 시군구안전관리위원회

3) 중앙(재난안전)대책본부

대규모 재난의 대응·복구·수습 등에 관한 사항 총괄·조정

중앙재난안전대책본부장(행정안전부장관)은 대규모 재난이 발생하거나 우려되면 실무반을 편성하고 중앙재난안전대책본부상황실 설치

해외재난에는 외교부장관, 방사능재난에는 중앙방사능방재대책본부장(원자력안전위원회위원장)이 본부장

행정안전부장관 건의나 국무총리 직권으로 국무총리가 본부장을 맡으면 행정안전부장관, 외교부장관, 중앙방사능방재대책본부장(원자력안전위원회위원장) 중 한 명이 차장

4) 지역(재난안전)대책본부

관할지역 내 재난 대응·복구·수습 등에 관한 사항 총괄·조정

재난현장 총괄·조정 및 사고수습체계구축

수습·복구 종합적인 대응방안강구

지방자치단체장은 재난관리책임기관의 장에게 행정·재정 조치 및 업무협조요청

5) 중앙 및 지역사고수습본부

주관기관의 장 소속 하에 설치

중앙 및 지역재난안전대책본부의 사고수습지원 및 협조

중앙수습지원단 구성·파견협조

재난정보의 수집·전파·상황관리

재난발생 시 초동조치·지휘 등을 위한 수습본부상황실 설치·운영

중앙사고수습본부장(중앙부처의 장)은 지역사고수습본부를 운영할 수 있으며 지역사고수습본부장(행정기관 장)은 중앙사고수습본부장이 지명

6) 중앙(긴급구조)통제단

긴급구조에 관한 사항 총괄·조정

기관 간 역할분담·지휘통제

국가긴급구조대책 총괄·조정 및 지휘·통제

기관 간 역할분담 등 현장활동계획 수립·진행

7) 지역(긴급구조)통제단

지역긴급구조에 관한 사항 총괄·조정

기관 간 역할분담·지휘통제

지역긴급구조대책 총괄·조정 및 지휘·통제

지역기관 간 역할분담 등 현장활동계획 수립·진행

8) 보건복지부

재난등의 발생 시 응급의료지원 계획수립 및 시행

재난의료대비를 위한 지원 및 조정

유관부처 간 협력체계 유지

9) 중앙응급의료센터

재난응급의료상황실 24시간 운영

24시간 재난상황감시(재난상황수신 및 확인)

전국 재난의료 핫라인 구축 및 관리

재난의료 대응자원정보의 실시간 감시

중앙재난의료지원팀 조직운영

권역·지역재난의료지원팀 운영관리지원

재난의료교육훈련 프로그램 개발 및 시행

재난의료물자 비축

시도별 응급의료지원센터 재난의료관리업무 지원

재난거점병원의 재난교육, 훈련, 정보관리 업무지원

기타 재난의료대응에 필요한 지원

10) 권역응급의료센터(재난거점병원)

재난의료책임자의 지정

권역재난의료지원팀 구성·운영 및 출동체계유지

권역 내 재난교육훈련

권역 내 재난의료대응자원 관련 정보 수집 및 보고

권역 내 핫라인 관리 및 보고

재난의료지원물품관리

병원 내 재난대응 계획수립

비상연락망관리

응급의료기관 활동

11) 응급의료기관 및 응급실운영기관

재난의료 핫라인의 운영 및 관련정보제공

병원 내 재난대응 체계유지(병원 내 재난대응 계획수립, 비상연락망관리(기관 내 비상연락체계) 등)

필요하면 지역재난의료지원팀 구성운영

관할지역 내 재난의료교육·훈련참여

재난의료 핫라인의 운영 및 응급환자이송업체 관련정보제공(보건소·재난거점병원에 보고)

12) 시도

재난등의 발생 시 응급의료지원 계획수립 및 시행

재난대응자원(인력·시설·장비 등) 현황파악

재난의료 핫라인 및 비상연락망 구성 및 점검

유관기관(경찰서·군부대 등)간 협조체계유지

필요하면 지역재난의료지원팀 운영

13) 시군구(보건소)

신속대응반 구성 운영(교육·훈련) 및 출동체계유지

재난대응자원(인력·시설·장비 등) 현황파악

재난의료 핫라인 및 비상연락망 구성 및 점검

유관기관(경찰서·군부대 등)간 협조체계유지

(2) 재난 대응

1) 보건복지부

국가단위 재난의료 지원총괄

재난발생 현황종합

필요한 의료지원 규모 결정

부처 간 협력도모

2) 중앙응급의료센터

재난응급의료상황실 24시간 운영

초기대응수준 결정, 상황전파 및 대응의 유도

유관기관 핫라인 가동, 대응조치확인

실시간 응급의료자원정보의 수집 및 제공

전국 재난의료 핫라인 구축 및 관리

재난의료 대응자원정보의 실시간 감시

재난의료물자의 지원

필요하면 중앙재난의료지원팀 파견

현장의료 관련 보건소, 재난의료지원팀 업무지원(지역응급의료지원센터)

3) 권역응급의료센터(재난거점병원)

재난현장의료(권역재난의료지원팀 파견)

중증응급환자를 중심으로 진료제공 및 환자수용

기타 응급의료기관의 역할

4) 응급의료기관 및 응급실

재난 시 여유병상확보 및 병상정보, 환자현황 등 실시간 정보의 제공

재난 시 부상자의 진료

요청 시 구급차, 응급의료전용헬기 등 이송수단출동

현장의료지원요청 시 의료인력파견(권역재난의료지원팀 등)

응급환자이송업체 요청 시 구급차출동

현장응급의료소의 지시에 따른 이송

5) 시도

시도비상진료대응반 구성·운영(의약품·혈액 등의 수급·지원, 인근 시군구 간 부상자 이송·치료 조정, 영안실 마련)

지역재난의료지원팀 파견결정

6) 시군구(보건소)

신속대응반 출동

현장응급의료소 운영

의료기관 간 부상자 이송·치료 조정

부상자·사망자 현황정보수집 및 관리

사망자의 관리

4. 재난의 전파

(1) 핫라인과 비상연락망의 확보

핫라인은 재난발생 시 보건복지부·중앙응급의료센터·병원·보건소 간의 일관성 있는 대응을 유도하는 통합연락체계로 유선전화·무선전화·4세대 이동통신방식(LTE, Long Term Evolution) 등을 이용할 수 있으나 보건소 신속대응반·중앙재난의료지원팀·권역재난의료지원팀·재난의료책임자는 무선전화 핫라인이 필수적이며 응급의료기관은 응급실 업무전화와 다른 회선을 지정해야 한다. 의료역량의 실시간 제공, 다수사상자 수용의 실시간 현황을 파악하여 보고할 수 있는 자가 응급실 핫라인을 담당해야 한다.

재난응급의료상황실은 매 분기마다 핫라인 총 조사를 실시하여 업데이트하고 모든 구성원, 유관기관과 조사정보를 공유하고 모든 구성원은 핫라인 변동 시에는 재난응급의료상황실에 알려야 하는 의무가 있다. LTE 핫라인은 재난거점병원이 점검 주체가 되어 매 분기마다 점검하고 재난응급의료상황실로 보고한다.

비상연락망은 기관 내 비상연락체계로 재난이 발생할 경우에 각 기관별로 내부전파를 하고 인력을 모으는 연락방법이다. 모든 구성원은 비상연락망을 상시 유지한다.

(2) 상황접수와 전파

보건소·시도·보건복지부·의료기관 등 상황을 인지하거나 신고를 접수한 부서는 재난응급의료상황실로 즉시 보고해야 한다. 상황실은 언론 및 사고발생 현황 모니터링을 24시간 실시하고 다수의 인명피해가 우려되면 보건복지부·관할 시도·관할 보건소·사고지역 인근 응급의료기관 등에 상황을 즉시 전파한다. 신속한 전파를 위해 스마트폰 등 개인무선통신장비 또는 응급의료무선통신장비를 활용한다.

상황실은 보건복지 관련기관 사고나 기타 대규모 재난이 발생하면 유선으로 보건복지부에 상황을 즉시 통보해야 하고 현장에 재난의료지원팀의 출동을 요청한 경우에는 관할 보건소와 시도에 즉시 통보해야 한다. 신속한 대응을 위해 보건복지부 종합상황실, 시도, 보건소, 응급의료기관 등과 직접 연락할 수 있는 연락망을 가동해야 한다.

상황실은 발생장소·재난종류·현장위험성·현장도달경로·피해자수 등 현장관련정보를 최대한 수집하여 출동을 요청한 신속대응반과 재난의료지원팀에게 전달한다. 가능하면 현장지휘관의 연락처와 소재를 파악하여 신속대응반과 재난의료지원팀에 전달하고 출동사항을 유관기관 상황실과 현장지휘관에게 전달한다. 상황실에서는 의사와 상황요원이 24시간 교대근무하며 재난상황을 계속 모니터링하고 재난발생 상황전파·재난의료지원팀 출동요청·재난대응기관 간 통신·정보수집제공·환자현황집계 등의 역할을 수행한다. 또한 재난지역 인근 의료기관의 병상정보현황·실시간 환자이송현황(의료기관에서 정보수집)·환자이송지침·자원투입상황 등의 정보를 수집하여 현장의료진에게 전달해야 한다. 현장의료진은 재난의료지원팀 활동(출동·현장도착·현장활동개시·활동내용·철수 등)·환자이송현황(현장에서 이송되는 환자를 대상으로 정보수집)·환자이송지침·필요자원요청 등의 정보를 상황실로 전달해야 한다.

한편, 행정안전부 중앙재난안전상황실에서도 재난문자메시지 등으로 상황을 수신하고 19개 소방본부상황실에 전화로 확인한다. 수신한 상황은 미리 만들어진 모바일 상황실(보건복지부 응급의료과·중앙응급의료센터·지역응급의료지원센터·재난의료책임자)에 메시지로 전파하고 실제 상황이 발생하면 보건소·재난의료지원팀·구급상황관리센터·시도·응급의료기관 등 관련자를 초대하여 상황을 전파한다. 개설한 카카오톡 등의 모바일 상황실에 접근한 모든 개인은 이름과 소속 확인이 가능한 형태의 아이디로 변경해야 한다.

재난의료지원팀은 시도 또는 재난응급의료상황실로부터 현장활동사항의 보고를 요청받은 경우에 LTE를 기본으로 하되 보조적으로 개인무선통신장비를 통해 교신해야 한다. 관할 보건소장 또는 보건소 신속대응반이 현장에 도착하기 전에 재난의료지원팀이 먼저 도착한 경우에는 재난응급의료상황실은 보건소장에게 현장상황을 공유·전파하여 보건소장이 개인무선통신장비 또는 LTE 등의 통신으로 현장응급의료 지원활동을 지휘할 수 있도록 지원한다.

통신은 기본적으로 재난의료지원팀 행정요원이나 보건소 신속대응반원이 담당한다. 통신의 불능 등으로 의료진이 긴급구조통제단장 또는 현장지휘관, 보건소장의 지휘를 받을 수 없거나 재난응급의료상황실과 정보공유가 불가한 경우에는 현장에 출동한 재난의료지원팀 책임자의 지휘에 따라 현장응급의료 지원활동을 수행한다.

선착대는 현장에서의 통신체계를 먼저 확립해야 한다. 현장과 재난응급의료상황실 간에는 LTE·유선전화·모바일 상황실 사용이 가능하며 모바일 상황실 운영을 위해서는 적절한 인터넷 환경을 확보해야 한다. 현장에 도착한 중앙재난의료지원팀, 권역재난의료지원팀, 보건소 신속대응반 등 모든 재난의료인력은 현장의 원활한 교신을 위해 도착하면 현장응급의료소장에게 즉시 보고하고 연락처를 제공해야 한다.

현장응급의료소는 현장지휘소와의 통신을 위해 무선통신수단을 확보해야 하며 이를 위해 현장지휘소에 무전기(LTE, UHF 등)를 요청한다. 긴급구조통제단 현장지휘소와 현장응급의료소 간의 통신체계는 다음과 같이 유지한다.

- 현장지휘소에 보건소나 재난의료지원팀 연락관 파견
- 현장응급의료소에 현장지휘소 구급담당자 파견
- 연락관 파견 없이 통신수단 공유

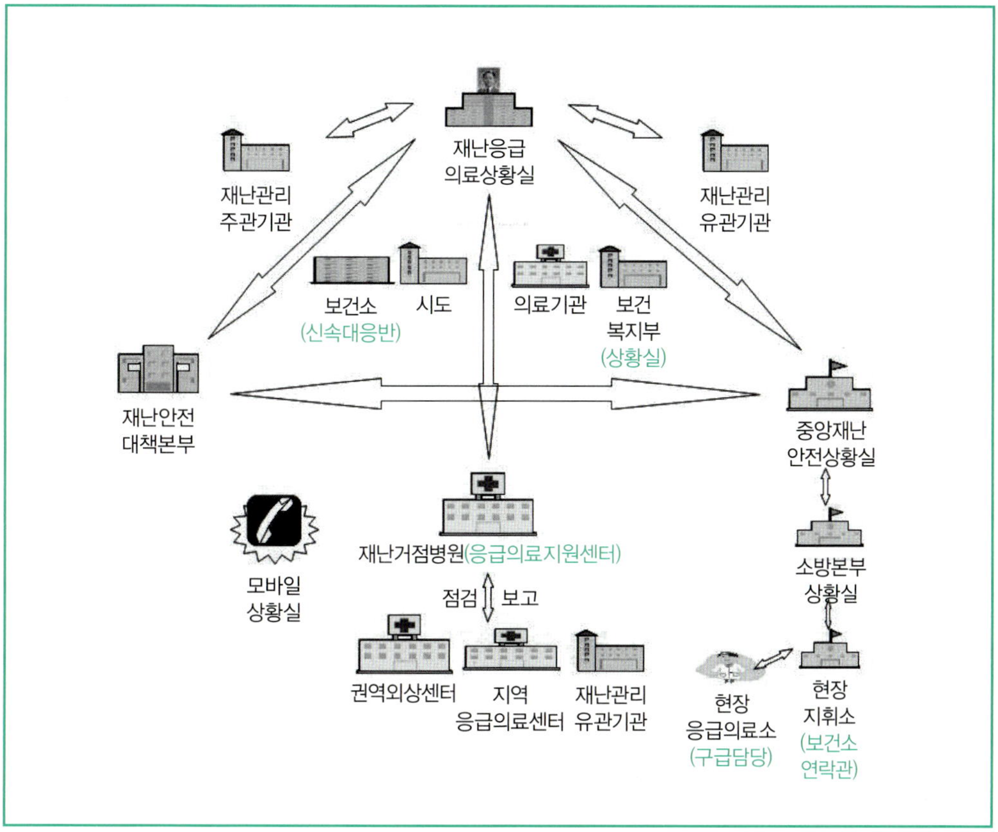

〈그림 8〉 재난정보 전파

정리해보기

- 다양한 재난을 가정하여 어느 곳에 어떤 부서를 설치해야 하는지 현장의 개략도를 그려보자.
- 우리나라의 재난안전통신망과 재난관리긴급통신체계를 조사해보자.

Chapter **06**

재난현장 응급의료 Ⅱ

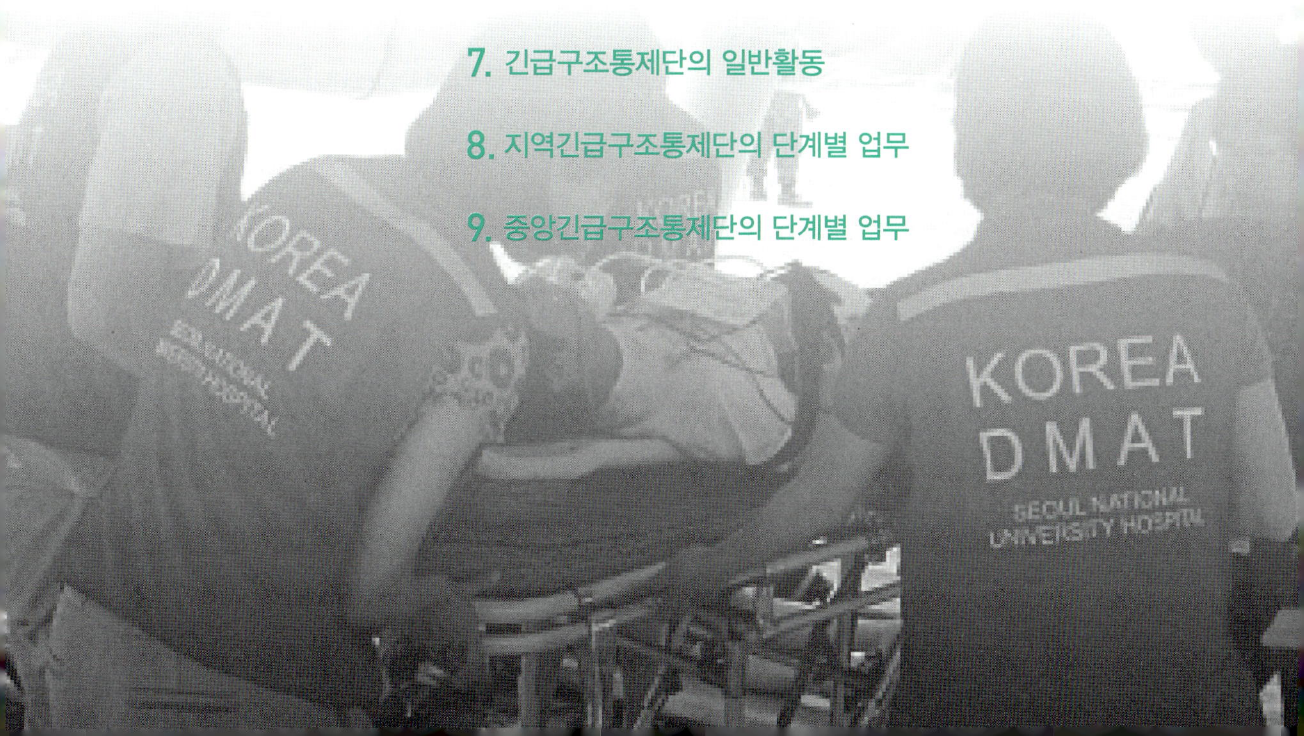

재난현장 응급의료 Ⅱ

chapter 6

재난의료관리론

1. 보건소 신속대응반의 출동

보건소 신속대응반은 의료인 2~3명, 행정요원 2명으로 편성하고 재난응급의료상황실로부터 통보받거나 재난을 직접 인지한 경우에 일부 또는 전부가 즉시 출동한다. 1개 팀을 구성하여 출동하는 것을 목표로 해야 하며 12시간을 초과하는 활동에는 총 2개 팀을 구성해야 하고 이후 출동팀은 인근 보건소 인력으로 구성할 수 있다.

보건소는 지정된 물품보관소에 즉시 출동할 수 있도록 구성된 재난물품을 보관해야 하고 최초 신속대응반은 긴급자동차 등을 이용해 보관중인 재난물품을 지참하고 현장으로 즉시 출동한다. 출동한 보건소장은 이를 재난응급의료상황실에 즉각 보고해야 한다. 현장의 신속대응반원은 가능한 재난의료팀으로 인식될 수 있는 복장과 출입증을 착용하여 타 재난관계자들이 쉽게 인식할 수 있도록 해야 하고 직역과 역할을 구분할 수 있는 표식을 해야 한다.

신속대응반은 재난의료지원팀 도착 전에 선착대로서 최악을 가정하여 대응을 한다. 현장상황, 의료수요를 평가하여 재난응급의료상황실에 보고하고 현장응급의료소장인 보건소장을 보좌하여 현장응급의료소의 운영을 지원한다. 지원업무는 현장응급의료소 운영사항 기록, 사상자 정보수집, 사상자 현황보고(상황실), 재난의료 추가자원동원(인력·물자 등) 등을 주로 수행한다. 긴급구조통제단장이 현장응급의료소를 설치한 경우에도 지원업무를 수행한다.

현장응급의료소 운영일지 필수기재사항은 사고발생시각·사고규모·사고장소·사고특징·사상자규모 등 전반적 사항과 동원인력현황(보건소, 재난의료지원팀 등의 명단·직종·소속 등), 장비·물류현황이다. 그리고 시간별 대응경과(인력도착·추가사고발생·시간별 환자이송현황·시간별 병원별 환자현황 등)이다.

재난의료지원팀에 앞서 도착한 경우에는 필요하면 중증도 분류, 응급처치 등 현장응급의료를 시행할 수 있으며 재난의료지원팀 도착 이후에도 재난의료지원팀에 합류하여 진료를 시행할 수 있다. 현장에 있는 재난의료지원팀과 같이 활동하지만 사상자 정보수집관리 등의 행정업무에 더욱 집중한다.

2. 지역 권역재난의료지원팀의 출동

지역재난의료지원팀은 재난거점병원 이외의 응급의료기관 등에서 운영하는 재난의료지원팀으로 필요하면 시도나 의료기관에서도 구성한다. 4개 팀으로 편성하며 팀당 의료인 5~6명과 의료보조요원 2~3명으로 구성한다.

재난의료책임자는 상황에 따라 2시간 이내 출동을 목표로 재난의료지원팀 1개를 추가로 파견할 수 있다. 현장상황이 12시간 이상 길어지면 기존인력의 교체를 위해 1개 팀을 파견할 수 있다. 해당 보건소장은 상황에 따라 관내의 지역재난의료지원팀 인력을 요청할 수 있으며 중앙응급의료센터장은 관외의 재난의료지원팀 인력을 요청할 수 있다.

권역재난의료지원팀은 재난거점병원마다 3팀씩 구성하고 재난응급의료상황실에서 출동을 요청하며 지방자치단체, 소방에서도 출동을 요청할 수 있으며 1시간 이내 도착해야 한다. 팀당 4~5명 이내로 의사 1~2명, 응급구조사 또는 간호사 2명, 행정보조인력 1명(생략 가능)으로 구성한다.

출동지시를 받으면 재난의료지원팀은 보관중인 재난물품을 지참하고 긴급자동차(병원 구급차 등)를 이용해 현장으로 출동한다. 재난거점병원에 이동응급의료 세트가 존재하는 경우에는 준비되면 바로 출동하고 출동의 중단 여부는 재난의료책임자가 결정한다. 재난의료지원팀 혹은 이동응급의료 세트가 출동한 경우에는 재난의료책임자는 재난응급의료상황실에 즉각 보고해야 한다. 재난의료진은 관할 보건소장 혹은 보건소장이 도착하지 않은 경우에는 재난의료책임자의 권한을 위임받은 재난의료지원팀 책임자의 지시에 따라 각 반에 배치된다.

출동요청을 받은 재난의료지원팀은 출동대기장소에서 인력소집, 현장의료물품적재 등 출동준비를 마치고 준비완료를 재난응급의료상황실에 통보한다. 병원근무 중인 인력으로 1차 재난의료지원팀을 구성하여 목표시간인 출동요청 10분 이내 출동한다. 이를 위해 병원 직렬당 1명 이상 24시간 출동이 가능하도록 근무를 배치하고 출동이 즉시 가능하도록 비상연락망을 갖추어야 하며 지정된 물품보관소에 재난의료지원물품을 보관·유지·관리해야 한다.

신속한 출동을 위해 긴급자동차(병원·응급환자이송업체 등) 및 응급의료전용헬기를 이용할 수 있다. 이동응급의료 세트의 경우에는 준비되는 대로 출동한다. 이 때 재난응급의료상황실에 출발시각과 예상도착시간, 출동인력현황을 보고하고 복장은 구비된 경우에 착용하며 구비되지 않은 경우에는 현장에서 배포한다. 출동 시에 긴급구조통제단장 명의의 재난현장 출입증을 반드시 착용하도록 한다.

신속대응반과 재난의료지원팀은 경계상황(Code Orange) 이상에서 재난응급의료상황실, 재난관리주관기관, 재난관리책임기관, 기타 재난의료책임자의 판단에 따른 요청으로 출동하며 선착대가 되면 현장의 임무는 다음과 같다.

- 현장안전을 확보한다.
- 통신체계를 구성한다.
- 현장지휘체계를 확인 및 연계한다.
- 현장의료수요를 파악, 필요하면 후발대를 요청한다.
- 현장응급의료 시행장소를 선정한다.

지역·권역재난의료지원팀의 재난의료책임자는 관련 교육프로그램을 이수해야 하고 해당 재난거점병원의 재난의료준비 및 대응에 책임이 있으며 보건소 및 재난의료지원팀과 긴밀한 관계를 유지해야 한다. 재난의료지원팀이 신속히 출동할 수 있도록 월 단위의 재난의료지원팀 당직명단을 확보해야 하며 재난현장에 출동하지 못하는 경우에는 출동한 재난의료지원팀 책임자에게 현장대응권한을 위임할 수 있다.

3. 중앙재난의료지원팀의 출동

중앙재난의료지원팀은 중앙응급의료센터에 구성하는 2개 팀으로 보건복지부 및 중앙응급의료센터가 출동을 결정한다.

권역재난의료지원팀의 역량을 초과하는 대규모 재난이 발생하면 보건복지부의 요청에 따라 출동하는 중앙재난의료지원팀은 출동요청을 받고 3시간 이내에 출동하는 것을 원칙으로 한다. 출동인원은 의사·간호사·행정요원을 기본으로 하고 사고유형 및 규모에 따라 인원 및 직렬구성이 달라진다. 현장에 출동하는 중앙재난의료지원팀을 인식할 수 있는 복장과 출입증을 착용해서 타 재난 관계자들이 중앙재난의료지원팀을 쉽게 인식할 수 있도록 해야 하고 직역 혹은 역할을 구분할 수 있는 표식이 있어야 한다. 중앙응급의료센터장은 중앙재난의료지원팀에 대한 월간 당직표를 작성해야 하고 선발대 출동 후 재난응급의료지원의 성격과 규모를 감안하여 후발대를 파견할 수 있다.

〈표 16〉 신속대응반과 재난의료지원팀의 구성

	기관	팀수	구성	출동
신속대응반	보건소	2	의료인 2~3 행정요원 2	즉시
지역 재난의료지원팀	시도 응급의료기관 등	4	의료인 5~6 의료보조요원 2~3	10분
권역 재난의료지원팀	재난거점병원	3	의사 1~2 응급구조사 또는 간호사 2 행정보조인력 1(생략가능)	10분
중앙 재난의료지원팀	중앙응급의료센터	2	의사 간호사 행정요원 인력추가	3시간

4. 시도비상진료대응반의 설치

시도에서는 상황이 접수되면 시도비상진료대응반을 설치하여 관할 보건소 및 재난응급의료상황실과 상황을 공유하면서 관할지역의 의료자원 현황을 신속히 파악하고 시도의 지원계획을 수립한다. 시도비상진료대응반은 관할 보건소와 재난응급의료상황실로부터 수집·보고된 정보 또는 지원 요청에 따라 현장응급의료지원인력의 추가동원·의약품·혈액 등의 수급 및 지원, 인근 시군구 간 환자 이송 등을 조정한다.

5. 지역응급의료지원센터의 지원활동

지역응급의료지원센터의 주업무는 재난거점병원, 재난응급의료상황실 등 재난관리기관 간의 협력을 지원하고 보건소의 현장응급의료소 운영 지원업무를 협력·수행하는 것이며 재난현장활동이 장기화되어 재난의료지원팀이 교체될 때 업무의 인수·인계를 지원한다.

6. 현장의 지휘체계

신속대응반 또는 재난의료지원팀 가운데 먼저 도착한 선착대는 현장지휘소장(긴급구조통제단장)에게 도착을 보고(구두·유선 등)해야 하며 가능하면 구조대장이나 구급담당자에게도 도착을 알린다. 다만, 긴급구조통제단이 가동되기 전이라면 보건소장의 지시에 따른다.

재난의료지휘권(현장응급의료지휘자)은 보건소장(또는 권한을 위임받은 보건소 직원), 재난의료책임자(또는 권한을 위임받은 권역재난의료지원팀 책임자), 권역 또는 지역재난의료지원팀 책임자 등의 순으로 우선권을 가지며 중앙재난의료지원팀이 도착한 경우에는 중앙재난의료지원팀 책임자가 우선권을 갖는다.

긴급구조기관(행정안전부·소방청 및 해양경찰청·소방서 및 해양경비안전서)이 재난대응의 중심기관이며 긴급구조지원기관(보건복지부·종합병원·응급의료기관 등)은 긴급구조기관의 재난대응을 지원하는 역할을 수행한다. 현장지휘관은 중앙·지역통제단장이 되며 중앙통제단장은 소방청장, 지역통제단장은 소방본부장·소방서장이 맡는다. 통제단장은 종합병원, 응급의료기관에 지원과 의료인 파견을 요청할 수 있다. 현장응급의료소장은 관할지역 보건소장이 맡는다.

(1) 현장의 안전확인

현장지휘소에서는 의료팀이나 환자·요구조자의 잠재된 명확한 위험성을 반드시 확인해야 한다. 의료팀이 안전하지 않다고 판단하면 적절한 보호장구 부재 등 위험요소가 제거되기 전까지는 활동을 시작하면 안된다.

(2) 현장의료수요의 파악

보건소는 관할지역 내에서 다수의 사상자가 발생하거나 발생할 것으로 우려되는 사고를 최초 인지한 경우에는 시도와 재난응급의료상황실에 즉시 통보하고 필요하면 응급의료지원을 요청한다.

재난의료지원팀 책임자는 전체 피해자 예상규모·환자중증도·기이송된 환자규모 및 향후 예상되는 요구조자·이송자원 현황 등 현장상황에 대한 파악을 하여 재난현장의 의료수요를 평가하고 추가 인력·장비·물품 필요성을 종합하여 재난응급의료상황실에 보고한다.

재난응급의료상황실은 동시에 많은 의료 인력이 필요하거나 현장 지원 활동이 6시간 이상 소요되는 경우 등 필요하다고 판단한 경우에는 다른 권역응급의료센터의 재난의료지원팀이나 권역응급의료센터가 아닌 응급의료기관에 대해서도 의료진 출동을 요청할 수 있으며 다른 권역응급의료센터의 재난의료지원팀이 출동하는 경우에는 관할 시도 및 보건복지부에 즉시 통보해야 한다.

보건소와 재난응급의료상황실은 사고지역의 관할 시도에 현장응급의료지원에 필요한 자원 등에 대한 지원 요청을 할 수 있다. 후발대 인력구성에는 시간이 걸리기 때문에 후발대 파견 여부를 신속히 판단하여 요청해야 한다.

(3) 현장응급의료소의 설치

구조가 수 시간 이상 지속될 것이 예상되는 경우, 이송자원의 상대적 부족으로 현장의 중환자 처치시간이 수십 분 이상 지속될 것이 예상되는 경우, 다수사상자로 인해 환자분류 및 구역배정이 필요한 경우에는 현장응급의료소를 설치한다. 현장응급의료소는 기존의 건물을 이용할 수 있으면 이용하고 건물이 없는 경우에는 천막을 설치한다. 천막 설치도 불가능한 경우에는 노천 활동을 시행한다.(건물·천막·노천 순) 재난현장 인근에 의료기관이 있어 환자와 구급차의 접근과 집결이 쉬운 경우라면 현장응급의료소로 활용한다. 현장응급의료소 설치여부 및 천막설치장소는 다음과 같다.

- 현장응급의료소가 설치된 경우에는 합류해서 활동한다.
- 현장응급의료소 위치는 현장지휘소와 상의하여 선정한다.
- 현장지휘소나 긴급구조통제단이 구성되지 않았다면 보건소장의 지시에 따른다.
- 현장응급의료소가 필요하지 않다고 판단하면 환자집결장소만 정한다.
- 무엇보다도 안전이 확보된 곳이어야 한다.
- 장애물이 없어 확장이 쉬운 평지를 선정한다.
- 전기, 수도가 가까우며 가능한 그늘로 선택한다.
- 면적을 확인하고 천막 설치에 적절한 지역을 확보한다.
- 구급차와 구조환자 동선이 교차하는 곳에 자리를 잡는다.
- 구급차 동선이 복잡하지 않은 곳이어야 한다.
- 우천 시라면 배수가 잘 되는 곳이어야 한다.
- 화재, 화학재난 등의 경우에는 바람을 등지는 방향으로 설치한다.

(4) 현장응급의료소 지휘권의 이양

권역·지역재난의료지원팀 혹은 보건소 신속대응반 중 가장 먼저 도착한 선착대는 현장지휘소에 도착을 알린 후 선착대의 책임자가 현장응급의료소장의 권한을 맡는다. 현장응급의료소장은 현장지휘체계의 확인 및 연계, 현장의 안전을 확보한다. 후발대로 참여하거나 인근 권역·지역재난의료지원팀으로 합류하여 현장에 도착하면 현장응급의료소 지휘자에게 가장 먼저 보고한다. 선착대는 합류하는 재난의료지원팀에게 현장상황에 대한 정보를 제공한다. 필요하면 재난의료지휘체계를 재정립하여 지휘권의 우선순위에 따라 현장응급의료소장의 임무를 재조정한다.

(5) 현장응급의료소장의 임무

분류반·처치반·이송반에 인력을 배치하되 현장응급의료소 인력이 3명 이하인 경우에는 분류반과 처치반을 통합해 운영하고 분류반 활동에 중점을 둔다. 이송반에 1명 이상을 배치하되 재난응급의료상황실, 모바일 상황실과 통신하며 현장응급의료소장에게 보고하는 역할을 부여한다. 현장의 상황에 따라 선착대와 합류팀을 포함하여 분류반·이송반·처치반의 인력을 수시로 재조정하여 배치한다. 현장응급의료소장의 임무는 다음과 같다.

- 통신체계를 구성한다.
- 통신체계를 합류한다.
- 현장의료수요를 파악한다.
- 추가 인력요청여부를 판단한다.
- 현장응급의료 시행장소를 선정한다.
- 합류팀의 현장안전을 다시 확보한다.

〈표 17〉 재난상황 보고서

재난 및 안전관리 기본법 시행규칙 별지 제1호 서식 〈개정 2012.12.6.〉

재난상황 보고서

즉시 보고 제 호

수신:

시행일시: 접수일시:

발신: 기관명 및 담당자 성명 (서명 또는 인)

제목:

---

1. 일시:

2. 장소:

3. 상황개요(사고원인)

4. 피해상황

 가. 인명피해: 명(사망: 실종: 손상:)

  *별첨: 사망자·실종자 인적사항

 나. 재산피해

 다. 그 밖의 피해

5. 응급조치사항

 가. 조치사항

 나. 동원사항

 – 인력: 명(민간인: 군인: 경찰관: 소방공무원: 공무원:)

 – 장비: 대( )

6. 지원 및 협조사항

7. 향후 전망 및 대책

작 성 방 법
1. 사망자·실종자 인적사항은 붙임자료로 제출할 수 있습니다.
2. ⑤란부터 ⑦란까지는 필요한 경우에만 작성할 수 있습니다.

210mm×297mm[백상지 80g/㎡(재활용품)]

〈표 18〉 현장응급의료소 운영일지

재난응급의료 비상대응매뉴얼 부록 7 현장응급의료소 운영일지(상황보고서)

서식예시

____________사고관련 상황업무보고

20　　.　　. OOO 보건소

≪사고 개요≫

○ 일　　시:

○ 장　　소:

○ 사고경위:

□ 현 황

○ 인명피해

총 사상자 : 명(경상 : 명 중상 : 명 사망 : 명)				
이송의료기관	계(환자수)	경상	중상	사망
합 계				

□ 재난응급의료 지원현황(인력)

○ 현장응급의료소 운영현황(총 명)

연번	중앙응급 의료센터 (　　명)	DMAT(　　명)			보건소(　　명)			
		직종	역할	이름	현장인원		병원파견인원	

□ 재난응급의료 지원현황(장비)

○ 현장응급의료소 텐트:

□ 현장응급의료소 운영실적

○ 진료실적

연번	중앙응급의료센터 (명)	DMAT(명)			보건소(명)			
		직종	역할	이름	현장인원		병원파견인원	

□ 시간대별 조치사항

시간*	조치사항	비고
:	○ 상황수신	
:	○ 출동(보건소)	
:	○ 출동(DMAT)	
:	○ 현장도착(보건소)	
:	○ 현장도착(DMAT)	
:	○ 현장상황파악	
:	○ 사상자 중간집계	
:	○ 현장상황파악	
:	○ 사상자 중간집계	
:	○ 현장상황파악	
:	○ 철수결정	
:	○ 현장상황파악	
:	○ 사상자 최종집계	
:	○ 철수	

* 시간표시: 24시간

– 현장상황파악 및 사상자 집계횟수는 상황에 따라 유동적으로 변경가능

〈표 19〉 현장의료팀 활동보고서

재난응급의료 비상대응매뉴얼 부록 6 DMAT 활동보고서

______________ 현장의료팀 활동보고서

□ 사건명:

□ 출동요청일시:

□ 출동요청자: ○119 ○중앙응급의료센터 ○기타( )

□ 출동자

번호	성명	직종	면허 번호	출동 일시	현장 도착 일시	현장 철수 일시	계좌번호
1							
2							
3							
4							
5							
6							
7							
8							
9							
10							

※ 출동일시는 병원출발일시로 기술

□ 주요 활동내용

□ 비고(건의 및 개선사항)

작성일시 : . . . 작성자 : (서명) 확인자 : (서명)

7. 긴급구조통제단의 일반활동

(1) 신고접수

신고자 입장에서 밝고 전문가다운 목소리로 신속하게 접수한다. 육하원칙을 염두에 두고 요점을 놓치지 않도록 한다. 질문할 내용을 정리·메모하면서 끝까지 침착한 자세로 정확한 정보를 얻는다.

(2) 상황실의 신고접수

당일 근무자는 지정근무시간 30분 전에 전 근무자와 합동근무하면서 상황책임관 입회하에 인계·인수한다. 화재·구조·구급 등 출동대 편성확인, 소방서 및 119안전센터 출동인원 및 장비현황파악, 상황실 유·무선 통신을 확인한다. 태풍·홍수·지진 등 대규모 재난사고발생으로 신고폭주가 예상되면 자동응답서비스(ARS, Automatic Response Service)로 동일지역·동일재난에 대한 안내문구를 발송하고 지역방송도 활용한다. 시도별 상황실의 시간당 처리건수가 2배에 도달할 경우에는 전화회선 및 간이접수대를 증설하고 상황근무요원을 보강한다. 신고처리 우선순위는 다음과 같다.

- 1순위: 화재·구조·구급 등 긴급신고전화
- 2순위: 화재·구조·구급 등 출동차량 상황관리
- 3순위: 화재·구조·구급 등 긴급상황과 관련 없는 신고에 대한 상황관리(3자통화, 전화연결, 사후이첩)

(3) 상황실의 지령내용

지령(예비지령)은 수보 후에 바로 하는 것을 원칙으로 하며 신고 받은 내용을 정리·보충하여 간단·명료하게 지령한다. 출동시킬 전체 대상에게 동시에 지령하거나 재난현장에서 가까운 출동대 또는 반드시 필요한 출동대부터 출동시킨다. 출동 중인 소방력에 대해서 추가·보충지령사항이 있으면 2차 지령하고 상황실·각 부서·유관기관 등 관련정보를 수집하여 출동대에 통보한다. 출동 중인 소방력에 대해서 안전주의를 환기시키며 선착대의 현장상황보고를 지시한다.

(4) 상황실의 통신순위

무선통신장비에 대한 관리책임자와 운용자를 지정·배치하고 모든 간부·차량·현장활동 최소단위별로 휴대국 또는 이동국을 배치한다. 통신이 복잡해지면 채널을 분리하는데 우선순위는 비상통신(국가비상사태·천재지변비상사태·요인경호작전), 지휘통신(화재·구조·구급·재난대응 등을 지휘하는 지휘관의 지시·상관(기관) 보고)·작전통신(화재·구조·구급 등 재난현장활동과 상황관리를 위한 대응자 간 통신)·일반통신(훈련·일반행정업무) 순이다.

(5) 현장지휘소의 현장지휘절차

재난의 종합적인 인식, 혼란스러운 상황에서의 객관적인 평가, 신속한 대응을 위해 선착대장은 경험이 풍부한 선임자가 맡아 터널비전(tunnel vision)을 줄인다. 상황이 불확실할 때에는 최악의 상황을 가정하여 많은 자원을 요청함으로써 신속한 대응이 가능하도록 한다. 현장에 출동한 각 기관을 일사분란하게 통솔하기 위해서 5개 이내의 예하부서로 조직을 편성한다. 예하부서에는 부(현장지휘관의 임무수행을 기능별로 보좌하는 최고 단위), 반(2~4개 중대를 통합·지휘하는 단위), 중대(2~4개 소대를 통합·지휘하는 단위), 소대(2~4개 분대를 통합·지휘하는 단위), 분대(2~4개 팀을 통합·지휘하는 단위), 팀(동일임무를 수행하는 3~10명의 최소 단위)이 있다. 각 반은 현장에 활동구역을 설정하고 잘 보이는 구역표식을 한다. 각 반원은 반구별이 쉬운 색과 글이 도안된 복장(덧조끼 등)을 갖추고 활동한다.

선착대장은 도착과 함께 상황실에 최초무선보고를 하고 임시지휘자로서 지휘권을 확립한다. 초기보고로 대상물정보(용도·층수 등)·요구조자·재난확산 및 규모정도·사고규모에 따른 추가지원을 요청한다. 후착대의 선탑자는 현장지휘관에게 현장도착 보고 후에 임무를 지정받고 배치된다. 상급지휘관이 현장에 도착하면 대면보고를 통해 지휘권을 이양한다.

(6) 현장지휘소의 위치선정 및 비치물품

현장상황이 잘 보이고 직접지시 가능한 곳(가시성)

재난대상물과 주변까지 조망 가능한 곳(가시성)

붕괴·낙하물·폭발력·열복사·소음·연기 등의 영향 적은 곳(안전성)

오염되거나 지반이 약하지 않은 곳(안전성)

현장과 외부로의 출입 쉬운 곳(교통성)

통신과 전력공급에 지장 없는 곳(통신성)

차량·장비·인원의 활동을 방해하지 않는 곳(독립성)

현장 부서별로 적절한 작업공간 확보되는 곳(독립성)

구경꾼 등 여러 요소로부터 차단하기 좋은 곳(차폐성)

비상상황의 확대에 따라 현장지휘체계 확장 가능한 곳(확장성)

조명기구·발전장비

지휘용 무전기·자원봉사자 관리용 무전기

종합상황실의 자원관리체계와 연계되는 무선데이터 통신장비

확성기·방송장비

통제단 보고서 양식·각종 상황처리대장·재난대응구역지도·작전상황판

개인용 컴퓨터·프린터·복사기·팩스·휴대전화·카메라(스냅·동영상 촬영용)·녹음기·간이책상·걸상 등

그 밖에 현장지휘관이 필요하다고 판단한 장비·물품

• 유의사항

헬기의 하향풍에 의해 통제단 시설 및 물품파손 주의

비·바람에 의한 통제단 기능정지(저하) 방지조치

일반군중·언론관계자 등으로부터 통제단 분리·보호책 강구

일반시설과 구분될 수 있는 통제단의 명확한 표식

(7) 상황평가 및 전략선택의 기준

'한번 돌아봄의 원칙'–진압활동의 효과성 평가

현장위험요인 및 자원할당상황 파악

주변 정보원(주민·선착대원·상황실·소방활동정보카드·주관기관·유관기관 등)으로부터 정보수집·상황평가

상황분석에 따른 대응활동 전략선정

대응활동 전략선택기준에 따른 전략선정

문제해결에 소요되는 자원파악 및 추가자원 요청

- 공격: 신속한 문제해결을 위한 적극적 진압중심
- 공격적 방어: 진압위주, 동시에 방어활동을 위한 예비수단 준비
- 방어적 공격: 화재확산 방지위주, 동시에 화점공격 진압자원 배치
- 방어: 화재확산방지에 한정하여 자원활용

(8) 대응활동계획의 수립과 시행

안전을 최우선으로 한 대응우선순위의 결정
요구조자가 있는가?
대원들의 안전위협요소는 있는가?
외부 확대위험이 있는가?
내부 확대위험이 있는가?
화점 진압이 가능한가?
정밀검색 및 잔화정리가 필요한가?

(9) 현장지휘소의 설치

약식 통제단을 우선 구성하고 사고규모 등 상황에 따라 정식 통제단으로 확대운영
약식 통제단-지휘차·상황판·소방공무원 등
특정 통제단-상황별 필요한 부(반)만 가동
정식 통제단-통제단의 모든 기능
현장인력-약식 통제단 구성
잔류자·비번자-소요물품 및 장비를 수집하여 현장으로 이동·설치
상황실 근무자-유관기관통보 및 자원동원

(10) 현장지휘소의 지휘권

현장지휘조직은 명령통일(단일계통)·통솔범위(예하부서 5개 이내)·기존조직 임무단위화(본부·서·센터)·지휘소집결 임무부여(대면지시)·권한위임(자율임무)·점진적 조직화(약식·정식 통제단)의 원칙에 따른다. 단위지휘관의 지정(조직화)은 상급단위대는 방면·지역·임무(기능)·건축물 층

별로 지정하고 지휘참모는 도착순서와 전문성을 고려하여 안전담당, 연락공보담당, 대응계획부장 등 임무별로 필요에 따라 지정한다. 단위지휘관을 지휘소에 집결시켜 임무를 부여해야 하지만 현장상황에 따라 무전(전령)을 통해 임무부여가 가능하다.

단위지휘관과 현장지휘관 간의 통신수단을 확보하고 부여된 임무수행상황을 수시로 평가·조정한다. 사고의 복잡성 또는 규모를 고려하여 현장지휘조직을 확장·운영할 수 있다. 현장교대조의 운영 시에는 담당지휘관 및 안전담당은 대응활동계획에 투입시간과 철수예정시간을 기록하고 교대조의 순환은 현장지휘관의 판단에 따라 2교대 또는 3교대로 편성한다. 비상소집인력의 운용(내근·비번자)은 비상소집 집결장소를 공시하고 지휘소에 비상소집 응소부를 비치하여 응소자가 서명을 하고 개인안전장구를 지참(장착) 후에 임무배정 때까지 자원대기소에서 대기하도록 한다. 긴급탈출 또는 철수할 때도 집결장소를 공시한다.

1) 지휘권 이양목적

선착지휘관과 후착지휘관 또는 상급지휘관과 하급지휘관 간에 인수·인계는 재난현장에 대한 지휘책임을 명확히 하고 지휘공백이 발생하지 않도록 하기 위한 것이다.

2) 지휘권 이양시기

법적으로 관할기관에서 지휘권을 행사하도록 규정하고 있는 경우

상위의 지휘관이 현장에 도착할 경우

사고의 복잡성이 변화한 경우

효율적 재난대응을 위하여 지휘권의 변화가 필요한 경우

재난대응기간이 장기화되어 현장지휘관의 휴식이 필요한 경우

현장지휘관의 개인적인 긴급사태가 발생한 경우

3) 지휘권이양 보고내용

재난현장상황

현장상황진단과 관심사

기타 중요한 문제들

대응활동계획에 근거한 현장대응목표와 우선순위

현재까지 구축한 통제단 조직도

지휘참모와 일반참모 소개

자원할당 내역
요청한 자원과 지원된 자원현황
자원대기소, 자원집결지와 같은 부대시설물 현황
재난통신계획

4) 지휘권 이양절차

지휘권을 인수할 지휘관이 재난현장에 도착하는 즉시 지휘권을 이양하며 상위지휘관이 재난현장을 떠나야 하거나 직접적인 지휘임무를 수행하기 곤란하면 상위지휘관은 하위지휘관 또는 동급지휘관에게 지휘권 이양이 가능하다. 공식적인 지휘권 이양원칙은 다음과 같다.

- 인수인계 지휘관의 대면
- 지휘권 인계 지휘관은 재난상황·대응활동상황·동원자원현황 등 보고
- 지휘권 인수 지휘관은 제반재난상황파악·평가완료
- 지휘권 이양선언은 무선통신 등을 통해서 전 대원에게 전파
- 상황이 급박하면 지휘권을 인수하는 후착·상위지휘관의 간명한 의사표시로도 지휘권이양 가능
- 지휘권을 인수하지 않은 상위지휘관은 하위지휘관의 지휘권에 개입불가
- 지휘권을 인계한 지휘관은 지휘권을 인수한 지휘관의 옆 또는 무선통신을 통해 참모역할 수행
- 재난의 규모·복잡성 등을 고려하여 지휘권 분할·위임 가능
- 분할·위임된 지휘권은 단일한 계통으로 행사
- 지휘권을 분할·위임받은 지휘관은 소관사항에 대해서만 지휘
- 다른 지휘관의 소관사항에서 오류를 발견하면 상위지휘관 또는 해당 분야 지휘관을 통해서 시정조치
- 1순위 지휘계통: 선착대장(구조대장·부센터장·센터장)·현장대응계장(방호·구조·진압)·현장지휘과장(방호·구조·진압)·서장·본부장·소방청장 순
- 현장지휘는 공식 지휘계통인 선착대장–현장대응계장–현장지휘과장–소방서장–소방본부장에 의해 이행
- 현장에 도착한 간부는 현장지휘관에 의해 임무지정을 받을 때까지 현장지휘소에 대기하고 승인 없이 현장지휘소를 이탈 못함

(11) 지휘활동기준 및 지휘형태

인명구조와 대원안전 확보우선

지휘방침(전술)에 따라 일관성을 유지

활동목표를 구체적으로 제시하고 지시사항의 실행을 수시확인

활동목표·실행방법·재난정보 등을 수시로 재평가 실시

지휘업무를 지원할 참모를 두고 상황보고, 명령전달 등에 적극 활용

수령자에게 모든 지시를 확실히 전달하고 전달여부 재확인

소방지휘명령·보고는 소방전술용 약어 또는 호출부호사용

약어 또는 호출부호 이외의 내용은 표준일상어를 간명하게 사용

무선통신을 통한 원격지휘가 원칙이지만 필요하면 현장을 직접 확인하거나 대응활동 참여 가능

음성지시(무선통신)를 원칙으로 하지만 명확히 하거나 보존이 필요한 경우에는 문서나 컴퓨터파일로도 지시 가능

무선통신을 녹음하거나 일지 또는 상황판에 지휘내용을 기록·정리(기록사항–시간·수명자·전달방법·지시내용 등)

임무단위와 대원활동이 상충되거나 중복되지 않도록 함

모든 자원을 공정하게 배분하여 균등하게 부하를 받도록 조성

실패하거나 역량이 부족하거나 피로한 대원·임무단위의 적시 교체·배제

대두되는 난제와 위기를 해결할 수 있는 방안을 제시하거나 해결할 수 있도록 동기부여

비전문적·감정적·즉흥적인 외부인(구경꾼·기자·정치인 등)의 부당한 관여 차단

대외적으로 통제되어야 할 정보와 신속히 전파되어야 할 정보를 명확히 구분·관리

대원들의 불평불만·위험확산 등으로 동요되지 않도록 함

재난의 원인·피해조사는 초기부터 작업

재난의 원인규명이나 범죄수사에 필요한 증거훼손 유의

통제단 지휘위치는 고정지휘가 원칙이지만 필요하면 이동지휘 가능

1) 전진지휘

최일선의 임무중심 지휘방식

즉각적·공격적 활동이 필요하고 지휘권을 이양하는 것이 부적절한 경우에 선착대장이 사용

배연·검색구조·내부수관관리 등과 같은 실제임무를 이행하는 단위지휘관이 사용 가능

2) 이동지휘

지휘관이 재난현장주위를 돌아다니며 지휘

원칙적으로 방면 지휘관만 사용 가능

3) 고정지휘

공식화된 지휘위치에서 단위지휘관을 총괄지휘

고정지휘는 다수의 단위대를 총괄조정하는 기본방식

고정지휘소는 지휘차 또는 현장지휘소

(12) 유관기관 통합지휘절차

도착한 유관기관 연락관은 현장지휘소 연락담당에게 소속기관단체·직책·성명·연락전화번호를 즉시 통보

유관기관 연락관은 무전기를 지급 받은 후 현장지휘소에 상시 대기

현장지휘관(연락담당)은 유관기관 연락관에게 임무를 부여할 때 해당 유관기관 연락관을 현장지휘소에 즉시 소집

현장지휘관(연락담당)은 유관기관으로 임무를 부여할 때 임무종류·임무장소·임무완수시간 등을 지정하고 연락관회의를 통해 분담결정

유관기관 연락관은 현장지휘관(연락담당)으로부터 임무를 지정받아 소속기관·단체 지휘관에게 보고한 후 임무를 수행하고 임무수행결과를 현장지휘관(연락담당)에게 즉시 보고

유관기관 연락관은 현장철수 시에 현장지휘관(연락담당)에게 통보하고 분배받은 무전기 반납 후 철수

재난유형별 긴급구조지원기관은 각각 지휘소를 가동하며 통제단과 상호협조체제유지

(13) 위험구역 진입절차

필요하면 Fire-Line 등 통제구역설정

진입팀과 별도로 긴급대응팀 구성

현장위험요인 숙지(유해물질·폭발·비산·붕괴·열복사 등)

위험요인에 대한 유해성, 제독, 제거방법 정보확인

활동목표와 절차·조치방법·긴급탈출방법·통신방법·교대방법·적용장비결정

개인안전장비 착용상태확인은 대원 간 교차점검, 현장안전담당관, 지휘관 최종점검 순

지휘관(안전담당)의 최종 지시나 승인을 받고 진입

(14) 대원긴급탈출절차

현장지휘관, 안전담당, 단위지휘관은 긴박한 위험이 감지되는 즉시 긴급탈출 지시

무전기·지휘차의 방송장비·재난현장 방송시설·소방차의 싸이렌 등 기준 데시벨의 1.5배 이상의 장비를 사용하여 긴급탈출 지시전파

무전기·지휘차의 방송장비로 음성 '긴급탈출' 5회 반복

싸이렌으로 [5초 싸이렌]-3초 간격-[5초 싸이렌]-3초 간격-[5초 싸이렌]-3초 간격-[5초 싸이렌]-3초 간격-[5초 싸이렌]을 지속 반복

1차 전파 이후 2분 이내 2차 전파, 2차 전파 이후 5분 이내 인원점검

미확인 대원이 있다면 3차 전파와 동시에 추가적인 위험요소를 확인 후 긴급대응팀 투입

(15) 정식 또는 약식 전술검토회의 개최요건

시민이 손상 또는 사망한 사고

활동대원이 심각하게 손상을 입거나 순직한 사고

작전 상 안전관리의 필요성이 심각하게 고려되었던 위험한 사고

다수 출동대의 출동으로 전반적 자원통제가 필요한 사고

유관기관·단체의 지원이 필요한 사고

교훈적 가치가 있는 사건 등 비일상적 사건

(16) 현장전술검토회의 운영절차

주제를 구체화 하고 참석범위·시간·장소를 결정·통보

회의에 필요한 자료와 장소준비

사고일시·장소·원인·피해상황 및 대응상황 등 개요전반

유관기관 간 협력대응 조치상황과 결과분석

피해발생 원인 분석, 피해 감소를 위한 소방활동 전반 문제점

소방활동성과 종합평가, 교훈과 개선과제

(17) 현장전술검토회의 후 조치사항

회의시작선언·회의(토론) 주제설명 후 관련정보제공

참가자 의견과 정보취합

회의결과정리(결정)

회의결과통보

회의결과 이행확인

이행 상 문제점 발굴·시정

추가 회의개최 필요성 판단

8. 지역긴급구조통제단의 단계별 업무

(1) 대비단계

평시 훈련이나 일상적으로 발생하는 소규모 사고는 긴급구조통제단을 운영하지 않고 관할 소방서 긴급구조지휘대가 현장을 지휘한다.

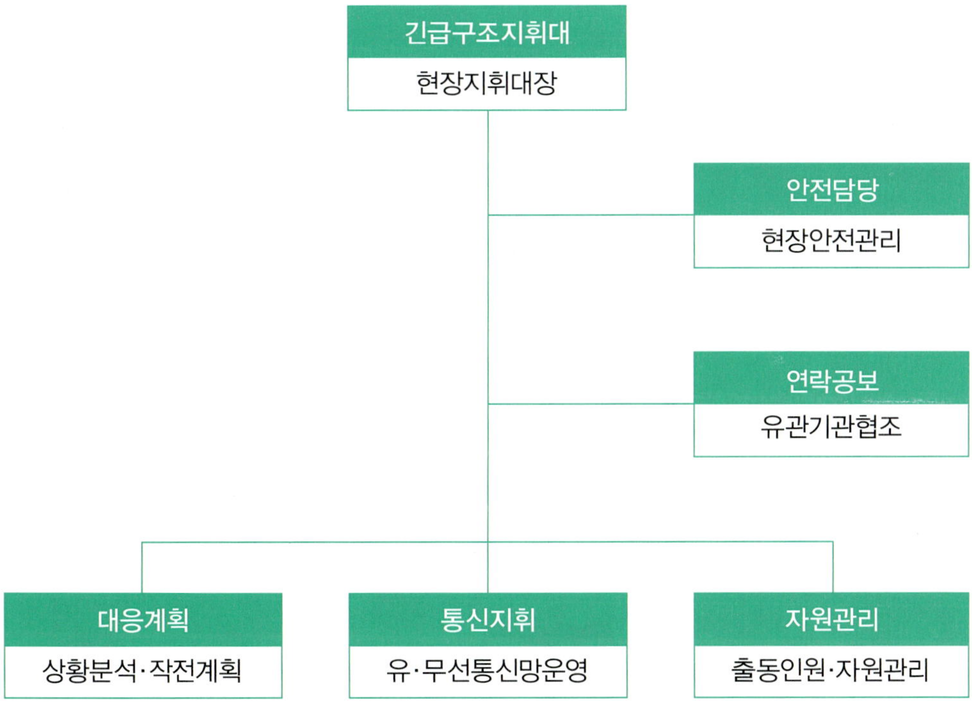

〈그림 9〉 대비단계 체계도

(2) 대응 1단계

1곳의 시군구에서 발생한 재난으로 소방서 1곳의 전체 소방력을 동원하고 지원기관의 자원이 필요한 경우에는 관할 소방서 주관으로 시군구긴급구조통제단을 운영한다.

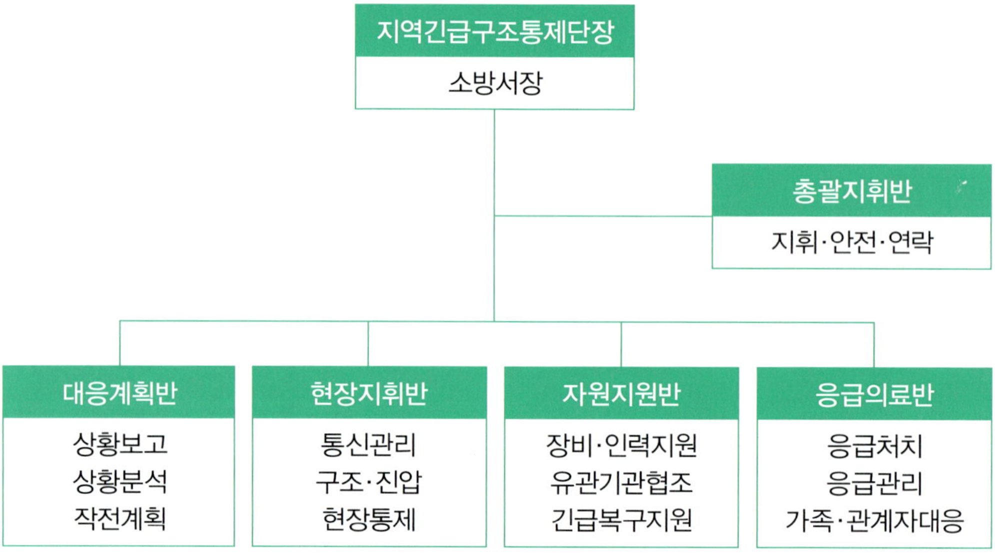

〈그림 10〉 지역긴급구조통제단 대응 1단계 체계도

(3) 대응 2단계

2곳 이상의 시군구에 걸쳐 재난이 발생하였거나 1곳의 시군구에 발생한 재난으로 대응에 장시간이 소요될 것으로 판단되면 소방본부 긴급구조지휘대(현장지휘대) 또는 시도긴급구조통제단을 부분적으로 운영한다.

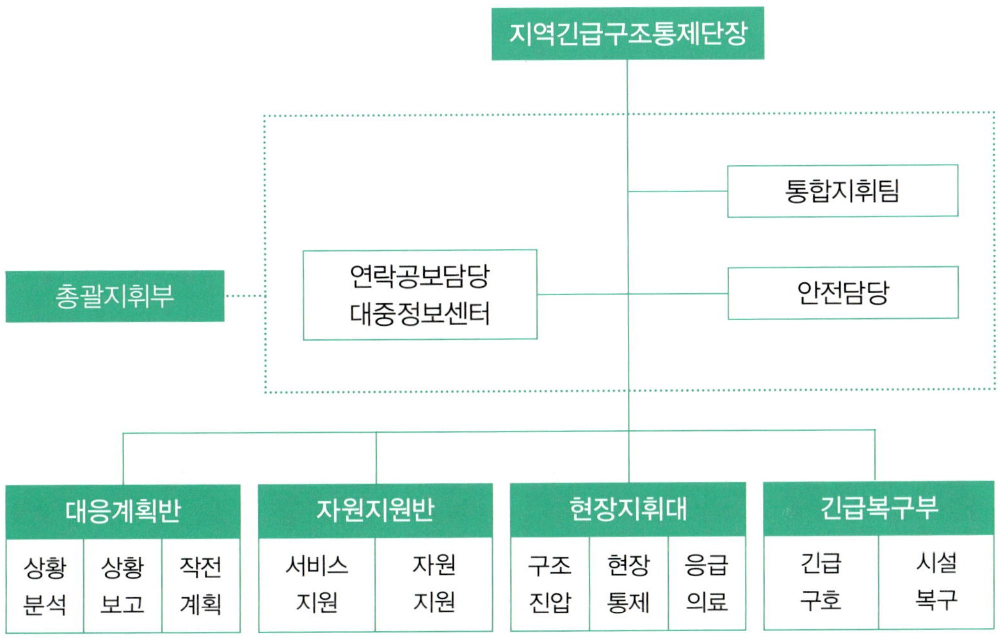

〈그림 11〉 지역긴급구조통제단 대응 2단계 체계도

(4) 대응 3단계

재난의 규모나 성격상 시도 차원의 대응이 필요하면 소방본부 주관으로 시도긴급구조통제단을 전면 운영하고 상황에 따라 중앙긴급구조통제단의 운영을 요청한다.

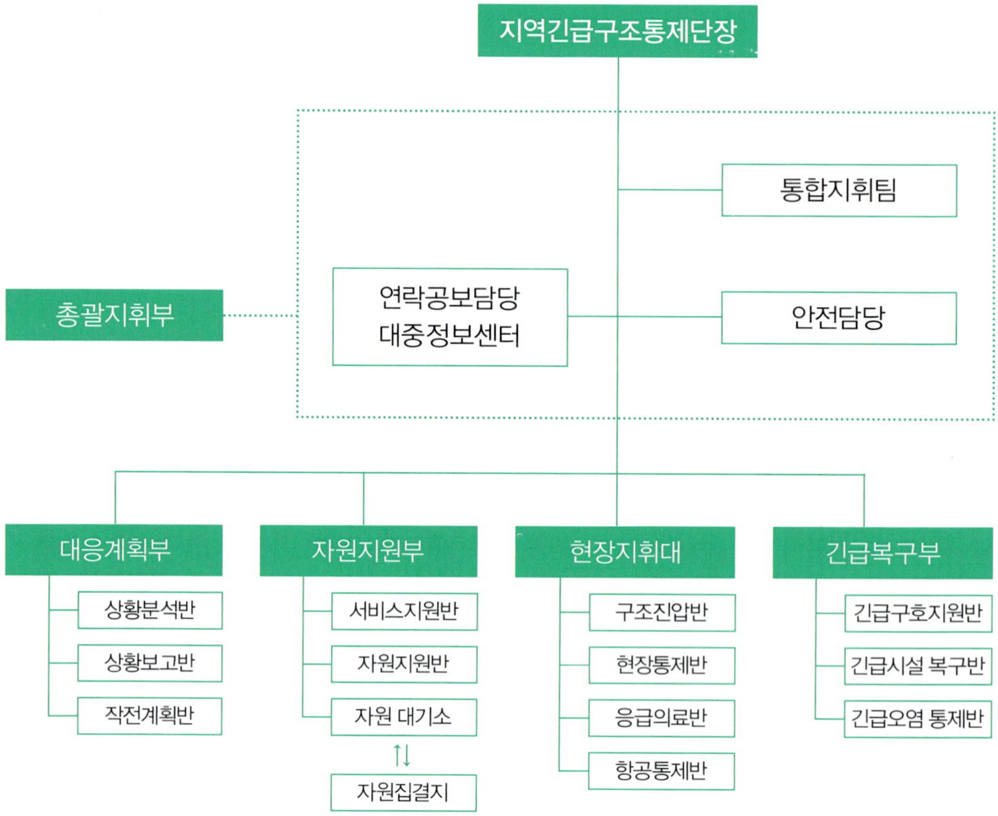

〈그림 12〉 지역긴급구조통제단 대응 3단계 체계도

〈표 20〉 재난규모별 지역긴급구조통제단 운영개념

	중소규모 재난 (소방서 대응)	중대규모 재난	
		본부 대응	광역단위 대응
구분	대응 1단계	대응 2단계	대응 3단계
판단기준	• 1개 시군구에서 발생한 재난 • 1개 소방서 전체 소방력 동원 및 지원기관의 협력이 필요한 재난	• 2개 이상의 시군구에 걸쳐 발생한 재난 • 1개 시군구에서 발생한 재난으로 장시간 대응이 예상되는 경우	• 재난의 규모나 성격상 시도 차원의 대응이 필요하다고 판단되는 재난
긴급구조 통제단	시군구통제단	시군구통제단 및 본부 긴급구조지휘대	시도(소방본부)통제단
통제단장	소방서장	소방서장 (필요하면 본부장)	소방본부장
기타	• 대응단계는 순차적으로 상향 조정하나 긴급 시에는 중간단계를 거치지 않고 상위단계로 즉시 이행 • 공공시설물에서 발생한 사고 또는 초고층·지하층, 기타 특수 환경에서 재난이 발생하여 사회적 물의가 우려되는 경우라면 재난규모에 관계없이 대응단계 발령 및 지휘권 조정 • 지역통제단장 또는 현장지휘관의 판단으로 조직 및 운영규모를 조정하여 유연하게 대응		

〈표 21〉 지역긴급구조통제단 담당자별 임무

담당자	주요임무
안전담당	대원안전관리 및 현장위험요인파악
연락공보	재난상황의 파악·보고·전파·유관기관협조
대응계획	피해상황 및 원인조사·상황분석
통신지휘	상황관리 및 현장통신 운영
자원관리	출동인원·자원관리(인원·장비·용수)

〈표 22〉 지역긴급구조통제단 대응 1단계 부서별 임무

부서		주요임무
총괄지휘반	통합지휘	현장활동상황의 파악, 지역통제관 지시전달
	안전관리	현장정보 수집·위험상황 비상경고, 대원안전교육
	연락공보	언론창구 일원화, 보도자료 제공, 지원기관 연락관 요청
대응계획반	상황보고	재난상황 정보수집, 관계부처 상황보고
	상황분석	재난정보 수집 및 상황파악
	작전계획	기능별 대응계획이행
현장지휘반	통신관리	현장통신망 구성 및 통신활동지원
	구조진압	구조·진압대원 배치, 활동상황확인
	현장통제	통제구역 설정 및 관리자 배치(경찰기관협조)
자원지원반	자원관리	동원자원관리, 현장요청자원의 배분
	복구지원	전기·가스 등 현장활동에 필요한 긴급복구
응급의료반	응급관리	응급의료자원 총괄. 지휘·조정, 가족, 관계자 대응
	응급처치	사상자 분류·현장응급처치·이송

〈표 23〉 지역긴급구조통제단 대응 2단계 부서별 임무

<table>
<tr><th colspan="2">부서</th><th>주요임무</th></tr>
<tr><td colspan="2">지역통제단장</td><td>• 긴급구조활동의 총괄지휘·조정·통제</td></tr>
<tr><td rowspan="3">총 괄
지휘부</td><td>통합지휘반</td><td>• 현장 필요사항의 행정적·물질적 지원
• 지원기관협력, 기관별 임무분담
• 기타 통제단장 활동의 지원</td></tr>
<tr><td>연락공보</td><td>• 대중정보제공 및 언론관리
• 비상경고계획 이행
• 긴급구조활동 영상기록</td></tr>
<tr><td>안전담당</td><td>• 재난현장의 안전진단 및 안전조치
• 대원안전관리(휴식·교대 등)</td></tr>
<tr><td rowspan="3">대 응
계획부</td><td>상황분석반</td><td>• 재난상황정보의 수집·분석
• 대응목표 우선순위 설정</td></tr>
<tr><td>상황보고반</td><td>• 통제단 운영일지·보고서작성
• 시도지사·의회 등 요청자료작성
• VIP방문대응(방문계획 파악·보고자료 준비 등)</td></tr>
<tr><td>작전계획반</td><td>• 현장대응활동계획 수립 및 배포
• 자원관리 및 배분</td></tr>
<tr><td rowspan="2">자 원
지원부</td><td>서비스지원반</td><td>• 제단 운영지원 및 현장지휘소 설치
• 긴급구조자원 수송 지원
• 통신·전기·조명 등 현장활동 필요설비 설치</td></tr>
<tr><td>자원지원반</td><td>• 현장동원자원의 파악·관리
• 자원대기소 운영
• 자원집결지 운영 및 관리
• 항공운항통제</td></tr>
<tr><td rowspan="3">현 장
지휘대</td><td>구조진압반</td><td>• 인명구조·화재진압·위험요인 제거 등 현장활동지휘
• 재난발생원인·피해조사</td></tr>
<tr><td>현장통제반</td><td>• 위험구역의 설정 및 출입통제
• 현장활동 대원의 안전관리</td></tr>
<tr><td>응급의료반</td><td>• 현장응급의료소 운영 및 의료자원의 지휘·조정·통제
• 사상자 현황파악 및 상황보고반에 자료제공</td></tr>
<tr><td rowspan="2">긴 급
복구부</td><td>긴급구호지원반</td><td>• 긴급구호·자원지원활동
• 현장대원급식 및 휴식장소지원
• 이재민·사상자 가족 등 지원</td></tr>
<tr><td>긴급복구반</td><td>• 긴급시설복구·오염통제</td></tr>
</table>

〈표 24〉 지역긴급구조통제단 대응 3단계 부서별 임무

<table>
<tr><th colspan="2">부서</th><th>주요임무</th></tr>
<tr><td colspan="2">지역통제단장</td><td>• 긴급구조활동의 총괄지휘·조정·통제</td></tr>
<tr><td rowspan="3">총 괄
지휘부</td><td>통합지휘팀</td><td>• 현장 필요사항의 행정적·물질적 지원
• 지원기관협력, 기관별 임무분담
• 기타 통제단장 활동의 지원</td></tr>
<tr><td>연락공보담당</td><td>• 대중정보제공 및 언론관리
• 비상경고계획 이행
• 긴급구조활동 영상기록</td></tr>
<tr><td>안전담당</td><td>• 재난현장의 안전진단 및 안전조치
• 대원 안전관리(휴식·교대 등)</td></tr>
<tr><td rowspan="2">자 원
지원부</td><td>서비스지원반</td><td>• 통제단 운영지원 및 현장지휘소 설치
• 긴급구조자원 수송 지원
• 통신·전기·조명 등 현장활동 필요설비 설치</td></tr>
<tr><td>자원지원반</td><td>• 현장동원자원의 파악·관리
• 자원대기소운영
• 자원집결지운영 및 관리</td></tr>
<tr><td rowspan="4">현 장
지휘대</td><td>구조진압반</td><td>• 인명구조·화재진압·위험요인 제거 등 현장활동지휘
• 재난발생원인·피해 조사</td></tr>
<tr><td>현장통제반</td><td>• 위험구역의 설정 및 출입통제
• 현장활동대원의 안전관리</td></tr>
<tr><td>응급의료반</td><td>• 현장응급의료소 운영 및 의료자원의 지휘·조정·통제
• 사상자 현황파악 및 상황보고반에 자료제공</td></tr>
<tr><td>항공통제반</td><td>• 항공대 운항통제·이착륙장관리
• 응급환자 원거리 항공이송통제</td></tr>
<tr><td rowspan="3">긴 급
복구부</td><td>긴급구호지원반</td><td>• 긴급구호 및 자원지원활동
• 현장대원급식 및 휴식장소지원
• 이재민·사상자 가족 등 지원</td></tr>
<tr><td>긴급복구반</td><td>• 긴급시설복구 및 자원지원활동</td></tr>
<tr><td>긴급오염통제반</td><td>• 긴급오염통제 및 자원지원활동</td></tr>
</table>

9. 중앙긴급구조통제단의 단계별 업무

대응 1·2·3단계로 구분된 업무는 다음과 같다.

〈표 25〉 중앙긴급구조통제단 정보수집과 상황판단업무

구분	인원	담당업무	비고
소방 상황실	소방상황관리업무를 담당하는 공무원으로 소방상황실 근무자 3명	• 신속한 재난상황 정보수집 및 상황파악 (시도 소방상황실, 현장상황관리자 등) • 최초 재난발생 상황보고서 작성·보고 • 대형·특수재난 발생(우려) 시 주관부서 (119구조과·방호조사과) 상황전파 • 관련부서 재난상황 등 전파	정보수집 ⇩ 소방 상황실
119 구조과 · 방호 조사과	중앙긴급구조통제단업무를 담당하는 공무원으로 중주관부서 계장급 1명	• 사고상황접수 후, 상황추이 분석판단 (예상되는 재난유형 및 규모파악, 긴급구조 대응자원의 파악·점검) • 상황판단회의 개최 준비(각종 상황자료 작성 등) • 통제단 전반적인 운영준비(상황전파, 보고계통확인, 비상소집 예고 및 비상연락망 점검, 근무조 편성·정비 등)	상황판단 회의 주관부서 ⇩ 119구조과 방호 조사과

(1) 대응 1단계

2곳 이상의 시도에서 재난이 발생할 것으로 예상되거나 1곳의 시도 대응력을 초과하는 재난이 예상되거나 중앙재난안전대책본부에서 비상 2단계를 발령하거나 기타 중앙긴급구조통제단장이 필요하다고 판단한 경우이다.

〈표 26〉 중앙긴급구조통제단 대응 1단계 업무

<table>
<tr><th colspan="2">구분</th><th>조직</th><th>담당업무</th><th>비고</th></tr>
<tr><td colspan="2">부장</td><td>주관부서의 장</td><td>통제단 대응 1단계의 업무총괄</td><td>지휘감독</td></tr>
<tr><td rowspan="3">총괄지휘부</td><td>정보 지원반 (2명)</td><td>통제단 업무를 담당하는 공무원으로 주관부서 소방경 이하 1명, 관련부서 계장급 1명</td><td>• 신속한 재난정보 수집 및 상황파악 (특히, 인·물적 피해현황 수시파악, 긴급구조현황 및 예상상황, 중앙 차원의 필요조치 등)
• 재난주관기관 등 유관부처 대응동향 파악 필요하면 현장상황관리관 파견(2명)</td><td>정보수집
(주관부서)
119구조과
방호조사과
↕
(관련부서)
주관부서를 제외한
기타 부서</td></tr>
<tr><td>상황 보고반 (2명)</td><td>통제단 업무를 담당하는 공무원으로 주관부서 계장급 1명, 관련부서 소방경 이하 1명</td><td>• 청와대·국무총리실·행정자치부 등 관계부처
• 상황보고 및 요구사항에 대한 대응 (재난상황 정보수집·분석, 수시보고, 서식에 의한 각종 기록유지)</td><td>보고서 작성
(주관부서)
119구조과
방호조사과
↕
(관련부서)
주관부서를 제외한
기타 부서</td></tr>
<tr><td>행정 지원반 (1명)</td><td>통제단 업무를 담당하는 공무원으로 관련부서 소방경 이하 1명</td><td>• 통제단 총괄 운영지원
• 보도내용, 신문스크랩 등 분석·보고 및 언론 인터뷰 지원
• 긴급구조지원기관·통제단조직 간 소통채널 유지 및 필요하면 지원요청</td><td></td></tr>
</table>

(2) 대응 2단계

2곳 이상의 시도에서 재난이 발생하거나 1곳의 시도 대응력을 초과하는 재난이거나 중앙재난안전대책본부에서 비상 2단계를 발령하거나 기타 중앙긴급구조통제단장이 필요하다고 판단한 경우이다.

〈표 27〉 중앙긴급구조통제단 대응 2단계 업무

구분		조직	담당업무	비고
총괄지휘부	부장	119구조과장·방호조사과장 중 1명	통제단 대응 2단계의 업무총괄	지휘감독
	상황보고반(2명)	통제단 업무를 담당하는 공무원으로 주관부서 계장급 1명, 관련부서 소방경 이하 1명	• 청와대·국무총리실·행정자치부 등 관계부처 상황보고 및 요구사항에 대한 대응(재난상황 정보수집·분석, 수시보고) • 내방 주요인사에 대한 상황보고(상황보고자료작성 등)	보고서 작성 (주관부서) 119구조과 방호조사과 ↕ (관련부서) 주관부서를 제외한 기타 부서
	정보지원반(2명)	통제단 업무를 담당하는 공무원으로 주관부서 소방경 이하 1명, 관련부서 계징급 1명	• 실시간 재난정보 수집 및 상황파악(특히, 인·물적피해 현황 수시파악) • 주관·관련부서 상황내용 전파 • 지역통제단 연락체계 유지	정보수집 (주관부서) 119구조과 방호조사과 ↕ (관련부서) 주관부서를 제외한 기타 부서
	행정지원반(1명)	통제단 업무를 담당하는 공무원으로 관련부서 소방경 이하 1명	• 통제단 운영요원 비상소집 • 통제단 편성, 운영지원 등 • 긴급구조지원기관·통제단조직 간 소통채널 유지 및 필요하면 비상소집	

〈표 27-1〉 중앙긴급구조통제단 대응 2단계 업무

구분		조직	담당업무	비고
총괄지휘부	부장	주관부서를 제외한 기타부서의 장 1명	통제단 대응계획부 업무총괄	지휘감독
총괄지휘부	계획 지원반 (4명)	당해 재난과 관련된 업무를 담당하는 공무원으로 119구조과·방호조사과·소방제도과 각 1명씩 3명 통제단 업무를 담당하는 공무원으로 관련부서 소방경 이하 1명	• 당해 재난발생의 원인과 대책 수립 및 후속조치이행(재난발생의 원인과 관련된 제도적문제점과 개선대책 등, 긴급구조대응계획, 현장활동표준작전절차(SOP), 통제단 운영매뉴얼 등) • 국회 및 청와대·국무총리실·행정자치부 등 관계부처 건의 • 시도통제단 자원배분 조정등 작전계획 수립·지원(재난의 특성 및 피해규모 등에 따라 인근 시도 등 적정 소방력 지원) • 기능별 긴급구조대응계획(11개) 필요조치 (기능별 조치사항 점검·지휘)	계획수립 (대책부서) ↓ 119구조과 방호조사과 소방제도과 계획지원 (관련부서)
총괄지휘부	연락 공보반 (1명)	소방청 대변인실에 근무하는 소방경의 이하 1명	• 보도내용, 신문스크랩 등 분석 및 보도지원·공보업무 총괄(재난상황별 국민행동요령 홍보, 각종 보도자료 작성·배포(언론대응)) • 재난상황 언론 인터뷰 등 준비·시행	연락공보 (대변인실)
총괄지휘부	자원 지원반 (1명)	통제단 업무를 담당하는 공무원으로 관련부서 소방경 이하 1명	• 긴급구조지원기관의 자원수송지원 • 재난현장의 중앙통제단과 소방청의 종합상황실과의 통신지원 • 정부차원의 재난통신지원 활동 • 소방청 자원관리체계를 통한 시도통제단 자원 요구사항 지원	
총괄지휘부	긴급 복구반 (1명)	통제단 업무를 담당하는 공무원으로 관련부서 소방경 이하 1명	• 정부긴급구호활동 지원, 긴급구조 • 정부긴급시설복구 지원활동 • 시도통제단 긴급시설복구자원의 지휘·조정·통제 • 정부차원의 긴급오염통제 지원활동	

(3) 대응 3단계

2곳 이상의 시도에서 재난이 발생하거나 1곳의 시도 대응력을 초과하는 재난이나 중앙긴급구조통제단장이 필요하다고 판단한 경우이다.

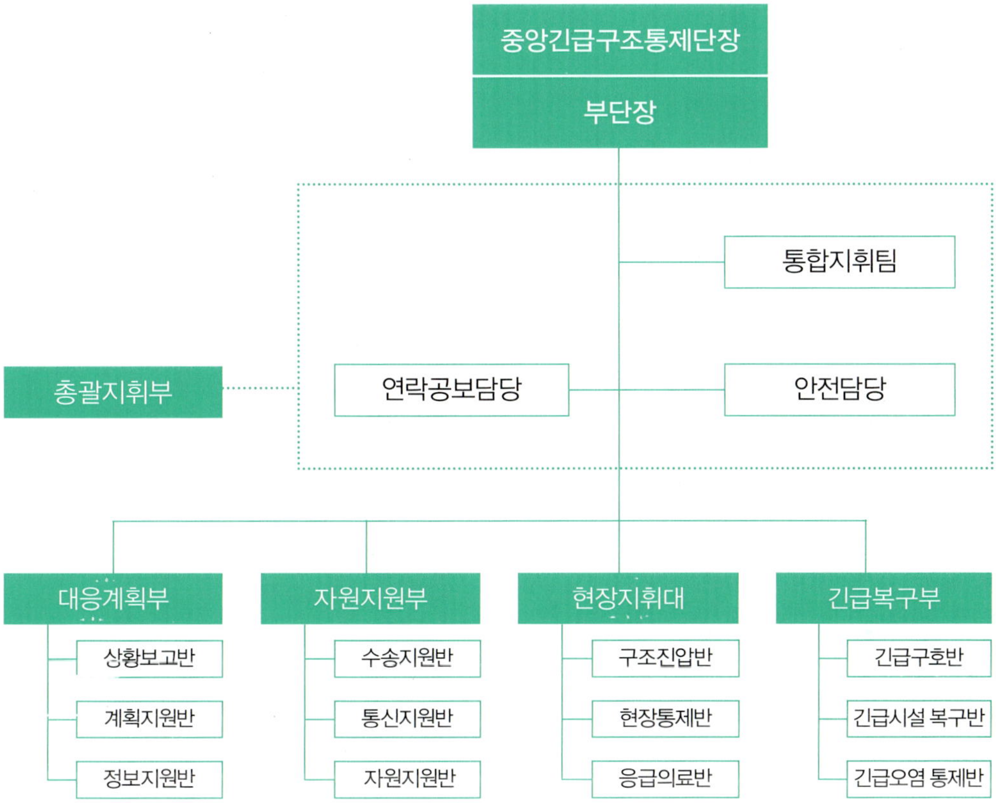

〈그림 13〉 중앙긴급구조통제단 대응 3단계 체계도

〈표 28〉 중앙긴급구조통제단 대응 3단계 업무

분야		담당업무
통제단장(부단장)		• 긴급구조활동의 총괄 지휘·조정·통제 • 정부차원의 긴급구조대응계획의 가동
총괄 지휘부	국방부조정관 (1명)	• 통제단장과 공동으로 국방부의 긴급구조지원활동 조정·통제 • 광범위한 지역에 걸친 재난시 대규모 탐색구조 활동 지원
	연락공보담당 (2명)	• 대중정보계획 가동 • 대중매체 홍보에 관한 사항 • 종합상황실과 공동으로 비상경고계획 가동 • 국회 또는 중앙재난안전대책본부장의 연락·보고에 관한 사항
	비상지원팀 (상황실)	• 통제단 지원기능수행 • 긴급구조대응계획중 기능별 긴급구조대응계획 가동지원 • 각 소속 기관·단체에 분담된 임무연락 및 이행완료 여부 보고
대응 계획부	상황보고반 (3명)	• 재난상황정보를 종합 분석·정리 중앙재난안전대책본부장 등에게 보고
	계획지원반 (4명)	• 시도통제단의 대응계획부의 작전계획 수립지원
	정보지원반 (1명)	• 시도통제단 기술정보 지원
자원 지원부	수송지원반 (1명)	• 긴급구조지원기관의 자원수송지원 • 다른 지역 자원봉사자의 재난현장 집단수송 지원
	통신지원반 (1명)	• 재난현장의 통제단과 소방청의 종합상황실과의 통신지원 • 정부차원의 재난통신지원 활동
	자원지원반 (1명)	• 소방청 자원관리체계를 통한 시도통제단 자원 요구사항 지원
현장 지휘대	구조진압반 (1명)	• 정부차원의 인명구조 및 화재 등 위험진압 지원 • 시도소방본부 및 권역별 긴급구조지휘대 자원의 지휘·조정·통제
	현장통제반 (1명)	• 정부차원의 대규모 대피계획 지원 • 지방 경찰관서 현장통제자원의 지휘·조정·통제
	응급의료반 (1명)	• 정부차원의 응급의료자원 지원활동 • 정부차원의 재난의료체계 가동 • 시도응급의료 자원의 지휘·조정·통제
긴급 복구부	긴급구호반 (1명)	• 정부긴급구호활동 지원 • 긴급구조
	긴급시설 복구반(1명)	• 정부긴급시설복구 지원활동 • 시도통제단 긴급시설복구자원의 지휘·조정·통제
	긴급오염 통제반(1명)	• 정부차원의 긴급오염통제 지원활동 • 시도통제단 긴급오염통제자원의 지휘·조정·통제

정리해보기

- 소재지 통제단과 재난의료지원팀의 현황을 조사해보자.
- 현장응급의료소는 간이 응급의료센터의 역할을 한다. 수용된 적색환자를 가정하여 안정화 응급처치를 작성해보자.
- 시나리오를 만들어 선착대로서 수행한 활동을 재난상황보고서에 작성하고 선임자에게 지휘권을 이양하기 위한 대면보고를 해보자.
- 권역재난의료지원팀을 가정하여 재난의료지원팀 출동명단 작성양식으로 결과보고서를 작성해보자.

Chapter 07

병원재난대응

1. 병원재난의료 관리체계
2. 병원재난대응의 주요소
3. 재난의료지원센터의 지정

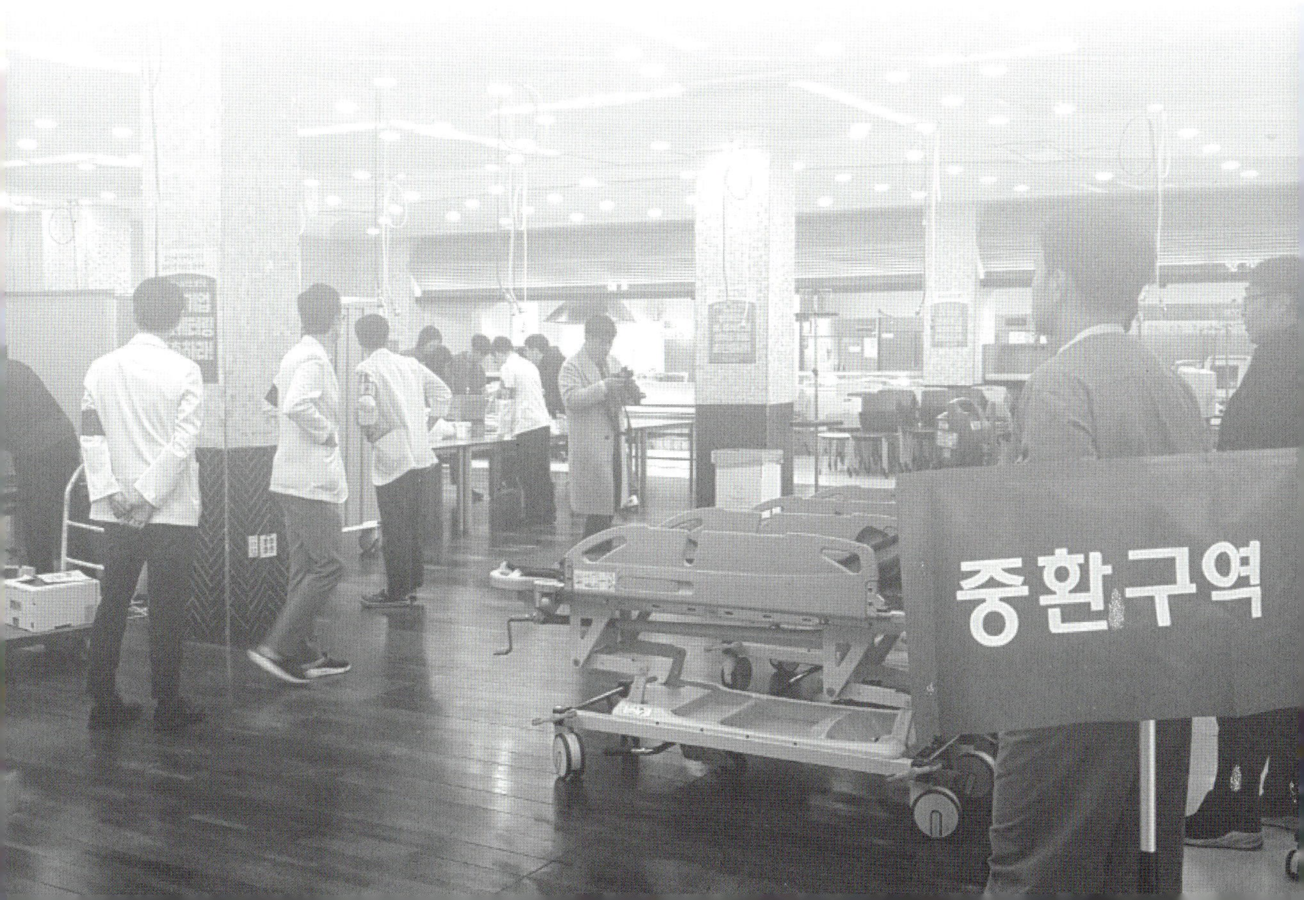

병원재난대응

chapter 7

재난의료관리론

1. 병원재난의료 관리체계

지방자치단체는 관할지역의 환자발생기준을 정하여 그 이상이면 병원단계대응이 시작되도록 한다. 병원단계대응을 위하여 병원별로 통신체계 및 책임자를 상시 배치하고 재난등의 발생 시에 신속하고 지속적인 연락을 위해 담당자와 전용전화를 상시 유지한다. 핫라인은 다수환자 수용 시에도 상시 연결이 가능하도록 부상자 진료업무에서 자유로운 직원이 수신한다. 중앙응급의료센터(재난응급의료상황실)는 평시 매 분기마다, 유사시 수시로 핫라인 가동여부를 확인한다. 병원단계의 대응내용은 다음과 같다.

- 예비병상: 응급실병상·수술실·중환자실·병실 확보 등
- 예비인력: 응급의료센터·수술실·병실 등 추가인력 확보 등
- 예비시설: 해당 병상을 초과할 경우에 대안으로 수립할 수 있는 예비시설 등으로 구성됨. 해당 보건당국은 응급의료제공, 수술 및 입원치료제공을 위한 병원단계대응 사전계획을 수립하고 있어야 하며 병원별 예비병상 및 예비시설의 환자수용능력을 항상 파악하고 있어야 함

의료기관은 규모에 적합한 외부재난 대응계획을 수립·운용해야 하며 계획에는 아래의 사항을 반드시 포함해야 한다.

- 비상연락망유지와 비상소집체계
- 여유병상·장비 및 시설의 확보
- 수용 가능환자의 유형과 수
- 수용 불가환자의 전원방법
- 환자수용·처리상태 보고선(핫라인)의 지속운용

2. 병원재난대응의 주요소

외부재난 대응계획의 세부사항은 병원대응의 아래 요소를 참고하여 작성하되 의료기관 규모에 따라 탄력적으로 작성한다.

- 지휘와 통제(command and control)
- 의사소통(communication)
- 안전과 보안(safety and security)
- 중증도 분류(triage)
- 급증환자 대응능력(surge capacity)
- 주요 서비스의 지속적 제공(continuity of essential services)
- 인력(human resources)
- 지원과 공급관리(logistics and supply management)
- 복구(post-disaster recovery)

(1) 지휘와 통제

재난등이 발생하면 인사·물류·계약 등의 평시업무를 대신 할 수 있는 대책본부를 두며 대책본부장은 의료기관의 모든 부서에 대한 지휘 권한을 가져야 한다. 대책본부장은 재난의 규모에 따라 응급의료책임자·진료부서책임자 또는 의료기관 전체책임자가 할 수 있다. 평시 운영을 위한 규정과 규칙에서 벗어나 신속한 의사결정과 집행을 위해 대책본부의 구성과 권한은 의료기관의 상위규정에 명시되어야 한다.

대책본부는 평시에 소위원회로 운영할 수 있으며 재난준비 소위원회는 재난대응을 위한 인력·장비·장소·내외부 유관기관 연락망을 구성하는 매뉴얼을 정비하며 상황에 맞도록 매년 이를 보완한다. 재난 매뉴얼은 의료기관의 응급실·중환자실·병실·외래·검사실·행정부서에 한 부씩 비치하여 재난이 발생하면 곧바로 활용할 수 있도록 한다. 재난이 발생하면 대책본부를 확대운영하며 기본적으로 기획·지원(물류)·진료·행정업무를 총괄할 수 있어야 한다.

지역의 병원과 응급의료체계의 의료진·응급구조팀은 긴밀한 협조체제를 유지한다. 재난현장에서의 응급처치는 응급구조사 등의 구조팀이 효율적으로 업무를 수행할 수 있으므로 응급의료진의 현장출동은 최소의 인원만 참여하는 것이 좋다. 병원의료진은 현장에 익숙하지 않고 의료장비를 충분히 가동할 수 없는 현장 활동은 제한적이다. 병원의 많은 의료진이 현장에 투입되면 현장지휘에 혼선이 생기고 병원으로 이송되는 환자에 대한 처치가 불충분해질 가능성이 있다. 응급의료진은 응급구조사가 결정할 수 없는 상황에 대한 의료지도·구조에 상당한 시간이 소요되는 환자에 대한 현장처치, 집중처치가 필요한 환자에 대한 전문처치, 호흡유지나 순환유지에 필요한 간단한 수술, 의료기관과 연락업무 등을 수행하는 것이 바람직하다.

재난발생연락을 받은 병원의 응급의료진은 재난규모·환자수·손상정도·손상양상·재난지역 의료기관현황을 즉시 종합하여 자체적인 비상계획을 가동한다. 환자수가 적은 경우에는 모든 환자가 병원으로 직접 이송되기 때문에 응급의료진이 현장에 출동할 필요는 없다.

(2) 외부 의사소통

시민·매체·공공기관과 의사소통을 담당하는 대변인을 지정하고 기자실은 대기실·분류구역·진료구역·재난대책상황실 등과 떨어진 별도의 장소에 마련한다. 직원·시민·매체·공공기관으로 나가는 모든 정보는 재난대책상황실의 검토를 거쳐야 한다. 정부·지방자치단체·공공기관·인근 병원·소방서 등에 적시에 적절한 정보를 보고할 수 있도록 핫라인 체계를 마련하고 재난응급의료상황실에 여유병상·사상자 내원현황 등을 실시간으로 제공할 수 있도록 노력한다. 보건소·소방상황실·경찰 등 공공기관에는 해당 법률에 따라 환자개인정보(이름, 성별, 연령, 손상정도 등)의 제공이 가능하다. 통신수단(위성전화·무선통신·유선전화·인터넷·페이저·무전기 등)은 1차와 백업 수단이 모두 사용 가능하도록 한다. 홈페이지와 콜센터는 원내현황과 계획을 숙지하고 이용자에게 고지한다.

(3) 내부 의사소통

우선순위(입원·퇴원·중증도 분류·감염차단·통제방법)에 대한 결정들을 모든 관련 직원들에게 전달한다. 전달자는 전달하고자 하는 정보·방침이 일선 직원까지 제대로 전달되는지 확인하며 일반적인 의사소통수단 보다 신속하고 정확한 수단을 마련한다.

(4) 안전과 보안

중증도 분류구역·출입구·주차장 등 환자 유입구역은 조기에 통제를 시작하며 직원·환자·방문자를 구별할 수 있는 수단을 사용한다. 특수재난(화학·생물학·방사선 재난)에서는 접촉구역·접촉인력을 구분하고 동선을 분리한다.

(5) 중증도 분류

숙련된 분류관이 시행할 수 있도록 하고 환자분류구역은 응급실·수술실·중환자실과 같은 인력·물자·시설이 갖춰진 인근에 설치하여 자원을 아낀다. 중증도 분류 결과를 잘 알아볼 수 있도록 적절한 중증도 분류표를 사용한다.

(6) 급증환자 대응

병원의 모든 자원을 고려하여 최대진료능력을 추산하고 병원의 입원실을 확장하는 수단을 강구한다. 환자가 넘칠 경우에는 강당·로비를 진료공간으로 마련하고 비응급환자의 진료를 위해 대체진료구역(외래·귀가 등)을 설정하여 병원의 진료능력을 증가시킨다. 인근 호텔, 학교, 체육관 등의 시설을 진료구역으로 변환시킬 수도 있다. 검사는 최소로 하며(X-ray는 C-spine, Chest AP·PA, Pelvis AP 시행, CT는 Brain non-contrast, Chest·Abdomen·Pelvis contrast, Spine series 시행 등) 투약 및 처치도 최소로 한다.(생명유지 처치우선·기도삽관·수분공급·수혈 등)

내원환자가 병원의 수용능력을 초과하면 신속한 의사결정을 통해 전원을 시킨다. 이 사실을 재난응급의료상황실에 알려 현장이송을 조정할 수 있도록 하고 환자이송에 필요한 이송수단과 자원의 가용성을 파악한다. 임시영안소로 사용 가능한 구역을 구성하고 사체낭을 충분히 공급한다.

(7) 주요 서비스의 지속적 제공

식수, 식량, 전기, 산소 등의 공급이 적절히 이루어질 수 있도록 하고 의료폐기물, 쓰레기 등의 수집과 폐기가 지속될 수 있도록 한다. 중환자와 취약집단(어린이·노인·장애인 등)을 위한 서비스가 지속되는데 필요한 자원을 파악한다.

(8) 인력확보

비상연락망을 주기적으로 갱신하여 직원의 소재를 모니터링하고 실습학생·자원봉사자 등의 추가 인력을 훈련하고 모집할 수 있어야 한다. 이 때 이들의 보험·임시면허증 등의 문제를 해결한다. 직원 본인이 아프거나 가족이 다친 이유로 병원 직원이 가족에게 가야 하는 경우에 해당 직원을 병원재난대응에서 배제한다. 직원들에게 식수·식량·생활공간을 제공할 수 있도록 계획을 수립한다.

(9) 지원과 공급관리

장비·물품·약품의 부족을 즉시 알 수 있는 체계를 수립하고 주요 물자와 약품의 소비 가능성이 높은 재난 시나리오를 적용하여 예측한다. 주요 물자와 약품의 꾸준한 공급을 위해 지역사회의 공급자·국가기관·공공기관들과 협의한다. 물자비축을 위해 공간을 마련하며 냉장보관약품을 안전하게 보관한다.

(10) 복구

결과보고서를 작성하고 24~72시간 내에 디브리핑을 시행할 수 있도록 진행하며 병원재고를 평가하는 팀을 조직하여 장비 등의 상태 등을 점검한다.

〈표 29〉 병원인력의 배치기준

	긴급환자	응급환자	비응급환자
환자비율(전체환자)	15~25%	25~35%	50%
의사인력(환자 : 의사)	1 : 2	3 : 1	10 : 1
간호사인력(환자 : 간호사)	1 : 2	3 : 2	5 : 1
행정인력(환자 : 행정)	1 : 1	3 : 1	5 : 1

3. 재난의료지원센터의 지정

병원단계대응을 위해서는 지역별 거점병원을 재난의료지원센터로 지정하고 병원단계대응을 수행할 수 있는 역할을 부여하고 지원한다. 현장의료지원체계와 연계하여 시군구의료지원센터·시도재난의료지원센터·국가재난의료지원센터를 지정한다.

〈표 30〉 재난의료지원센터

	시군구 재난의료지원센터	시도 재난의료지원센터	국가 재난의료지원센터
인구규모	15~20만명	100만명	1000만명
역할	시군구 재난의료지원팀 시설장비 운영	시도 재난의료지원팀 시설장비 운영	국가 재난의료지원팀 시설장비운영
예비병상 및 예비시설	예비병상 10병상 예비시설 20병상	예비병상 50병상 예비시설 100병상	예비병상 200병상 예비시설 500병상
예비시설은 예비병상을 초과하는 환자 발생 시 활용할 수 있도록 병원시설을 사전에 준비하는 것으로 주차장·식장·복도나 로비·회복실 등을 병상화할 수 있도록 산소·전기·흡인시설을 설치하여 두는 것임			

정리해보기

- 병원인력의 배치기준에 따라 200명의 다수 사상자 병원 대응을 위한 3교대 인원을 계산해보자.
- 소재지 각급 응급의료기관과 재난의료지원센터의 현황을 조사해보자.
- 시나리오를 만들어 병원의 재난대응을 병원재난대응의 주요소에 적용하여 작성해보자.

Chapter 08

특수재난 의료관리

1. 태풍
2. 대형화재
3. 화학재난
4. 생물테러
5. 방사능사고

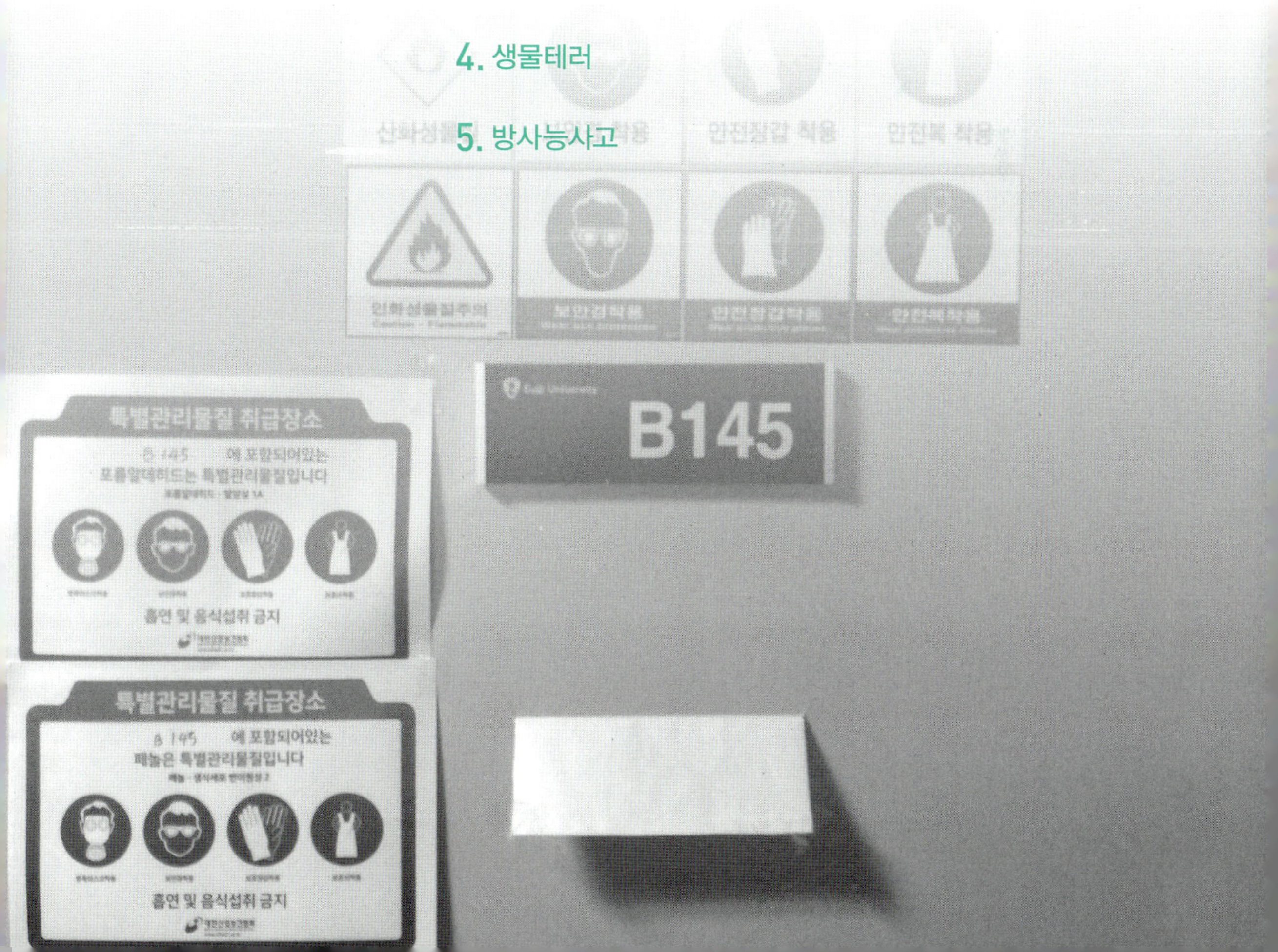

특수재난 의료관리

chapter 8

재난의료관리론

1. 태풍

태풍의 내습 및 호우로 대규모 피해 발생이 예상되는 사태에는 보건복지부 및 관련기관이 대응을 한다. 위기의 형태로는 강풍·풍랑·해일·호우로 인한 해안침식·홍수·산사태 등의 피해와 수인성 감염병의 발생이 있다. 태풍·호우재난 위기경보는 상황에 따라 순차에 관계없이 전국적 또는 지역적으로 발령 가능하다. 발령기준은 재난에 대한 경보발령을 위한 기준 제시이며 실제 경보발령은 상황의 전개속도·파급효과 등을 감안하여 상황판단회의(자체위기평가회의)에서 결정한다.

〈표 31〉 태풍·호우 예보 기준

구분		내용
위기경보수준		• 관심(Blue): 우리나라에 영향을 미칠 가능성이 있는 태풍·호우가 발생한 상태 • 주의(Yellow): 징후활동이 비교적 활발하고 국가위기로 발전될 수 있는 일정 수준의 경향성이 나타나는 상태 • 경계(Orange): 징후활동이 활발하고 국가위기로 발전될 수 있는 가능성이 높은 상태 • 심각(Red): 징후활동이 매우 활발하고 전개속도, 파급효과 등이 심각한 수준으로서 위기발생이 확실한 상태
기상특보	태풍주의보	• 열대저기압 중심부의 최대풍속이 17m/s 이상으로 발달한 경우
	태풍경보	• 태풍으로 인하여 다음 중 어느 하나에 해당하는 경우 • 강풍(또는 풍랑) 경보 기준에 도달할 것으로 예상될 때 • 폭풍해일 경보 기준에 도달할 것으로 예상될 때
	호우주의보	• 호우가 예상될 때(강우량 6시간 70mm 이상, 12시간 110mm 이상)
	호우경보	• 호우가 예상될 때(강우량 6시간 110mm 이상, 12시간 180mm 이상)

〈표 32〉 기상청 기상특보 기준

종류	주의보	경보
강풍	• 육상에서 풍속 14m/s 이상 또는 순간풍속 20m/s 이상 예상. 다만, 산지는 풍속 17m/s 이상 또는 순간 풍속 25m/s 이상 예상	• 육상에서 풍속 21m/s 이상 또는 순간풍속 26m/s 이상 예상. 다만, 산지는 풍속 24m/s 이상 또는 순간풍속 30m/s 이상 예상
풍랑	• 해상에서 풍속 14m/s 이상이 3시간 이상 지속되거나 유의파고가 3m 이상 예상	• 해상에서 풍속 21m/s 이상이 3시간 이상 지속되거나 유의파고가 5m 이상 예상
폭풍해일	• 천문조, 폭풍, 저기압 등의 복합적인 영향으로 해수면이 상승하여 발효기준값 이상 예상 다만, 발효기준값은 지역별로 별도지정	• 천문조, 폭풍, 저기압 등의 복합적인 영향으로 해수면이 상승하여 발효기준값 이상 예상 다만, 발효기준값은 지역별로 별도지정
지진해일	• 한반도해역(21N-45N, 110E-145E) 등에서 규모 7.0 이상의 해저지진이 발생하여 우리나라 해안가에 해일파고 0.5~1.0m 미만의 지진해일 내습이 예상	• 한반도해역(21N-45N, 110E-145E) 등에서 규모 7.0 이상의 해저지진이 발생하여 우리나라 해안가에 해일파고 1.0m 이상의 지진해일 내습이 예상
한파	• 10~4월에 다음 중 하나에 해당하는 경우 ① 아침 최저기온이 전날보다 10℃ 이상 하강하여 3℃ 이하이고 평년값보다 3℃가 낮을 것으로 예상 ② 아침 최저기온이 -12℃ 이하가 2일 이상 지속될 것 예상 ③ 급격한 저온현상으로 중대한 피해 예상	• 10~4월에 다음 중 하나에 해당하는 경우 ① 아침 최저기온이 전날보다 15℃ 이상 하강하여 3℃ 이하이고 평년값보다 3℃가 낮을 것으로 예상 ② 아침 최저기온이 -15℃ 이하가 2일 이상 지속될 것 예상 ③ 급격한 저온현상으로 광범위한 지역에서 중대한 피해 예상
대설	• 24시간 신적설이 5cm 이상 예상될 때	• 24시간 신적설이 20cm 이상 예상될 때 다만, 산지는 24시간 신적설이 30cm 이상 예상
건조	• 실효습도(0~4일 상대습도합) 35% 이하가 2일 이상 계속될 것 예상	• 실효습도(0~4일 상대습도합) 25% 이하가 2일 이상 계속될 것 예상
황사	• 황사로 인해 1시간 평균 미세먼지(PM10: -10㎛) 농도 400㎍/m^3 이상 2시간 이상 지속될 것으로 예상 *초미세먼지(PM 2.5: -2.5㎛), 극초미세먼지(PM 1.0: -1.0㎛)	• 황사로 인해 1시간 평균 미세먼지(PM10) 농도 800㎍/m^3 이상 2시간 이상 지속될 것으로 예상
폭염	• 일 최고기온이 33℃ 이상인 상태가 2일 이상 지속될 것으로 예상	• 일 최고기온이 35℃ 이상인 상태가 2일 이상 지속될 것으로 예상

(1) 위기경보의 절차

초기대응반·위기대응반·중앙사고수습본부(중수본)책임자는 소관분야 재난징후를 포착하거나 재난발생이 예상되는 경우 또는 행정안전부로부터 위기경보 발령 요청이 있을 경우에는 그 위협 또는 위험수준을 평가하기 위해 관련 실·국·과장이 참석하는 상황판단회의(자체위기평가회의)를 개최한다. 긴급 시에는 SNS 또는 유·무선통신으로 개최할 수 있다.

상황판단회의 구성은 기획조정실장·보건의료정책실장·사회복지정책실장·인구정책실장·정책기획관·비상안전기획관·보건의료정책관·공공보건정책관·보건산업정책국장·장애인정책국장·아동정책관·보육정책관·노인정책관·건강정책국장·사회서비스정책관·복지정책관·건강보험정책관·연금정책국장 등과 대변인이다. 책임자 부재 등 긴급한 경우에는 참석자 중 직제순에 따라 최고 선임자가 회의를 주재하고 야간·공휴일 등 업무시간 외의 시간에 사고가 발생하여 회의를 소집할 수 없을 경우에는 상황판단회의를 거치지 않고 유선으로 간략히 협의 후 위기경보를 발령한다. 위기경보 발령권자는 보건복지부 장관 등이다.

위기평가는 상황의 심각성·시급성·확대 가능성·전개속도·지속기간·파급효과·국내외 여론·정부대응능력 등을 고려하여 평가한다. 초기대응반장(기획조정실 재난안전 TF팀장)·위기대응반장(기획조정실장 등)·중수본부장(보건복지부장관 등)은 상황판단회의의 결과에 따라 위기경보를 발령하고 행정안전부·청와대국가안보실·소속기관 및 유관기관 등에 전파한다. 범정부적 차원의 평가와 조치가 요구되는 심각수준의 경보발령과 해제 또는 위기경보 수준을 조정할 경우에는 행정안전부와 사전협의를 실시한다. 그러나 신속한 대응이 필요한 위급상황의 경우에는 우선 경보발령 조치 후, 행정안전부·국가안보실 등 유관기관에 즉시 보고(통보)한다.

중수본부장은 위기단계 임무와 역할의 규정에도 불구하고 상황판단회의를 통해 중수본 운영을 탄력적으로 할 수 있으며 관련법에 따라 중앙재난안전대책본부장이 상황판단회의를 거쳐 재난관리에 필요하다고 판단될 경우에 중앙재난안전대책본부를 설치할 수 있다. 중앙재난안전대책본부장은 필요하면 해당 재난관리주관기관의 장에게 중수본 구성·운영을 권고할 수 있다.

(2) 위기경보 발령에 따른 조치

태풍·호우발생 상황파악은 기상청 등에서 제공하는 기상정보를 통해 상황을 파악하며 위성영상·각종 수치자료 등을 바탕으로 태풍진로·호우진행 상황을 주시한다. 상황보고 및 대응준비는 기획조정실에서 행정안전부 및 기상청 등으로부터 수집한 정보와 행정안전부에서 발령하는 위기경보에 대한 상황보고를 통해 진행한다.

- 위기경보 발령상황 접수, 전파 및 조치사항의 지시
- 위기경보 발령상황을 접수, 소속기관·단체에 전파
- 전자결재 공문 및 유니모 공지사항으로 발령사항전파
- 위기경보 발령수준에 따라 적절한 재난대비 조치지시
- 위기경보 수준에 따른 조치계획전파(경보수준별)

위기경보 수준에 따른 대응 준비는 다음과 같다.

- **관심단계:** 초기대응반 운영(반장: 기획조정실 재난안전 TF)
  필요하면 초기대응반 확대 운영
  필요하면 중앙사고수습본부 설치검토
- **주의단계:** 초기대응반 확대 운영
  필요하면 위기대응반 운영
  필요하면 중앙사고수습본부 설치검토
- **경계단계:** 위기대응반 운영(반장: 기획조정실 재난안전 TF)
  필요하면 중앙사고수습본보 설치검토
  위기대응반은 중앙사고수습본부 운영이전까지만 운영
- **심각단계:** 중앙사고수습본부(본부장: 장관) 운영

〈표 33〉 위기경보 수준

구분	판단기준	구성 · 활동
관심 (Blue)	• 태풍빈발시기 • 우리나라에 영향을 끼칠 가능성이 있는 태풍의 발생 • 호우빈발시기	• 징후감시활동 • 초기대응반 구성·운영 • 근무인원: 2명(반장: 기획조정실 재난안전 TF) • 필요하면 중앙사고수습본부 설치검토
주의 (Yellow)	• 태풍예비특보 또는 태풍주의보가 발령되고 태풍에 의한 대규모 재난이 발생할 가능성이 나타날 때 • 호우예비특보 또는 호우주의보가 발령되고 호우에 의한 대규모 재난이 발생할 가능성이 나타날 때	• 협조체제가동 • 초기대응반 확대 운영 • 필요하면 중앙사고수습본부 설치검토
경계 (Orange)	• 태풍경보가 발령되고 태풍에 의한 대규모 재난 발생할 가능성 농후할 때 • 호우경보가 발령되고 호우에 의한 대규모 재난 발생할 가능성 농후할 때	• 대비계획점검 • 필요하면 중앙사고수습본부 설치검토 • 위기대응반 설치·운용 (반장: 기획조정실장) *중앙사고수습본부 운영 이전까지만 운영
심각 (Red)	• 태풍경보가 발령되고 태풍에 의한 대규모 재난 발생할 가능성 확실할 때 • 호우경보가 발령되고 호우에 의한 대규모 재난 발생할 가능성 확실할 때	• 즉각 대응태세돌입 • 중앙사고수습본부설치·운용 • 근무인원: 21명(본부장: 장관) *재난사태선포

(3) 위기대응지침

풍수해(태풍·호우·대설) 재난발생 시에 위기대응실무매뉴얼 자동실행

신속한 상황전파 및 태풍진행 상황주시

질병관리청·국립병원·각 지역검역소·국립중앙의료원·대한적십자사 등이 위기경보 발령 사항 전파기관

풍수해 위기경보 발령에 따른 신속한 사전대응 조치시행

소속기관·단체 및 사회복지시설에 대한 피해예방 대책추진

비상연락망 확인 및 산하 소속기관·단체 비상연락망가동

의약품·혈액·방역약품 등 확보조치

신속한 위기대응조치

위기상황 전파 및 긴급대응조치로 피해 최소화

응급의료기관 병실확보 등 사전대비

대응조직 구성, 위기상황 신속대응

피해상황 파악 및 응급의료 지원활동전개

(4) 위기판단의 고려요소

1) 태풍

태풍의 진로·중심기압·크기·강도·동반풍속·강수량

태풍의 직·간접적인 영향권 등

태풍의 영향권에 위치한 사회복지시설, 소속기관·단체 안전도

2) 호우

호우의 강우강도, 강수지역의 분포, 국지·게릴라성 호우

호우피해 예상지역의 여건·확대 가능성·파급효과

호우피해 예상지역의 사회복지시설·소속기관·단체 안전도 등

(5) 위기관리 업무수행체계

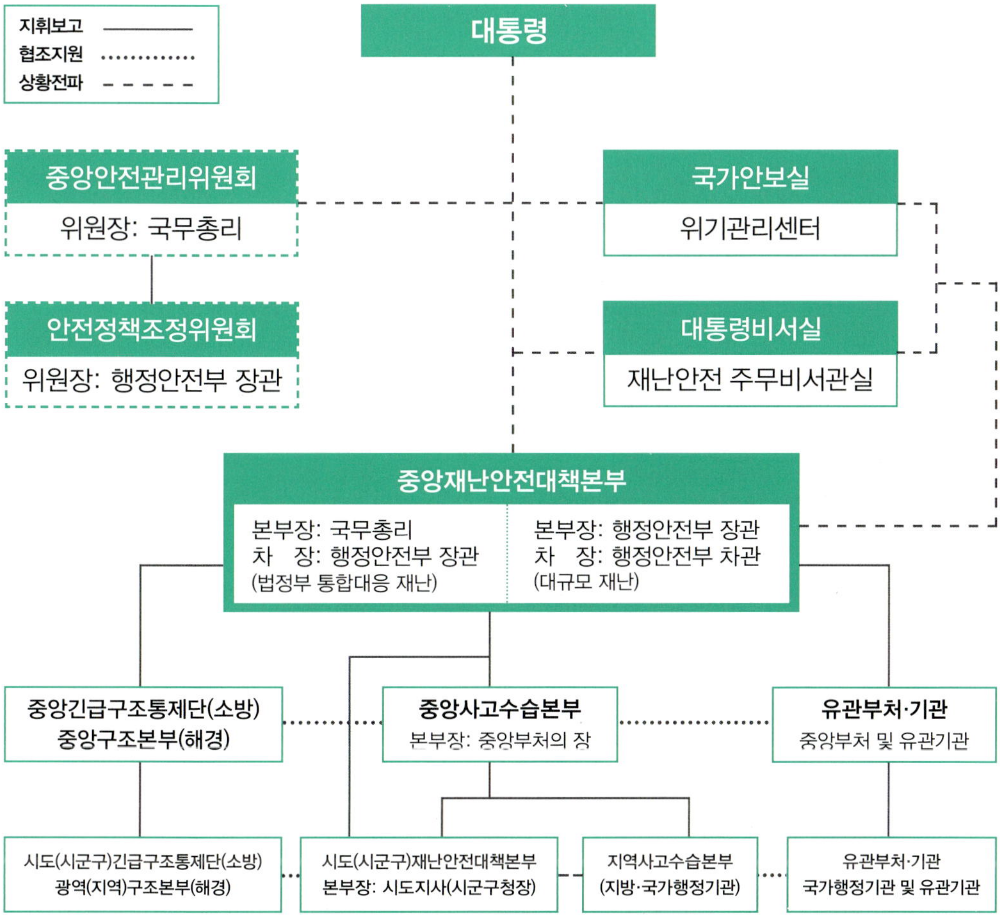

〈그림 14〉 위기관리 종합체계도

〈표 34〉 위기관리기구 및 임무

구분	임무 및 역할
국가안보실 (위기관리센터장)	• 재난분야 위기에 관한 초기 상황을 파악, 보고 및 전파
중앙안전관리 위원회 (국무총리)	• 재난관리에 있어 국가차원의 중요정책 조정·심의
대통령비서실 (재난안전 주무비서관)	• 재난상황 종합평가, 초기·전략대응반 운영 • 대통령 지시사항 확인, 분야별 정책·전략적 대응 및 홍보방향 제시 • 국민안정대책 등 총괄·조정
중앙재난안전 대책본부 (행정안전부장관 등)	• 대규모 재난의 예방·대비·대응·복구 등에 관한 사항의 총괄·조정 • 관계 재난관리책임기관의 장에게 행정 및 재정상의 조치, 소속 직원의 파견, 그밖에 필요한 지원 요청 • 재난예방 및 응급대책 등 재난대비계획수립 • 재난분야 재난징후목록 및 상황정보 종합·관리 • 재난사태 및 특별재난지역선포검토·건의 • 재난현장대응활동 종합 및 조정 • 상황판단회의(자체위기평가회의)를 통해 중앙재난안전대책 본부설치 • 관련법에 따라 중앙재난안전대책본부장이 상황판단회의를 거쳐 재난관리에 필요하다고 판단될 경우 중앙재난안전대책본부를 설치할 수 있음 • 중앙재난안전대책본부장은 필요하면 재난관리주관기관의 장에게 중앙사고수습본부 구성·운영을 권고할 수 있음 • 주관기관 요청 시 중앙재난안전대책본부 가동 및 중앙수습 지원단 파견조치 등
지역재난안전 대책본부 (지방자치단체장)	• 지역재난상황 총괄 및 사고수습체계구축 • 재난현장총괄·조정 및 지원을 위한 재난현장통합지원본부 설치·운영 • 지역 내 재난관리책임기관과의 장에게 행·재정상의 조치 및 업무협조요청 • 생활안정지원, 응급복구, 의료·교통, 물자지원 등 • 지역사고수습본부와의 원활한 협조체제유지 등

초동조치는 태풍 및 호우주의보 또는 경보가 발령되거나 이와 유사한 상황이 예상될 때 최초로 상황을 접수한 당직실 또는 기획조정실에서 피해 확산을 방지하는 예방절차이다. 대응조치는 태풍 및 호우경보가 발령되어 지역 또는 전국적으로 태풍 및 호우피해가 예상되거나 경미한 피해가 발생하고 있을 때 대규모 피해를 방지하기 위해 중앙사고수습본부가 설치되어 적극적으로 풍수해 피해에 대응하는 절차이다. 처리단계는 사고현장상황을 수습하고 피해확산방지를 위해 임시조치를 취하는 절차이다. 사후처리단계는 피해에 대한 연속적인 복구를 실시하는 절차이다.

〈표 35〉 단계별 대응조치계획

구분		임무 및 역할
대응 단계	초동조치	• 상황파악 및 전파, 적기수습을 위한 신속보고 • 필요하면 필수 상황조치 요원소집(초기대응반) • 유관기관과의 역할분담 등 유기적인 협조·지원
	대응조치	• 중앙사고수습본부 설치·운영 • 중앙재난안전대책본부 설치·운영 시 연락관 파견(사무관 또는 주무관 1명) • 산하 재난안전관리기관 지휘·감독 • 사고수습본부 각 기능반별 임무수행
처리단계		• 재난사고 현장상황 수습·처리 • 필요하면 재난사고 현장에 재난합동조사반 구성운영 • 관련시설 담당 주무과장을 반장으로 임명 2~3명으로 구성 • 응급의료지원, 감염병 발생감시 및 역학조사 • 소속기관 및 사회복지시설의 시설물에 대한 복구계획수립 • 자원봉사실시
사후 처리단계		• 재난피해별 복구예산반영·배정·집행 • 재난선포지역에 대해 건강보험 및 국민연금 경감조치

(6) 기관별·부서별 임무 및 역할

1) 보건복지부

태풍·호우경보 접수 및 전파

위기수준(단계)별 위기대책반 편성·운영(초기대응반·위기대응반·중앙사고수습본부)

소속기관·단체에 태풍·호우대비 예방점검 및 지원계획 점검지시

시설물 안전점검

응급의료지원계획

방역·역학조사 등

유관기관 간 업무협조체제유지

시도에 사회복지시설 전기·가스·식수 등 안전점검조치

독거노인·장애인 등에 대한 신속 대피계획 점검지시

전국 응급의료기관 응급환자수용 가능 병상확인

상황확대 시에 의료봉사단 편성·지원

피해가 극심한 지역 우선지원

필요하면 각 지역보건소장 책임 하에 현장응급의료소 설치지시

대규모 인명피해발생 시에 혈액공급과 영안실 등 시체안치시설지원 및 사망자 장례지원

2) 재난관리책임기관·협조단체

가. 공통사항

태풍·호우경보 접수 및 전파

위기수준(단계)별 위기대책반 편성·운영

나. 초기대응반·재난대책반

시설물 안전점검 실시, 예방조치강구

신속한 상황보고 및 전파

다. 질병관리청

재난지역 감염자 역학조사

제1단계: 기확인 환자조사

제2단계: 접촉자조사

제3단계: 추정원인조사

제4단계: 질병모니터링 강화

제5단계: 역학조사 결과분석

최초 역학조사반이 24시간 이내에 반드시 조치해야 할 사항

환자발생현황 및 경위파악

확진환자역학조사: 설문조사·검체채취

환자관리: 진료 및 치료(입원·격리결정)

집단급식자 조사

음식조리 관련자 전원조사

식품 및 음식물 수거·검사의뢰

음용수 수거·검사의뢰

보건교육 및 홍보

관내환자 발생현황, 감염병 예방에 관한 홍보

• 재난지역 방역실시

제1단계: 조기치료, 확산방지를 위한 환자관리

제2단계: 확산방지를 위해 접촉자 및 식품업소관리

제3단계: 추정원인 혹은 전파경로에 대한 관리

(7) 단계별 임무 및 역할

1) 관심단계(Blue)

재난관리책임기관·협조단체 임무 및 역할

가. 공통사항

기상특보발령 시 비상근무체제 유지 및 상황근무실시

위기경보 발령사항 접수 및 전파

시설물 사전점검 철저유관 등 예방조치강구

정기·부정기 안전관리교육 및 안전 유형별 실무매뉴얼에 따른 긴급대응훈련실시

자원봉사인력 및 복구장비확보

나. 질병관리청

수인성 감염병 등 환자조기 발견을 위한 감시체계 구축·운영

손씻기 등 대국민 홍보활동

역학조사, 방역업무 수행준비

다. 재난관리책임기관·협조단체 임무 및 역할

소관 시설물에 대한 태풍·호우 등에 따른 피해(예방) 대책 수립·추진

2) 주의단계(Yellow)

피해를 최소화하기 위한 안전조치에 우선순위를 두고 임무를 수행한다.

가. 보건복지부

태풍·호우경보 접수 및 전파

위기 수준(단계)별 위기대책반 편성·운영(초기대응반, 위기대응반, 중앙사고수습본부)

소속기관·단체에 태풍·호우 대비 예방점검 및 지원계획 점검지시

시설물 안전점검

응급의료 지원계획

방역·역학조사 등

유관기관 간 업무협조체제 유지

시도에 사회복지시설 전기·가스·식수 등 안전점검 조치 및 독거노인·장애인 등에 대한 신속 대피계획 점검지시

전국 응급의료기관 응급환자 수용 가능 병상확인

상황 확대 시 의료봉사단 편성·지원(피해가 극심한 지역 우선지원)

필요하면 각 지역보건소장 책임 하에 현장응급의료소 설치지시

대규모 인명피해 발생시 혈액공급과 영안실 등 시체안치시설 지원 및 사망자 장례지원

〈표 36〉 초기대응반 확대에 따른 편성 및 임무

	편성인원	임무
편성인원	10명	
초기대응반장	기획조정실 재난안전 TF팀장	• 초기대응반운영총괄
상황총괄담당	기획조정실 재난안전TF 사무관: 1명	• 초기대응반소집 • 상황접수 및 전파 • 상황처리·보고서작성
상황관리담당	기획조정실 재난안전TF 주무관: 1명	• 소속기관상황파악 • 유관기관상황파악 • 상황일지작성
응급의료담당	응급의료과: 1명	• 사망자 및 부상자현황파악 • 전국의료정보센터(응급의료지원센터)확인 • 응급의료기관확인
사회복지시설 안전담당	사회서비스자원과: 1명	• 사회복지시설 전기·가스·식수 및 노후건물안전점검
	요양보험운영과: 1명	• 노인요양시설 이상유무확인 • 안전대책전파
	장애인권익지원과: 1명	• 장애인생활시설 이상유무확인 • 안전대책전파
	보육기반과: 1명	• 보육시설 이상유무확인 • 안전대책전파
	아동복지과: 1명	• 아동시설 유무확인 • 안전대책전파
	정신보건과: 1명	• 정신보건시설·부랑인시설 • 이상유무확인 • 안전대책전파

나. 재난관리책임기관·협조단체 임무 및 역할

- 공통사항

태풍동향파악 및 기상정보수집·전파

종합상황실 비상근무조 편성·준비

시설물사전점검 및 예찰활동강화

보건의료시설물 등에 대한 안전대책 강구

각종 장비·인력 등 지원 요청 대비 신속한 지원준비

자원봉사인력 및 복구장비확보

- 질병관리청(감염병관리)

수인성 감염병 등 환자조기발견을 위한 감시체계운영

어린이집·사회복지시설 등 취약계층 감염병 예방교육

손씻기 등 개인위생 대중매체 홍보활동

역학조사·방역업무 수행준비

재난상황실 운영준비

- 재난관리책임기관·협조단체

태풍·호우 시 침수 가능 시설물파악

태풍·호우상황 전파여부

태풍·호우 관련 시설물 안전점검지시(건물, 축대, 옹벽, 배수로 등)

저지대 위치 사무실, 창고 등의 대피계획 점검지시

해안지역 검역소 대피계획 점검지시

상황근무지시

불필요한 유동인력통제(장거리 출장 등)

- 시도(사회복지담당)

태풍 진로에 위치한 사회복지시설 확인·점검

시도를 통해 사회복지시설에 대한 시설물 안전점검 조치지시

독거노인·장애인 등에 대한 위치확인(태풍·호우 임박 시 우선대피)

보건복지부 담당부서에서는 평시 위험시설로 알고 있는 시설에 대해서는 직접 전화 확인

3) 경계단계(Orange)

위기대응반 설치 및 운영은 중앙사고수습본부 운영 이전까지만 운영한다. 필요하면 중앙사고수습본부 설치를 검토한다.

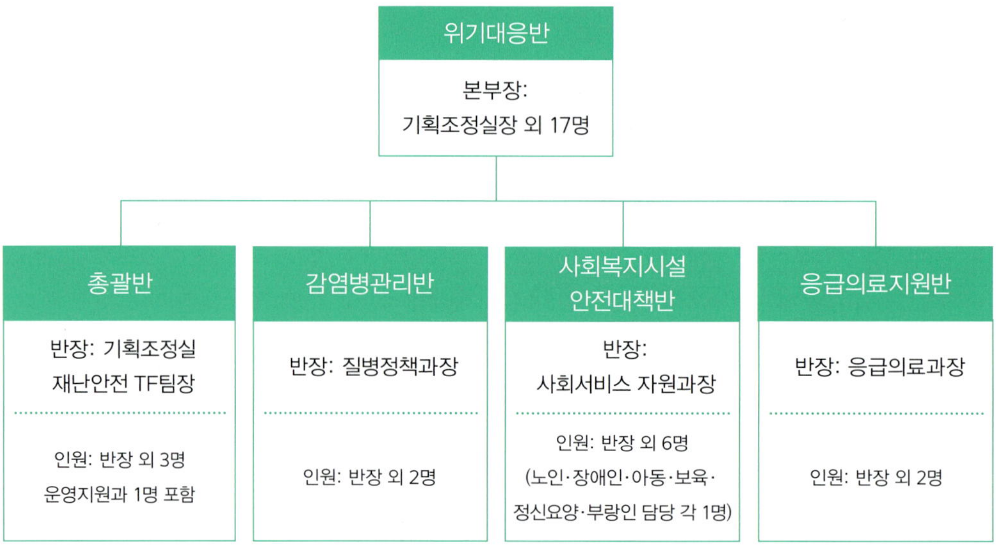

〈그림 15〉 위기대응반 기구도

가. 보건복지부

태풍·호우경보 접수 및 전파

위기수준(단계)별 위기대책반 편성·운영(초기대응반·위기대응반·중앙사고수습본부)

소속기관·단체에 태풍·호우 대비 예방점검 및 지원계획 점검지시(시설물 안전점검·응급의료지원계획·방역·역학조사 등)

유관기관 간 업무협조체제유지

시도에 사회복지시설 전기·가스·식수 등 안전점검조치 및 독거노인·장애인 등에 대한 신속대피계획 점검지시

전국 응급의료기관 응급환자 수용 가능 병상확인

상황확대 시에 의료봉사단 편성·지원(피해가 극심한 지역 우선지원)

필요하면 각 지역보건소장 책임 하에 현장응급의료소 설치지시

대규모 인명피해 발생 시에 혈액공급 조치와 영안실 등(시체안치시설 지원 및 사망자 장례지원)

나. 재난관리책임기관·협조단체 임무 및 역할

• 공통사항

태풍동향 파악 및 기상정보 수집·전파

종합상황실 비상근무조 편성·준비

시설물 사전점검 및 예찰활동강화

보건의료 시설물 등에 대한 안전대책강구

각종 장비·인력 등 지원요청대비 신속한 지원준비

자원봉사 인력 및 복구장비확보

• 질병관리청(감염병관리)

수인성 감염병 등 환자조기 발견을 위한 감시체계운영

어린이집·사회복지시설 등 취약계층 감염병 예방교육

손씻기 등 개인위생 대중매체 홍보활동

역학조사·방역업무 수행준비

재난상황실 운영준비

• 소속기관·단체

태풍·호우로 인한 피해상황확인

태풍·호우정보 전파

태풍의 진로·예상 강수량·태풍의 영향권·댐수위

상부지시사항 및 장관 지시사항전파

각종 시설물 안전상태 확인

저지대 창고·사무실 등 시설물 내 보급물자·장비대피상태확인

해안지대 검역소 대피여부확인

불필요한 유동인력통제

• 시도(사회복지담당)

태풍·호우 영향권에 위치 사회복지시설 확인·점검

시설물에 대한 안전조치지시

독거노인·장애인 등에 대한 대피실태확인

사회복지시설의 시설물에 대한 직접전화확인

4) 심각단계(Red)

중앙사고수습본부 설치 및 운영은 태풍·호우에 의한 대규모 재난발생 가능성 확실, 대규모 재난발생, 중앙재난안전대책본부장 지시, 장관 지시가 있을 때 실행한다. 중앙사고수습본부는 재난유형에 따라 탄력적으로 각 반 설치 및 운영하며 각 반은 반장책임 하에 반인원을 편성한다.

가. 보건복지부

태풍·호우경보 접수 및 전파

위기수준(단계)별 위기대책반 편성·운영(초기대응반·위기대응반·중앙사고수습본부)

소속기관·단체에 태풍·호우 대비 예방점검 및 지원계획 점검지시(시설물 안전점검·응급의료 지원계획·방역·역학조사 등)

유관기관 간 업무협조체제유지

시도에 사회복지시설 전기·가스·식수 등 안전점검 조치 및 독거노인·장애인 등에 대한 신속 대피계획 점검지시

전국 응급의료기관 응급환자 수용 가능 병상확인

상황확대 시 의료봉사단 편성·지원(피해가 극심한 지역 우선지원)

필요하면 각 지역보건소장 책임 하에 현장응급의료소 설치지시

대규모 인명피해 발생 시 혈액공급 조치와 영안실 등 시체안치시설지원 및 사망자 장례지원

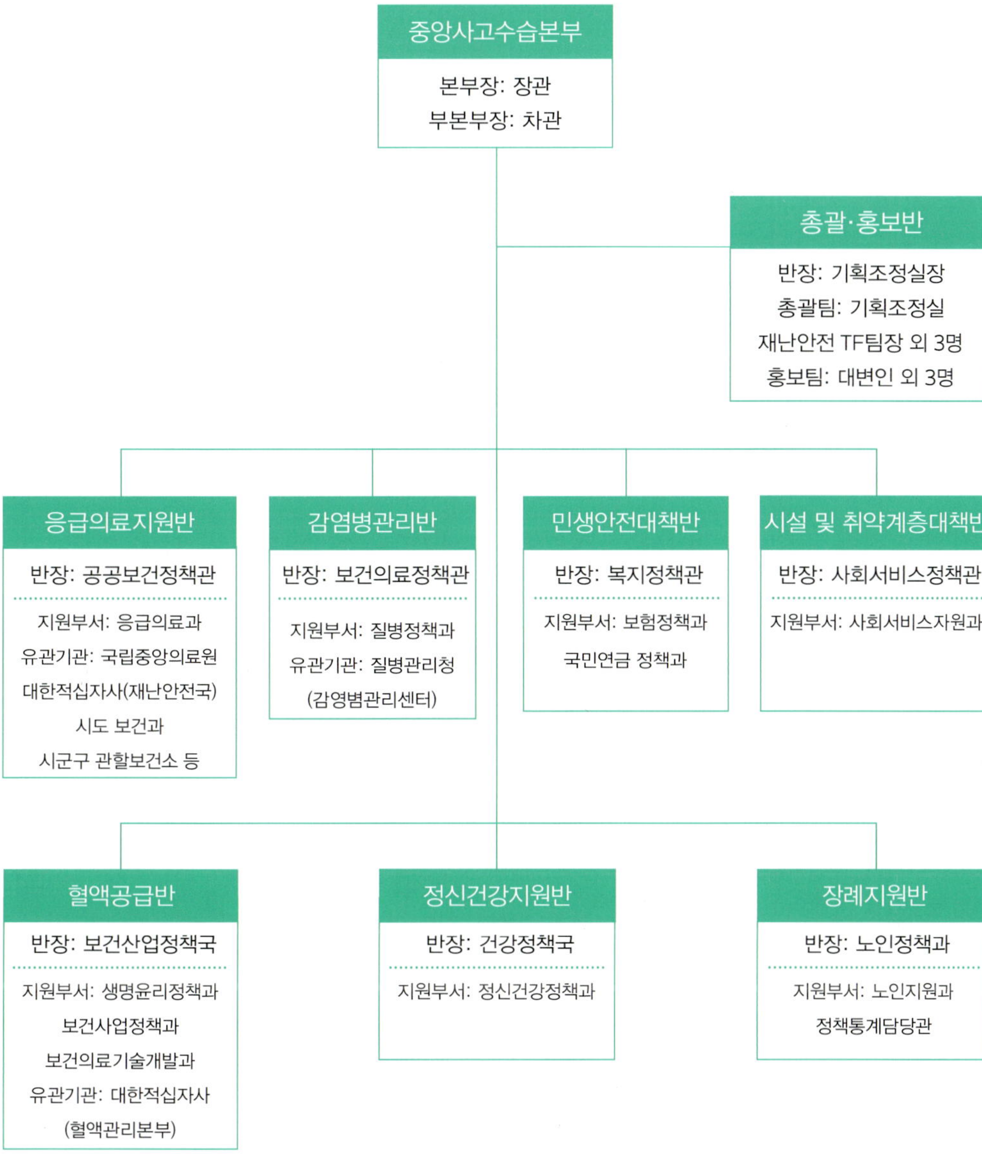

〈그림 16〉 중앙사고수습본부 체계도

〈표 37〉 중앙사고수습본부 반의 임무

구분	임무
본부장	• 관련 재난상황에 대한 전반적인 통제·조정 • 각반의 임무부여
총괄·홍보반	〈총괄반〉 • 상황접수 및 전파 • 경보발령 진행상황 모니터링 • 중대본 및 유관기관과 협조체계유지 • 재난업무 총괄 조정 및 통제 〈홍보반〉 • 언론 모니터링 및 오보 대응 • 상황실·재난관리부서의 보도자료 배포·홍보 • 방송사·일간지 홍보 및 취재지원 • 장관 보고·현장 인터뷰 준비
응급의료지원반	• 재난지역 응급의료지원(자재·장비·인력 등) • 이송병원에 상황전달, 의료진대기 및 병상, 수술실 확보지시 • 필요하면 현장응급의료소 설치·운영
감염병관리반	• 감염병 감시체계 운영 • 질병관리청의 운영지원 • 감염병 예방활동 위한 살균제·살충제 등 중앙비축약품 확보 • 방역 및 역학조사실시
시설 및 취약계층대책반	〈시설대책반〉 • 소속기관·협조단체 및 사회복지시설 안전관리 총괄 • 시설안전사고 지도 및 점검 등 예방조치 • 사고발생시 조사반 파견 및 지원대책반 구성운영 〈취약계층대책반〉 • 취약계층 대피지원 등
혈액공급반	• 혈액수급 상황 및 민원 등 정보수집 및 전달체계구축 • 혈액공급지원 • 부족혈액공급 요청을 위한 유관기관 협력체계구축
정신건강지원반	• 관련지역 주민 정신건강관리 • 외상후 스트레스 대상 주민 정신건강서비스 제공 • 지속적인 지역주민 정신건강서비스 제공
민생안전대책반	• 건강보험료경감·보험료체납 시 연체금면제·체납처분유예 등 지원 • 국민연금 납부예외 및 연체금 징수예외
장례지원반	• 필요하면 장례지원센터 설치 및 운영 • 희생자 인양정보 파악 및 장례지도사(자원봉사) 지원 • 가족과 시신이송상담 • 장례절차·장례식장 및 화장장·장례비용상담 • 필요물품 지원 및 보관창고 관리 • 희생자 통계 작성후 복지부 통계담당에게 송부

나. 재난관리책임기관 · 협조단체 임무 및 역할

- 공통사항

태풍·호우 피해상황 파악 및 기상정보 수집·전파

재난상황실 비상근무조 편성·운영

시설물 사전점검 및 예방활동강화

각종 시설물 등 안전대책강구

지원인력·장비 등 지원 요청 시 신속한 지원

- 질병관리청(감염병관리)

수인성 감염병 등 환자발생 지역에 대한 긴급방역실시

방역약품 원활한 공급

- 재난관리책임기관·협조단체

재난발생기관의 자체 응급복구대 편성·운영

피해상황 파악 및 보고

필요물자 지원요청

2. 대형화재

화재사고는 소방서로 사고를 접수하고 전파체계는 소방본부상활실로 일원화한다.

(1) 임무별 표준작전절차

1) 인명구조 작전절차

모든 소방활동에 있어 인명탐색 및 구조를 최우선실시

요구조자용 안전장구 휴대, 2명 이상 1조로 활동

구조 우선순위는 어린이·노인 및 장애인·여자·남자·중상자·경상자·정상인·사망자·부분사체 순

사망자와 부분사체는 시트로 덮어 현장 보존

적절한 교대 및 탐색상황 정보의 교환

요구조자 발견 즉시 안전확인 후 구조방법보고, 2차 사고 대비 지원요청

필요하면 진압대의 엄호주수와 탐색·구조활동 병행

2) 소방력 투입의 우선순위

드러난 요구조자가 치명적인 위험에 직면하거나 예상되는 지점

보이지 않은 요구조자가 치명적인 위험에 직면하거나 예상되는 지점

요구조자가 있을 것으로 추정되는 지점

요구조자가 치명적 위험은 없으나 공포나 자력탈출이 힘든 지점

화재상황을 고려할 때 요구조자가 있어도 사망이 확실한 지점

3) 행동요령 및 안전조치

출입구나 벽 쪽에서부터 순차적으로 검색

탐색구역·역할분담·탈출 경로 등은 투입 전에 명확히 인식

중복탐색 방지를 위해 모든 대원들이 인지할 수 있는 사전 약속한 방법(현장물건 이용·리본·락카·문개방 등)을 활용하여 표시

대원이 방향을 잃거나 고립되지 않도록 하기 위한 조치 강구

4) 인명탐색절차

건물내부 요구조자 존재 가능성 파악

119신고 및 화재사고 목격자·거주자 등 관계자의 정보

현장도착 후 건물 외부 창문 또는 베란다 등 고립인원 목격, 기타 물증에 의한 추정

주택 및 아파트 등 공동주택: 각 층별 주거 호실의 실내등 점등상태, 출입구의 신발 수

여관·모텔 등 숙박시설: 숙박부에 기재된 호실

사우나·찜질방·헬스클럽: 이용현황(락커 번호) 또는 신발장 및 옷장 잠김 상태

병원, 정신질환 수용시설 등 층별 입실현황

5) 건물내부 인명탐색 중점범위

발화지점의 거실내부: 화염발생 반대 지점의 장롱·이불·막힌 통로·창가·급기구 등

발화층: 발화지점과 별도로 구획된 거실 중 화장실·베란다·엘리베이터실·기계실 등

직상층: 농연 이동경로 상의 출입구 계단·막힌 복도·옥상출입문·창가

6) 건물내부 인명탐색 중점범위

여관·고시원 등 미로형태의 객실이 많은 숙박 및 다중이용시설의 경우 발화층의 바로 직하층 내부구조 사전 숙지 후 탐색활동 실시

거실 인명탐색: 출입구·바닥·벽·책상 등 집기류·장롱 위·내부·천장 내·외부 순으로 체계화된 원칙을 규정

기타 옷더미·화재잔해물·건물잔해·흙더미 등을 중점적으로 인명검색 실시

7) 인명탐색 우선순위

우선탐색: 선착대가 발화점 또는 직상층 등 위험구역 우선탐색

교차탐색: 발화층 또는 직상층 등 위험구역에 대한 선착대와 후착대 간의 교차탐색

정밀탐색: 인접건물 등 관계구역에 대한 정밀 인명구조 탐색

3. 화학재난

화학사고는 화학물질안전원으로 사고를 접수하고 전파체계를 환경부로 일원화(24시간 상황실 운영)한다.

(1) 상황전파

행정안전부(중앙재난안전상황실)·경찰 등 → 화학물질안전원 → 환경청·화학재난합동방재센터 → 환경부

환경청·화학재난합동방재센터 → 화학물질안전원 → 환경부

(2) 부서별 역할

1) 중앙안전관리위원회(국무조정실)

재난관리에 관한 중요정책의 심의·조정

국가안전관리기본계획 및 집행계획의 심의

중앙행정기관 간 재난·안전관리업무 협의·조정

재난사태 및 특별재난지역선포 등 건의사항 심의

2) 중앙재난안전대책본부(본부장)

대규모 재난에 대한 예방·대비·대응·복구 활동에 관한 사항을 총괄 조정

재난예방 및 응급대책 등 재난대비계획 수립

화학재난 지휘 및 대응체계

대규모 화학재난 발생 시 주관기관은 환경부가 되며 화학물질안전원·화학재난합동방재센터(6개), 유역·지방환경청(7개) 등이 재난책임기관이 되고 환경보건센터(4개)는 환자추적 관리업무를 수행

3) 행정안전부장관(운영: 차관)

재난사태 및 특별재난지역선포 검토 및 건의

재난현장대응활동 종합 및 조정

중앙수습지원단 구성 및 필요하면 현장 파견 등

4) 중앙사고수습본부(환경부)

위기징후 목록 작성·운영

소관분야 안전관리기본 계획 수립, 이행 및 중앙재난안전대책본부 지원

대규모 재난발생시 소관분야 기술제공 등 수습활동 지원

중앙재난안전대책본부 미설치시 재난수습 현황 종합·조정

유역·지방환경청, 화학물질안전원, 화학재난합동방재센터 환경팀 등 재난책임기관 활동 종합 및 조정

5) 지역재난안전대책본부(광역시도, 시군구)

관할지역 내 재난대응·복구에 관한 사항 총괄·지휘

지역안전관리기본 계획 수립 등

재난현장지휘본부 설치 및 대응활동 총괄·지휘

긴급구조 활동 지휘 및 통제

대피명령 등 주민 보호조치 이행

6) 지역사고수습본부(유역·지방환경청)

관할지역 내 소관분야 재난대비 예방활동

지역사고수습본부 설치 및 지역재난안전대책본부·현장지휘본부에 직원 파견 등 지원

사고 대응정보 제공 및 수습활동 지원

사고 원인조사 및 피해 평가

현장수습조정관 파견, 사고대응 수습 조정·지원

7) 사고수습지원본부(화학물질안전원)

화학사고 접수·전파 및 24시간 종합상황실운영

화학사고 물질 대응정보제공

대규모 화학사고 발생 시 현장기술지원

화학사고 대응 체계 운영·보급

화학사고 대응관련 교육·훈련

8) 화학재난합동방재센터

현장에서 화학사고 예방·대비·대응·복구업무수행

관할지역 내 화학물질 취급 사업장 합동 지도·점검

24시간 신고접수 및 상황전파보고

피해상황 및 사고원인조사

사고지역 환경오염 등에 대한 모니터링

(3) 현장대응

1) 구역에 따른 활동

가. 오염구역(Hot Zone)

적절한 방호복을 갖추지 못했다면 현장대응을 하지 않는 것이 원칙으로 초동대응팀은 오염물질 종류에 따라 적절한 방호복을 갖추어야 한다. 고도로 훈련된 전문가가 출입할 수 있는 통제구역이며 원칙적으로 환자처치를 제한한다.

- 탐지 및 시료채취반(기술지원팀)
- 탐지요원이 대형을 갖추어 천천히 진입
- 통제선 설치범위 지정 후 사고현장 가까이 접근
- 최대한 가까이 접근 후 탐지 및 시료채취

- 수거 및 국소제독반(첨단장비팀)
- 수거통과 수거용 도구를 들고 현장 진입
- 집게 또는 흡착포·쓰레받기 등을 이용
- 방사능 물질 사고 시 최대한 거리를 두고 활동
- 방사선원 등은 2차 오염방지를 위해 현장회수 금지
- 휴대용 제독기를 이용하여 좌우로 사고지점 국소제독

- 인명구조반(긴급기동팀)
- 제독텐트 설치 후 인명구조 활동개시
- 탐지반의 통제선 설치 범위 지정 후 통제선 설치
- 개인보호장비 착용 후 현장진입
- 환자평가 및 환자분류 시행 후 인명구조실시
- 어딘가 빠져있거나 깔려있다면 안정화를 위한 처치가 필요
- 침습적 처치는 절대적으로 최소화
- 기도관리·자발호흡이 있는 환자기도는 마스크·자가호흡장치(SCBA, Self-Contained Breathing Apparatus)·여과 백밸브 마스크 또는 인공호흡기를 사용하여 외부와 차단
- 구조가 완료되면 척추손상에 주의하면서 환자를 신속하게 이송

나. 준오염구역(Warm Zone)

의료진은 최소 다등급(Level C) 이상의 방호복을 착용하고 대응해야 하고 환자처치(ABC2DE)는 기도(Airway)·호흡(Breathing)·지혈과 순환유지(Circulation, hemorrhage control)·척추고정(Cervical-spine stabilization)·제독(Decontamination)·전신독성의 평가(Evaluate for systemic toxicity)·산소투여·제한된 침습처치이다. 필요하면 심폐소생술을 시행한다.

- 수거반(첨단장비팀·긴급기동팀)

– 오염구역에서 사용된 장비 수거 후 제염이나 폐기처리(오염구역출구)
– 요구조자의 오염된 겉옷(외투)을 수거통에 수거·폐기처리(오염구역출구)
– 구조대원의 보호복 제염·수거·측정·폐기처리(1차 제독 후 제독텐트 앞)

- 탐지반(기술지원팀)

– 오염구역에서 나오는 요구조자·구조대원·장비에 대한 측정 실시(방사능 물질 오염여부)
– 출구 옆 수거장소 및 준오염구역 내 오염 확산 여부 지속측정
– 정밀제독 후 방사능 오염제거 여부 정밀측정

- 제독반(첨단장비팀·긴급기동팀)

– 화학분석제독차는 양압필터 장착·풍향풍속계 설치·폐쇄회로 TV·제독노즐 작동준비(운전석쪽 shower) 순으로 준비
– 화학분석제독차를 이용한 샤워시스템 통과 후 정밀제독텐트로 이동하여 개인휴대품과 오염된 의류를 비닐팩에 넣고 밀봉한 후 제독
– 제독소의 오염된 물은 화학분석제독차 폐수탱크 또는 수거통(중대형) 내로 수거

- 현장상황반(현장지휘팀)

– 오염구역 진입 및 퇴출시간 기록
– 방사능사고 시 개인선량계를 이용한 개인 오염 및 피폭정도 반드시 기록유지
– 준오염구역에 대한 통제선 설치
– 오염물질에 대한 사고대응 정보지원
– 현장지휘소와의 연락체계유지

- 요구조자 인계반(첨단장비팀·긴급기동팀)

– 오염구역에서 나오는 요구조자의 인체제독 및 정밀제독 실시 후 현장응급의료소로 인계

– 긴급환자의 경우 제독과정을 거치지 않고 응급의료소로 이송

– 요구조자 인계 후 타 요원의 활동지원

다. 안전구역(Cold Zone)

라등급(Level D) 수준의 방호복을 착용하고 안전구역에서 제염이 끝난 환자를 진료한다.

- 지원반(현장지휘팀)

– 현장지휘소를 통하여 현장 활동에 필요한 유관기관의 전문 인력에 대한 지원요청 및 도착 시 협력하여 현장활동

2) 보호장비

화학물질로부터 대원을 보호하기 위한 개인보호장비는 공기호흡기·방독면·화학보호복·보호장갑·보호장화 등이다. 가연성 독성가스가 누출된 경우에는 방열복을 함께 사용한다. 보호장비를 선택할 때의 고려사항은 다음과 같다.

화학물질 방호성
행동 제약성
시야 제한성
의사소통 용이성
오염세정 용이성
착용 용이성

3) 방호등급

화학물질 유해정도·농도·독성 등을 고려하여 다음과 같은 4등급의 보호수준을 적용한다.

가. 가등급(Level A)

가장 높은 농도인 경우에는 호흡기·피부·눈·점막 보호가 가능한 최고수준의 방호장비를 선택한다. 방호장비는 양압식 공기호흡기·내화학성 밀폐형 보호복·안과 겉이 내화학성 재질의 장갑·내화학성 재질의 장화·송수신용 무선통신기 등이다.

나. 나등급(Level B)

위험도를 확인하기 전의 초기진입 시에 최소한으로 갖추는 정도로 호흡기보호는 최고수준을 유지하지만 피부보호는 약간 떨어진다. 방호장비는 양압식 공기호흡기·내화학성 보호복·안과 겉이 내화학성 재질의 장갑·겉이 내화학성 재질의 장화·송수신겸용 무선 통신기 등이다.

다. 다등급(Level C)

오염물질의 종류와 농도가 알려져 있고 공기정화식 호흡보호구로 보호가 가능한 경우에는 최소한의 호흡기보호와 피부보호 방호장비를 선택한다. 방호장비는 공기정화식 호흡보호구·내화학성 보호복·겉이 내화학성 재질의 장갑·내화학성 재질의 장화 등이다.

라. 라등급(Level D)

호흡기보호가 불필요한 일반적인 상황으로 호흡기 및 피부노출 위험이 없는 곳에서 선택한다. 방호장비는 안전모·보호안경·보호복·안전화 등이다.

각 작용제에 따라 네가지 등급의 보호수준을 적절하게 적용한다.

신경작용제·수포작용제에는 가등급 방호복

호흡기작용제에는 양압식 공기호흡기·보호장갑(옷소매 밀폐) 착용하고 공기정화기는 물질 확인 후 선택

질식작용제에는 양압식 공기호흡기와 보호안경 착용

무능화작용제에는 공기정화기(HEPA, High Efficiency Paricular Air)·화학물질 저항보호복 착용

(4) 대응절차

1) 화학사고 위험성

대량 인명피해 발생우려

폭발·화재의 2차 재난 위험성

피해가 광범위하고 매우 복잡·다양한 사고특성

다양한 유해화학물질의 특성·성상 등 정보부족

2) 상황실 수보자의 사고대처

관련물질에 따른 중화·제독·진화 등 정보파악

(유해물질 비상대응 핸디북 지침 활용)

전문유관기관(화학부대·경찰 등) 지원요청

시설관계자에게 물질관련 추가정보 획득노력

상황실근무자는 수집정보를 출동대에 실시간 전파

출동대는 화학보호복 등 개인안전장비 착용 및 확인

3) 현장도착 및 현장활동

현장에 도착한 차량은 바람을 등지고 접근

먼저 도착한 출동대는 가상 안전통제선 밖에 차량배치

필요한 최소의 소방력 외에 나머지는 안전장소에 재배치

누출현장주변 저지대 및 구획부분에 차량배치금지

저지대·구획부분에 가연성증기 체류예상 시에 분무주수로 희석

현장진입대원은 바람을 등지고 접근하며 후방에 관창배치

현장상황을 파악 후 확산범위 판단 및 안전통제선 재설정

유해물질 농도·풍향·풍속 등을 측정하여 판단

위험지역주민 우선대피조치 및 진입차단

위험지역으로의 외부주민통제 요청

주민대피방송(시군구) 및 외부진입차단(경찰)

LPG 등 가스 누출 시에는 냄새·소리 등에 유의

화재로 유류·가스 탱크외벽이 가열되면 탱크외벽 냉각

탱크방호가 불가하거나 위험하게 가열되었다면 즉시 탈출

안전지대이동 및 현장통제(필요하면 통제선 경찰배치요구)

밸브·배관에 화염 발생 시에 가열된 주변부부터 우선 냉각

밸브·배관에서 나오는 화염을 직접 소화하지 않음

가스가 소진되어 화염이 사라질 때까지 계속 냉각시킨 후에 공급측의 밸브를 차단

기타 누출부분에 대해 밸브 잠그기·쐐기박기·테이프감기 등 차단조치

가능한 하천·하수구 유입방지에 주의(방유제, 누출방지둑 설치 등)

유출된 유해화학물질 등은 흡착포 등으로 1차 제거

유관기관 회수차량에 의한 유독물 회수실시(폐기물 처리업체 등)

4) 현장활동 종료단계

오염장비 및 인력에 대한 철저한 제독·검사실시

회수의복 및 오염장비는 전문기관에 폐기실시

4. 생물테러

시도 보건당국 혹은 보건복지부장관이 제염제독이 필요한 특수재난을 결정한다. 현장 특수재난 의료지원팀 출동 및 병원 특수재난 의료지원체계는 각 분야별 특수재난 지원체계(질병관리청 등)에서 수행한다. 특수재난 의료지원시설에는 병원단계대응을 위하여 제염제독 설비를 갖추며 개인보호장비 등을 비치하여 특수재난발생에 따른 대응능력을 유지한다.

(1) 생물무기의 특징

바이러스·세균·곰팡이·독소 등을 이용하여 살상을 하거나 사람·동물·식물에 질병을 일으키기 위한 무기이다. 공포·혼란을 야기하는 계획적 활동에 악용하는 생물무기의 특징은 다음과 같다.

1) 싼 비용

소량으로 광범위의 피해를 유발시키므로 다른 무기들(폭탄·핵폭탄·화학무기 등)에 비하여 생산 비용이 적게 든다.

2) 쉬운 생산

비교적 단순한 설비로도 생물병원체를 대량 증식할 수 있다.

3) 쉬운 은닉·운반

적은 양으로 많은 사람에게 해를 끼칠 수 있으므로 은닉·운반이 쉽다.

4) 힘든 대응

사전방지가 어렵고 정확한 감염원, 차단방법 등을 찾지 못하면 관리가 불가능하여 지속적인 전파가 가능하므로 위협이 될 수 있다.

5) 흔들리는 군중심리

감염공포·전가(scapegoating)·고립·신뢰상실·분노·편집증·도덕해이 등으로 어려움이 가중된다.

6) 역학적 단서

가. 비통상적 발생

테러의심 매개물질, 의심스런 전파양상, 비통상적 전파경로, 비특이적 급격한 유행, 비통상적인 지리적·계절적 분포, 정상숙주가 없는 전파, 설명되지 않은 동물사망, 드문 유행질환, 분자유전적 차이 등이 관찰될 때는 테러로 의심한다.

나. 시간적 분포

단기간 내에 증가와 감소를 보이는 유행곡선, 수 시간에서 수일에 걸친 건강인의 급격한 질환발생, 여러 다른 질환들의 동시다발적 유행일 때 해당한다.

다. 지역적 분포

단일장소의 밀집환자, 예측 이상의 유행(특히 고립된 인구집단에서), 동시 다발의 유행, 공기정화기나 환기시설이 있는 밀폐실내의 낮은 발병률, 실외살포 시의 밀폐실내의 낮은 발병률,

실내살포 시의 밀폐실내의 높은 발병률, 비발생지역에서 비슷한 질병의 집단발생, 다른 지역·시간에 비슷한 분자생물학적 병원체의 동시 발견, 이례적인 균주·변종·내성 유형이 해당한다.

라. 증상의 특징

호흡기·소화기 증상, 고열, 생물무기 잠재성 질환(pulmonary anthrax, tularemia, plague), 동일 환자의 여러 질병, 기존질병과 다른 임상증세, 드문 임상증상 혹은 질병, 높아진 위중도 등이다.

마. 질병의 위중도

호흡기 증상과 효과 없는 치료, 증상 이상의 위중도, 대규모의 치명적 환례, 이례적으로 높은 치사율, 테러수행자나 정보기관의 공표, 병원체 유포의 직·간접증거가 있는 경우이다.

7) 공격유형

전략적 공격은 대규모 인구집단이나 지역을 대상으로 기근이나 경제적 붕괴를 목적으로 농작물이나 가축을 공격하는 것이고 전술적 공격은 한정된 인구집단이나 지역에 위해를 가하는 것으로 고정된 범위에 효과적이다.

가. 공개테러

수사기관이나 응급대응기관에 연락하는 공개테러의 경우에는 경찰이나 대응기관이 대응을 하고 보건의료전문가는 나중에 참여한다. 최대한 빠른 시간 내에 보건전문가가 참여하여 환자발생을 최소화하기 위한 노력과 지침에 따른 치료를 해야 한다. 환자·감염자·접촉자·접촉위험자 등으로 구분하고 이들에 대하여 치료·격리·대피 등의 조치를 체계적으로 실시하는데 명확한 지휘체계를 확립하는 것이 필요하다.

나. 은밀테러

원인병원체를 발견하기 어렵기 때문에 강화된 감시체계와 원인규명을 위한 전문역학조사가 필요하다. 은밀테러를 발견하는 사람은 일선 의료기관의 방역담당자나 의료인이다. 테러시도 전에 파악하기 위해서는 경찰이나 정보기관의 협조가 필요하며 은밀테러가 인지되면 신속하게 정밀역학조사를 시행하여 원인을 밝힌다.

다. 테러위협

테러위협의 경우에도 공개테러와 동일하게 대처하는데 속임 장난인 경우가 있으므로 역학조사를 통하여 병원체와 위험도를 확인해야 한다.

8) 살포방법

가. 공기살포

상대적으로 작은 지역에 짧은 기간 내에 많은 사람을 감염시킬 수 있다. 공개테러와 은밀테러에 사용될 수 있으며 감염력·노출집단규모·집단면역 정도에 따라 크게 달라질 수 있다.

나. 식수 및 식품살포

공개테러와 은밀테러에 사용될 수 있으며 전통적으로 테러위협에 많이 사용했던 방법이다. 전국·세계적 식품유통으로 테러가 일어난 뒤 오랜 기간 넓은 지역에서 불특정 다수에게 질병을 발생시킬 수 있다. 산발적으로 발생하는 사례들을 지속적으로 발견하기 위한 감시체계를 장기간 운영해야 하며 오염된 식수나 식품의 섭취자를 파악하는 적극적 감시체계를 가동하여 2차 발병자들에 대한 감시도 해야 한다.

다. 가축 및 야생동물이용

동물을 감염시키는 방법인데 인수공통 감염병을 일으키는 병원체를 이용한다. 이 병원체들은 발견하기가 어렵고 관리도 어렵다. 사회경제적 영향이 크기 때문에 축산 및 수의분야에서의 노력이 필요하다.

(2) 병원체

1) 탄저

탄저균(Bacillus anthracis) 감염에 의한 인수공통질환으로 오염 목초지에서 탄저균 아포에 의해 동물(소·양·염소·돼지 등)이 감염되고 감염된 동물이나 그 부산물에서 탄저균 포자의 흡입·섭취에 의해 사람이 감염된다.

가. 병원체의 특성

아포를 형성하며 그람양성간균으로 보통의 실험조건에서 아포가 잘 자란다. 양·염소·가축에 아포가 감염되며 인간이 피부접촉, 경구섭취, 감염동물이나 그 배설물을 통해 아포를 흡입하면 전파되나 감염환자에게서 건강한 사람으로의 감염은 잘 안 된다. 건조·열·자외선·감마선·기타 많은 소독제에 저항력이 있다. 특정토양에서 탄저포자는 수십 년 동안 잠복할 수 있다. 노출자 50%가 병을 일으키는데 요구되는 감염량은 10,000 포자이며 잠복기는 1일~8주(최빈 5일)이며 폭로량, 폭로경로에 따라 다르지만 피부손상(3~7일)·흡입(1~6일)·섭취(1~7일) 등이다.

나. 임상특성

피부탄저는 손, 팔, 얼굴, 목 등에 벌레에 물린 듯이 구진이 나타나고 1일 내지 2일이 지나면 지름 1cm 내지 3cm 크기의 둥근 수포성 궤양이 형성된 후 중앙부위에 괴사성 가피(eschar)가 형성되며 부종과 소양감을 동반한다. 1주 내지 2주가 지나면 병변이 건조되어 가피는 떨어지고 흉터가 남는다. 전신증상으로 발열·피로감·두통이 동반될 수 있다. 호흡기탄저 초기에는 미열·마른기침·피로감 등 가벼운 상기도염의 증세를 보이다가 종격동으로 침입하면 출혈성 괴사와 부종을 유발하여 종격동확장·호흡곤란·고열·빈맥·마른기침·토혈 등이 동반되고 패혈성 쇼크로 급속히 진행되어 사망한다. 위장관탄저 초기에는 구역·구토·식욕부진·발진 등 비특이증상이 있은 후 토혈·복통·혈변 등의 증상이 패혈증으로 진행하며 인두탄저의 경우 구강과 인두에 피부탄저에서 보이는 병변이 나타나고 발열·인후통·연하곤란·경부 림프절 종창이 있은 후 패혈증으로 진행한다. 합병증은 수막염(흡입 탄저 환자의 50%에서 발생)이다. 치명률은 피부탄저의 항생제 치료 시 1%, 항생제 미치료 시 20%이고 호흡기탄저의 항생제 치료 시 75%, 항생제 미치료 시 97%이며 위장관탄저의 항생제 치료 시 25~60%, 미치료 시는 불확실하다.

다. 치료

호흡기탄저는 급격히 진행되므로 의심되는 경우는 실험실 확진검사결과를 기다리지 말고 조기에 항생제를 투여하는데 치료초기에는 정맥주사용 Ciprofloxacin으로 치료를 시작하며 항생제 감수성 검사를 실시하여 검사결과에 따라 적절한 항생제를 선택한다. 환자상태가 호전되면 경구투여로 전환이 가능하다. 어른의 경우에 Ciprofloxacin 400mg을 12시간 간격으로 정주 후에 검사를 실시하여 Penicilline G 400만 단위를 4시간 간격으로 정주, Doxycycline 100mg을 12시간 간격으로 정주하여 60일 정도이다. 임산부는 어른과 동일하다. 어린이의 경우에 Ciprofloxacin 20~30mg/kg/일(1g 이내)을 2회로 나누어 정주 후에 검사를 실시하여 12세 미만은 Penicilline G 50,000/kg을 6시간 간격으로 정주, 12세 이상은 Penicilline G 4백만 단위를 4시간 간격으로 정주하여 60일 정도이다. Ciprofloxacin 대신에 Ofloxacin(400mg 12시간 간격 정주), Levofloxcin(500mg 24시간 간격 정주)을 사용 가능하다. 어린이에게도 Doxycycline 사용 가능하다.(45kg 이상일 경우는 어른 용량을 사용하며 45kg 미만일 경우는 2.5mg/kg를 12시간 간격으로 정주) Ciprofloxacin은 어린이나 임신부에서의 사용이 허가되어 있지 않으므로 적절한 시기에 다른 경구용 항생제로 전환한다.

피부탄저 어른환자 치료는 Ciprofloxacin 500mg을 12시간 간격으로 경구투여 후에 검사를 실시하여 Amoxicillin 500mg을 8시간 간격으로 경구투여, Doxycycline 100mg을 12시간 간격으로 경구투여 하여 60일 정도이다. 어린이 환자 치료는 Ciprofloxacin 20~30mg/kg/일(1g 이내)을 2회로 나누어 정주 후에 검사를 실시하여 20kg미만은 Amoxicillin 40mg/kg/day을 3회로 나누어 8시간 간격으로 경구 투여, 20kg 이상은 Amoxicillin 500mg을 8시간 간격으로 경구투여 하여 60일 정도이다. 임산부는 Ciprofloxacin 500mg을 12시간 간격으로 경구투여 후에 검사를 실시하여 Amoxicillin 500mg을 8시간 간격으로 경구투여 하여 60일 정도이다. Ciprofloxacin 대신에 Ofloxacin(400mg 12시간 간격 경구투여), Levofloxcin(500mg 24시간 간격 경구투여) 사용 가능하다. 어린이에게도 Doxycycline 사용이 가능하다.(45kg 이상일 경우는 어른용량을 사용하며 45kg 미만일 경우는 2.5mg/kg을 12시간 간격으로 경구투여) 피부탄저의 경우는 보통 7~10일간 항생제를 투여하는데 테러로 호흡기를 통하여 노출된 경우에는 60일 동안 치료하도록 권장하고 있다.

2) 두창

두창 바이러스에 의한 급성 발진성 질환으로 상당기간 천연두 예방접종이 중지되었고 지구상에 많은 비면역자들이 분포되어 있으며 치료약이 없고 비축하고 있는 백신이 매우 한정되어 있기 때문에 파괴력이 클 것으로 예상된다.

가. 병원체의 특성

두창 바이러스(Variola virus)는 사람에게 감염을 일으키는 바이러스로 두창 바이러스 이외에 Vaccinia, Cowpox, Monkeypox 3종류가 있다. 이중에서 Vaccinia는 가장 감염력이 크고 Cowpox는 사람에게 감염 가능성이 적다. Monkeypox는 인수공통 감염병을 일으킨다. Vaccinia virus가 낮은 온도, 건조한 상태에서 극히 안정된 상태로 존재할 수 있다.

나. 임상특성

공기전파가 가장 흔하며 수포액·타액·호흡기 분비물 등에 의한 직접 전파도 가능하다. 잠복기는 노출시점으로부터 발진의 출현 사이의 기간으로 7~19일(평균 12일)이고 노출과 발열 및 전염성이 나타나기까지의 기간은 보통 10~14일이다. 발열시작부터 전염성이 있으며 발열 후 2~3일째에 가장 높다. 발진이 변하면서 전염성은 점진적으로 떨어지며 피부병소가 딱지로 덮일 때에 급격히 감소한다. 면역이 되지 않은 인구집단에서 발생하는 일반적인 형태 감염 후 12~14일이 지나면 갑작스런 중등도의 발열·사지 허탈·심한 두통·가슴 또는 복부 부위가 불명확한 심한 통증 및 극심한 발열 발생하고 2~3일 경과하면 극심한 홍역이나 풍진과 닮은 부스럼이 있는 홍반성 발진이 얼굴·손등·가슴 및 등의 상부에 발생한다. 홍반성 피부에 자주색 병소가 보이는 출혈성이 되기도 한다. 작은 표재성의 발진이 얼굴에 처음 나타나고 심한 일광화상을 입은 것처럼 보이며 쓰리고 압통이 있다. 발병 8일째부터 13~14일째 사이에 천천히 수포성 발진으로 진행하여 융합되어 부드럽고 흐늘흐늘한 물집이 생겨 부드러워진 피부를 덮는다. 이것은 쉽게 벗겨지고 중심부로 내려앉은 수포는 배꼽모양으로 보이거나 중앙부에 가피가 앉은 것처럼 보인다. 질병 13일 혹은 14일째까지 부드러운 습윤성의 피부가 박탈되어 심한 통증이 있다. 일부 돌발성에서 48시간 이내에 사망하며 대부분의 돌발성에서는 4~5일에 사망하며 기타 돌발성에서 8~15일에 사망한다. 대두창(Variola major)은 병원성이 매우 높으나 소두창(Variola minor)은 훨씬 덜 하다. 자연적인 대두창의 경우에 치명률이 15~50%이고 소두창은 1% 정도이다. 두창이 발생한 적이 없는 인구집단에서 치명률이 50~90%이고 가장 높은 치명률은 1세 이하의 영아와 노년에서 나타난다.

다. 예방 및 치료

고위험군에 대한 선별 백신접종이 필요하다. 두창에 대한 특별한 치료는 없고 대증적인 치료를 시행한다.

3) 보툴리눔 독소증

혐기성 아포형성 간균인 Clostridium botulinum에 의해 생성된 보툴리눔 독소에 의한 마비성 질환으로 신경근 말단에서 아세틸콜린이 방출되는 것을 막아 마비가 일어난다. 공중으로 살포한 독소일 경우에는 호흡을 통해 흡입되어 중독을 일으키거나 식품과 용수를 오염시켜 장관성 보툴리눔 중독을 일으킨다.

가. 역학

사람에서 사람으로의 전파는 일어나지 않으며 일부 환자의 대변에서 독소가 발견되나 일반적인 감염예방으로 독소섭취를 막을 수 있다. 식품 보툴리눔 독소증은 오염된 식품이 혐기성 조건에서 균이 증식한 후 독소가 생성되는데 이 독소를 섭취해 일어난다. 식수 보툴리눔 독소증은 상수원의 처리과정에서 불활화되기 때문에 고의적인 독소투여가 아니면 발생하기 어렵다. 외상성 보툴리눔 독소증은 오염된 흙에 상처가 오염되거나 주사기, 세균에 오염된 약제의 비경구투여로 발생할 수 있다. 장내정착성 보툴리눔 독소증은 생후 6개월 이하의 유아가 포자로 오염된 음식을 섭취한 후 이 포자가 장내에서 발아·정착하여 독소를 생성할 때 발생한다. 흡입형 보툴리눔 독소증은 자연상태에서는 발생하지 않지만 고의적으로 독소를 비말형태로 살포하면 발생할 수 있다.

나. 임상특징

증상발현은 독소작용부위까지 도달하는 시간에 따라 달라지며 취한 독소의 양과 독소형에 영향을 받는다. 자연발생에서 증상시작은 독소섭취 후 2시간에서 8일 사이에 일어난다. 비말형태 보툴리눔 독소에 노출되면 증상발현이 보다 빠르며 노출 후 1시간 이내에 증상이 나타날 가능성이 있다. 신경계 증상은 독소가 어떤 경로로 유입되더라도 같은데 호흡을 통해서 유입된 경우에 다른 경로보다 증상이 빠르게 나타날 가능성이 있다. 갑자기 발열이 없는 하행성 마비, 아래로 내려가는 양측성 근력저하 및 마비·복시·안검하수·안면근육근력저하·연하곤란·발음곤란 등 발열은 없으며 감각도 소실되지 않는 뇌신경 마비가 있다. 구갈, 동공고정, 산대 외에 심혈관계·위장관계·비뇨기계에서 자율신경계 이상증상이 나타난다. 호흡근 마비는 치명적인 결과를 낳을 수 있으며 증상발현이 매우 빠른 경우 갑작스런 호흡근마비가 발생하기 전에 다른 증상이 없을 수도 있다. 소화기계 증상은 오심과 구토·변비 후 설사로 음식매개 보툴리눔 독소증에서만 나타난다. 섭취한 독소가 곧장 신경학적 증상을 일으킬 수 있으므로 소화기계 증상이 없더라도 보툴리눔 독소증을 의심해야 한다. 치사량은 독소의 독소형과 체내유입경로에 따라 어른에서 1㎍ 이하일 수 있다. 중증도 환자에서 치료하지 않는 경우에 치명률은 100%에 이를 수 있지만 지지요법과 항독소를 사용하면 치명률을 많이 감소시킬 수 있다.

다. 치료

어른(음식매개형, 창상매개형, 비말형)독소검사를 위해 채혈하고 검사 결과에 상관없이 삼가 항독소(trivalent equine antitoxin)를 정주한다. 호흡부전이 있는 경우는 중환자실에서 호흡치료를 시행한다. 장내정착형(유아 보툴리눔 독소증)은 혈청병(serum sickness) 또는 아나필락시스의 위험이 있으므로 항독소 치료 시행 여부는 반드시 각 사례별로 따져봐야 하나 독소에 한번 노출되는 식품매개 보툴리눔 독소증과는 달리 계속적으로 독소가 장내로 배출되므로 항독소 사용을 권장하지 않는다. 외상성 보툴리눔 독소증 항독소 투여 이외에도 상처의 괴사조직을 제거하고 페니실린을 투여한다. 예방접종 또는 예방화학요법은 없다.

4) 페스트

Yersinia pestis에 의한 급성 인수공통 감염병이나 사람 간 전파도 일어날 수 있으며 비말을 통하여 전파가 가능하다. Yersinia 11개 종 가운데 Y. pestis, Y. pseudotuberculosis, Y. enterocolitica 3종이 사람에게 질환을 일으킨다. Y. pseudotuberculosis가 유전학적으로 Y. pestis와 연관성이 높다. 이 두 종은 임상양상과 검사결과가 달라 감별된다.

가. 역학

산발적 또는 집단발병하고 있으며(계절적 특징은 없음) 세계적으로 매년 1,000~3,000명의 환자가 발생한다. 자연발생은 감염된 벼룩에 물려 전파되며 호흡기 페스트 환자의 감염성 호흡기 비말을 통해 사람 간 전파된다. 에어로졸 흡입으로 감염되기 위해서는 대략 100~500개의 균이 필요하다. 1차 폐렴의 경우에 잠복기는 1~6일(평균 2~4일), 림프절(bubonic)이나 패혈성(septicemic)인 경우에 2~6일이다. 호흡기 페스트는 객담을 통해 균이 배출되는 기간 동안 감염성이 있으며 효과적인 항생제 사용 후에도 48시간 동안 균을 배출할 수 있다.

나. 임상특성

• 호흡기 페스트(pneumonic plaque)

1차 호흡기 감염이나 림프절 또는 패혈증 페스트의 합병증으로 발생한다. 자연발생 페스트에서는 드물지만 생물테러 시에 가능하며 대개 심한 두통·피로·발열·구토와 현저한 쇠약감으로 시작하여 수액성 혈담과 함께 기침·호흡곤란이 발생한다. 청진상 특별한 소견은 없으나 흉부방사선에서 다엽성 경화와 기관지폐렴 소견을 나타내고 급속한 호흡부전으로 사망한다. 증상 발현 24시간 이내에 적절한 항생제 치료를 시작하면 치명률을 낮출 수 있다.

• 림프절 페스트(bubonic plaque)

감염된 벼룩에게 물려 발병하는 가장 흔한 자연발생 페스트로 염증에 의해 사타구니·겨드랑이·목주위 림프절의(buboes) 심한 통증과 종창·현저한 압통·피부발적·열감동반이 나타난다. 합병증은 패혈증·폐렴·수막염 등이다. 합병증을 동반하지 않으면 치명률은 5% 정도이다.

• 패혈증 페스트(septicemic plaque)

림프절 페스트나 호흡기 페스트가 적절히 치료되지 않을 때 나타날 수 있고 뚜렷한 1차 질환의 증상 없이 생기기도 한다. 임상적으로 다른 그람음성 패혈증과 구별되지 않고 패혈성 쇽이나 범발성 혈관 내 응고를 일으킨다. 치명률은 33% 정도로 높은 편이다.

• 인두 페스트(pharyngeal plaque)

매우 드물지만 균의 섭취나 흡입으로 생길 수 있으며 전경부 림프절염과 귀밑이 부으면서 편도가 붓고 염증이 생긴다. 효과적인 항생제의 사용으로 1990년대 보고된 환자들의 치명률은 7% 정도였다.

• 페스트 수막염(plaque menigitis)

드물지만 1차 병변을 적절히 치료하지 않으면 합병증이 생길 수 있으며 수막염과 동일한 증상과 징후를 나타낸다.

다. 치료

전통적으로 Streptomycin·Tetracycline·Chloramphenicol 등을 사용한다. 1차 약제로 Gentamicin·Streptomycin(어른 1일 2회 1g, 어린이 1일 2회 15mg/kg 근육주사)을 사용하며 혈중약제농도측정 및 신기능 모니터링이 필요하다. 1차 약이 적절하지 않으면 Ciprofloxacin(어른 1일 2회 400mg 정맥주사 또는 500~750mg 경구복용, 어린이 1일 2회 15mg/kg 정맥주사 또는 1일 2회 20mg 경구복용)을 투여한다. 경증의 경구 항생제 치료는 Ciprofloxacin·Doxycycline(어른 1일 2회 100mg, 어린이 8세 이상으로 45kg 이하인 경우 1일 2회 50mg) 경구투여 페스트 수막염의 치료는 Chloramphenicol(1일 4회 25mg/kg 정맥주사)이다. 예방은 고위험군을 대상으로 Doxycycline 100mg 1일 2회 7일간 복용시킨다.

5) 바이러스성 출혈열

여러 종류의 RNA 바이러스에 의해 발생하는 다양한 출혈열이다. Filoviridae(에볼라 바이러스, 마버그 바이러스)·Arenaviridae(라사열 바이러스·아르헨티나 및 볼리비아 출혈열 바이러스)·Bunyaviridae(한타 바이러스)·Nairovirus(콩고-크리미아 출혈열 바이러스)·Phlebovirus(리프트 계곡열)·Flaviviridae(황열 바이러스·뎅기 출혈열 바이러스)가 있다.

가. 임상특성

다양한 전파 경로가 있으나 주로 호흡기계를 통해 감염된다. 표적장기는 혈관계이며 주증상은 혈관손상과 혈관투과성의 변화로 생긴다. 발열·근육통·쇠약감·결막 충혈·경도저혈압·홍조·점상출혈·쇼크·범발성 점막출혈의 증상을 보이며 드물게 신경계·조혈계·호흡기계의 침범을 보인다. 아스파테이트 아미노전이효소(AST, ASpartate amino Transferase) 상승은 라사열의 중한 정도와 관련이 있고 황달은 황열에서 나쁜 예후를 나타내는 징후이다. 황달이나 간기능부전과 같은 임상소견은 리프트 계곡열·콩고크리미아 출혈열·마버그 출혈열·에볼라 출혈열·황열에서만 나타난다. 신경학적 증상·혈소판 감소증은 아르헨티나 출혈열·볼리비아 출혈열에서 흔하다. 콩고-크리미아 출혈열은 다량의 출혈과 병원 내 전파가 특징이며 리프트 계곡열에서는 각막염을 흔히 볼 수 있다. 신부전증은 심혈관계의 기능저하에 비례하여 나타나지만 한타 바이러스에 의한 신증후군 출혈열(HFRS, Hemorrhagic Fever with Renal Syndrome)에서는 신장기능의 장애로 발생하는 질소혈증이 주요 증상이다. 치사율은 5~20%이나 아프리카 에볼라는 심한 쇠약감과 독성으로 50~90%의 높은 치사율을 보인다. 이러한 맹독성 바이러스들은 공기 감염과 높은 치사율 때문에 테러에 이용될 가능성이 있다.

나. 치료

일반적 원칙에 입각하여 혈역학적·신경학적 증세에 대해 보존적 치료를 시행하며 라사열·신증후성 출혈열·콩고크리미아 출혈열·리프트 계곡열에 Ribavirin을 투여할 수 있다.

6) 야토병

야토균(Franciella tularensis)에 감염된 동물과 접촉을 하거나 사슴파리·모기·진드기 등을 통해 감염된다. 오염 음식물·식수·비말을 통해 발생할 수 있으며 비말을 통해 감염된 경우에는 장티푸스형이나 폐렴형 야토병이 유발된다. 흡입, 진피주사는 10~50개, 경구는 108개의 병원체가 감염에 필요하다. 잠복기는 1~21일(평균 3~5일)이며 침입한 세균수에 따라 달라진다. 사람 간에 전파된 예는 없었다.

가. 임상특성

• 장티푸스성 야토병

주로 에어로졸을 흡입하여 발병하나 피부나 소화기를 통한 침입으로도 발생한다. 발열·전신쇠약·체중감소는 있으나 림프선 병증은 없다. 호흡기 증상·흉골하 불쾌감·가래없는 기침을 유발할 수 있다. 방사선학적 소견으로 폐렴과 종격동 림프절 비대가 가장 흔하게 나타난다.

• 폐렴형 야토병

병원체를 흡입하여 발생하거나 다른 곳에 생긴 야토병이 폐로 파급되어 발생한다. 급격히 진행하며 치사율이 높은 비정형 폐렴 장티푸스형의 30~80%에서 궤양 림프절형의 10~15%에서 폐렴형 야토병이 발생한다. 장티푸스형·폐렴형 야토병은 치료하지 않으면 치사율은 30% 이상이지만 치료를 받으면 치사율은 1~3%이다.

• 림프절형 야토병

감염된 동물의 피나 조직액이 피부와 점막에 노출되어 발병한다. 발열·오한·두통·전신피로·피부궤양·국소 림프선 통증·손가락이나 손 피부병변이 있으며 발열과 압통성 림프선 병증은 있으나 피부궤양은 없다. 에어로졸·오염된 손·감염된 조직액이 튀어서 결막에 접촉되면 감염 편측성으로 통증이 있고 농이 있는 결막염과 경부 림프선병증이 발생하여 결막 부종·눈주위 부종·결막 소결절이나 궤양이 일부 나타난다.

• 인두성 야토병

인두에만 국한되어 궤양 림프절성 형태가 나타나고 급성 삼출성 또는 막성 인두 편도염과 경부 림프선병증이 발생한다.

나. 병원체 생존력

물·토양·동물 사체·가죽에서 수주 생존이 가능하며 냉동상태의 토끼고기에서는 수년 생존이 가능하다. 영하의 기온에서도 수개월 저항성이 있지만 일반적인 열처리 및 소독을 통해 쉽게 사멸된다.

다. 치료

Gentamicin 3~5mg/kg/day을 정맥투여로 10~14일간 시행한다. Ciprofloxacin 400mg씩 12시간마다 정맥투여하고 증상이 호전되면 경구로 500mg을 하루에 두번씩 10~14일간 투여한다. Ciprofloxacin 750mg씩 12시간마다 10~14일간 경구투여한다. Streptomycin 7.5~10mg/kg씩 12시간마다 10~14일간 근육투여한다. Streptomycin이 으뜸치료제이지만 한꺼번에 많은 Streptomycin을 구하는 일이 쉽지 않고 1950년대에 내성균이 생물 무기로 개발되어 Gentamicin을 먼저 고려하는 것이 바람직하다. 탄저나 페스트를 예방할 목적으로 투여하는 항생제(Ciprofloxacin·Doxycycline)는 야토병에도 효과가 있다. 폭로 후 예방은 Tetracycline 500mg을 1일 4회 2주간 경구투여하거나 Ciprofloxacin 500mg을 하루에 두번씩 2주간 경구투여 또는 Doxycycline 100mg을 하루에 두번씩 경구투여한다.

(3) 대책반 대응업무

생물테러발생을 조기에 인지하여 신속하고 정확히 대응하도록 한다.

1) 단계별 대응체계

보건복지부(질병관리청)는 생물테러상황의 심각성·시급성·확산 가능성·전개속도·지속기간·파급효과·국내외여론·정부대응능력 등을 복합적으로 고려하여 위기경보 수준을 관심·주의·경계·심각으로 구분하여 자원을 효율적으로 동원한다.

가. 관심

국제정세불안으로 테러가 국제적 이슈로 대두

세계의 이목이 테러관련이슈에 집중

언론매체에서 테러내용이 특집기사로 연일보도

국내 테러 가능성에 대한 평가내용이 연일보도

아국 동맹국가 대상 테러빈발로 영향우려

아국 동맹국가 대상 무력테러 사건발생

이중감시체계 운영결과 이상징후 발생 없음

응급실증후군감시체계에 이상증후군 환자발생 보고 없음

감염전문가네트워크에 생물테러 감염병 의심환자발생 보고 없음

- 조치사항

대테러 담당관 비상연락망 유지

감시체계를 중심으로 생물테러 대응체계 점검 및 독려

시도 및 보건소 등 보건기관을 대상으로 감염병 발생감시 및 보고체계 강화

초동대응요원·의료인 대상교육·훈련강화

발생국에 대한 출입국 통제 및 검역강화

국제기구·국가 간 협력체계구축

테러관련 해외정보수집

〈표 38〉 생물테러 관심단계 기관별 역할

기관	역할
보건복지부	〈비상계획관실〉 • 근무태세 및 경계강화, 보건복지업무계획점검
	〈질병정책과〉 • 테러사건 관련상황의 전파
질병관리청 생물테러대응과	• 위기상황접수 및 보고·전파, 평시 이중감시체계운영, 생물테러 감염병의 환례정의, 재교육 및 현지점검, 유관기관 상호간 연락체계 확인점검
지방자치단체 (시도·보건소)	• 이중감시체계운영, 관련의료기관 지도·점검, 의심사례발생 시 역학조사실시, 유관기관 상호간 연락체계 확인점검
국립검역소	• 검역구역 내 대테러 담당기관 간 연락체계 및 비상연락망 확인·점검

나. 주의

이중감시체계 운영결과 이상징후발생

응급실증후군감시체계에 급성설사·호흡기증후군 환자발생증가

감염전문가네트워크에 집단설사환자 등 보고증가

국내 '백색가루 소동' 등 사회불안 현상발생

대도시를 중심으로 백색가루 소동발생

아국대상 테러관련 첩보입수

국정원 등 관계기관으로부터 생물테러관련 첩보입수

국제테러조직의 공공연한 테러협박

국제테러조직 관계자 국내잠입기도 징후포착

이름을 변경한 국제테러조직 관계자의 변경된 이름을 비행기 탑승정보에서 발견

테러빈발국가에 아국인 대규모 상주 및 파견

정세가 혼잡한 국가에 아국군대주둔

해외무역을 목적으로 아국인의 대규모 파견

- 조치사항

관심조치사항 지속시행

필수비축물자 및 격리시설점검

실험실 진단체계재정비

대비 및 대응태세점검

해외 협력체계구축

〈표 39〉 생물테러 주의단계 기관별 역할

기관	역할
보건복지부	〈비상계획관실〉 • 근무태세 및 경계강화, 보건복지업무계획점검
	〈질병정책과〉 • 테러사건 관련상황의 전파
질병관리청 생물테러대응과	• 일일조치사항 보고 및 전파, 필요비축물자점검, 실험실 진단체계재정비, 생물테러대책반 구성·운영 및 지시, 다중이용시설대상 생물테러 방지대책 수립·시행
지방자치단체 (시도·보건소)	• 일일조치사항보고 및 전파, 필요비축물자점검, 백색가루 소동발생 시 신속출동 및 조치, 생물테러대책반 구성·운영, 생물테러대응체계점검
국립검역소	• 공항만 검역강화 조치, 검역구역 내 백색가루 소동발생 시 신속출동 및 조치

다. 경계

이상징후 발생관련 역학조사결과 생물테러 의심사례발생

응급실증후군감시체계에 보고된 증후군환자에 대한 역학조사결과 자연적 발생이 아닌 생물테러사례로 의심됨

감염전문가네트워크에 보고된 집단설사환자 등에 대한 역학조사결과 평상적이지 않은 발생양상을 보이며 생물테러 감염병의 역학특징을 보임

국내 '백색가루 소동'의 빈번한 발생 –백색가루 의심소동 및 거동수상자에 대한 신고사례급증

아국 동맹국가의 주재 대사관에서 생물테러 감염병 의심환자 발생보고

해외거주 아국인들에게 병원체 살포

국외에서 아국인 대상 생물테러감행확인

아국인만을 대상으로 하는 생물테러발생

국외에서 생물테러 발생관련 아국인 피해자 발생

국외에서 생물테러 의한 환자발생

국내에서 타 유형의 테러발생

지하철역에서 유독가스 살포하여 많은 인명피해발생

국내 다중이용시설에서 무력테러발생으로 대규모 피해자발생

- 조치사항

주의조치사항 지속시행

생물테러대책반 구성·운영

다중이용시설대상 테러방지대책수립·시행

생물테러 가능 고위험병원체 관리실태점검

해외 입국자에 대한 검역조치강화

민간부문과 협력강화

〈표 40〉 생물테러 경계단계 기관별 역할

기관	역할
보건복지부	〈기획조정실〉 • 국가비상사태발생 시 종합계획수립 및 조정, 위기발생시 종합추진상황점검, 근무태세 및 경계강화, 보건복지업무계획점검
	〈질병정책과〉 • 보건복지부 내 종합상황실운영, 테러대책회의 또는 상임위원회 소집건의, 테러사건 관련상황의 전파 및 사후처리, 생물테러사건대책본부 설치 및 가동
	〈보건의료정책실〉 • 응급의료체계점검
	〈사회복지정책실〉 • 사회복지시설 점검·관리강화
질병관리청 생물테러대응과	• 생물테러대비 및 대응태세강화, 다중이용시설대상 테러방지대책 수립·시행, 대국민 예방홍보강화, 민간부문과 협력강화, 생물테러 가능 고위험병원체 관리실태점검
지방자치단체 (시도·보건소)	• 백색가루 발생 시 신속 출동 및 조치, 이중감시체계운영참여, 의료기관독려 및 점검강화, 유사시 역학조사 및 검체채취·분석실시
국립검역소	• 공항만 검역강화조치, 검역구역 내 백색가루 소동발생 시 신속출동 및 조치

라. 심각

보건소를 통해 의심환자의 유선보고가 접수됨

국내에서 생물테러 의심환자발생

동일의 임상증상을 보이는 의심환자 대량 발생

국내에서 생물테러 의심병원체 분리 및 확진

농포딱지로부터 두창 바이러스 발견

사망자 부검검사를 통해 탄저 병원체분리

백색가루 신속진단결과 양성판정

공항공사에 생물테러 가능 병원체를 보유한 국제테러조직원이 탑승했다는 정보가 접수됨

국제테러조직이 국내에 생물테러를 감행했다고 공언

언론매체 등을 통해 국제테러조직의 감행사실이 보도됨

병원체보유 연구소에서 도난사건에 대하여 유선보고

국내에서 생물테러 가능 병원체도난·강탈사건발생

• 조치사항

경계조치사항 지속시행

생물테러사건대책본부 구성·운영

의료자원동원 및 추가확보

필요물자긴급 확보방안수립

대국민홍보 및 국제협력체계강화

질병별 대응조치실시

〈표 41〉 생물테러 심각단계 기관별 역할

기관	역할
보건복지부	〈기획조정실〉 • 국가비상사태발생 시 종합계획 수립 및 조정, 위기발생 시 종합추진상황점검, 근무태세 및 경계강화, 보건복지업무계획점검
	〈질병정책과〉 • 보건복지부 내 종합상황실운영, 테러대책회의 또는 상임위원회 소집건의, 테러사건 관련상황의 전파 및 사후처리, 생물테러사건대책본부 설치 및 가동
	〈보건의료정책실〉 • 응급의료체계점검, 혈액수급관리강화, 수입희귀의약품 등 의약품 수급상황점검
	〈사회복지정책실〉 • 저소득층 동요진정 및 불만요인해소, 대한적십자사 구호활동에 대한 지원체계준비
질병관리청 생물테러대응과	• 현장지휘본부구성, 전면운영, 총체적인 대응체계가동, 필요물자점검 및 긴급추가확보, 대국민 예방홍보강화
지방자치단체 (시도·보건소)	• 생물테러대책반 운영 및 현장지휘본부지원, 이중감시체계운영강화, 환자역학조사 및 방역조치, 지역 내 의료자원 추가확보, 필요자원 관리 및 점검, 의심환자관리
국립검역소	• 생물테러대비 및 대응태세 전면강화, 현장지휘본부지원

2) 의심환자 발생조치

가. 역학조사

환자 사례조사(발병일·증상특성·감염원 조사)

나. 접촉자·공동 폭로자 조사

검체채취: 환자·접촉자·환경 검체

다. 방역조치

환자관리: 격리 및 치료
접촉자·공동폭로자관리: 제독·예방적 항생제 투여
환경관리: 환경제독

라. 교육·홍보

생물테러 증상 특성 및 예방법 등

5. 방사능사고

방사능사고는 방사선비상과 방사능재난을 일컫는다. 방사선비상은 방사성물질이나 방사선이 누출되거나 누출될 우려가 있어 긴급한 대응조치가 필요한 상황이다. 지방자치단체장이 지역방사능방재대책 본부장으로 방사선비상 대응을 지휘·조정한다. 방사능재난은 방사선비상이 국민의 생명과 재산 및 환경에 피해를 줄 수 있는 상황으로 확대되어 국가차원의 대처가 필요한 사고이다. 원자력안전위원회 위원장이 중앙방사능방재대책 본부장으로 방사능재난 대응을 지휘·조정한다.

(1) 신고체계

원자력시설 이외의 장소에서 방사성물질 운반차량·선박 등의 사고 또는 방사성물질이나 방사성물질로 의심되는 물질을 발견하였을 때에는 원자력안전위원회·지방자치단체·소방관서·경찰관서·인근 군부대 등에 지체 없이 신고해야 한다. 신고를 받은 원자력안전위원회 이외의 기관장은 원자력안전위원회에 지체 없이 보고해야 한다. 원자력안전위원회는 대통령령으로 정한 기준 이상의 방사능재난이 발생하였을 때에는 방사능재난이 발생한 것을 지체 없이 선포해야 한다. 의료인이 방사능재난 또는 방사선 상해자로 의심되는 환자를 볼 경우에는 국가방사선비상진료센터(한국원자력의학원)의 24시간 응급전화로 신고한다.

〈표 42〉 중앙방사능방재대책본부 구성 및 편성

구분		인원	비고
본부장		1	원자력안전위원회 위원장
본부회의 위원		20	방통위·기재부·미래부·교육부·외교부·국방부·행자부·농식품부·산업부·복지부·환경부·국토부·해수부·안전처·식약처·경찰청·기상청 소속 차관급 공무원 및 원자력안전기술원 원장·원자력의학원 원장
방사능 중앙통제 상황실	실장	1	방사선방재국장
	종합조정반	4	반장: 원자력안전과장
	현장지원반	4	반장: 방사선안전과장
	홍보협력반	4	반장: 안전정책과장
	유관기관 연락반	20 이상	중앙방사능방재대책본부 위원·소속기관 파견관 한국수력원자력(주)·원자력연구원 직원 등 대상시설특성, 위기형태 등에 따라 방사능중앙통제상황실 인원을 탄력적으로 편성·운영

〈표 43〉 국가방사선비상진료센터와 1·2차 방사선비상진료기관의 기능

구분	기능
국가 방사선비상 진료센터	• 방사선피폭환자의 응급진료 등 방사선비상진료 • 방사선비상진료요원 및 구조요원에 대한 교육·훈련 • 1·2차 방사선진료기관에 대한 지원 • 방사선비상진료관련 연구 • 그 밖에 비상진료센터의 장이 방사선비상진료에 필요하다고 인정하는 방사선비상진료관련 업무
2차 방사선비상 진료기관	• 방사선피폭환자의 응급진료 등 방사선비상진료 • 방사선피폭환자에 대한 기록 보존 및 비상진료센터를 경유하여 원자력안전위원회에 보고 • 필요시 비상진료센터로 환자 이송 • 방사선비상진료교육 참여
1차 방사선비상 진료기관	• 방사선피폭환자의 응급진료 등 방사선비상진료 • 방사선피폭환자에 대한 기록 보존 및 비상진료센터를 경유하여 원자력안전위원회에 보고 • 필요시 비상진료센터 또는 2차 방사선비상진료기관으로 환자 이송 • 방사선비상진료교육 참여

(2) 재난지휘 및 대응체계

국가방사능방재대응체계의 방재대책본부와 현장방사능방재지휘센터(원자력안전위원회)를 중심으로, 1·2차 방사선 비상진료기관이 의료대응을 한다.

(3) 방사선비상 대응조치

1) 백색비상

방사성물질 밀봉상태의 손상 또는 원자력시설의 안전상태 유지를 위한 전원공급 기능손상이 발생하거나 발생할 우려가 있는 등의 사고

방사선 영향이 원자력시설건물 내에 국한될 것으로 예상되는 비상상태

비상발령보고, 상황전파, 사고확대방지 응급조치, 사업자 비상대응시설의 운영, 지역방재대책본부 발족운영(상황실 및 연합정보센터)

2) 청색비상

백색비상 등에서 안전상태로의 복구기능의 저하로 원자력시설의 주요 안전기능에 손상이 발생하거나 발생할 우려가 있는 사고

방사선 영향이 원자력시설부지 내에 국한될 것으로 예상되는 비상상태

백색비상 대응조치수행, 사업자비상대책본부 발족운영, 중앙방재대책본부 발족운영, 현장지휘센터 발족운영, 기술 및 의료지원조직운영, 지역방재대책본부 확대운영

3) 적색비상

노심의 손상 또는 용융 등으로 원자력시설의 최후방벽에 손상이 발생하거나 발생할 우려가 있는 사고

방사선 영향이 원자력시설부지 밖으로 미칠 것으로 예상되는 비상상태

청색비상 대응조치수행, 방사능재난발생 선포검토, 원자력시설 주변주민에 대한 보호조치

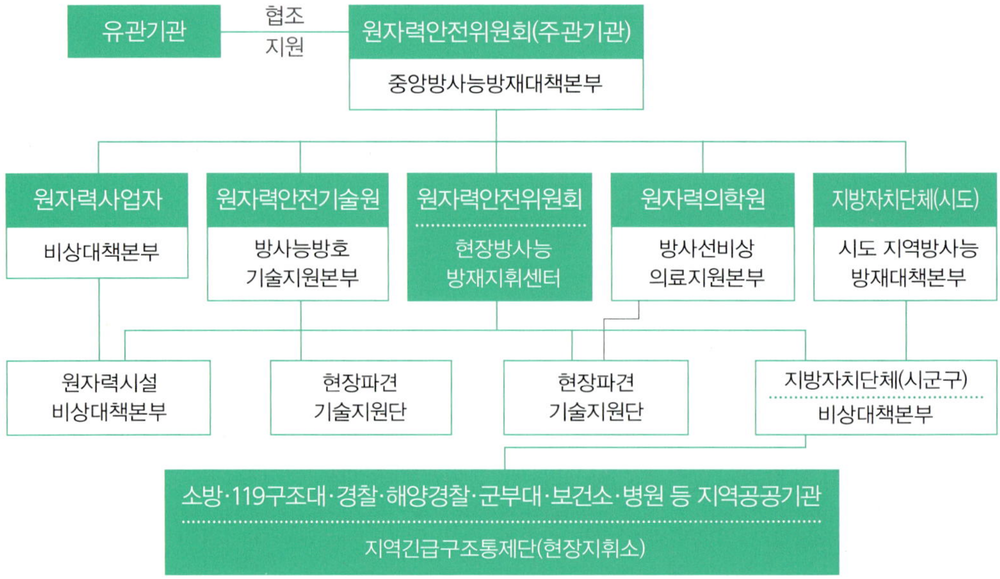

〈그림 17〉 국가방사능방재체계

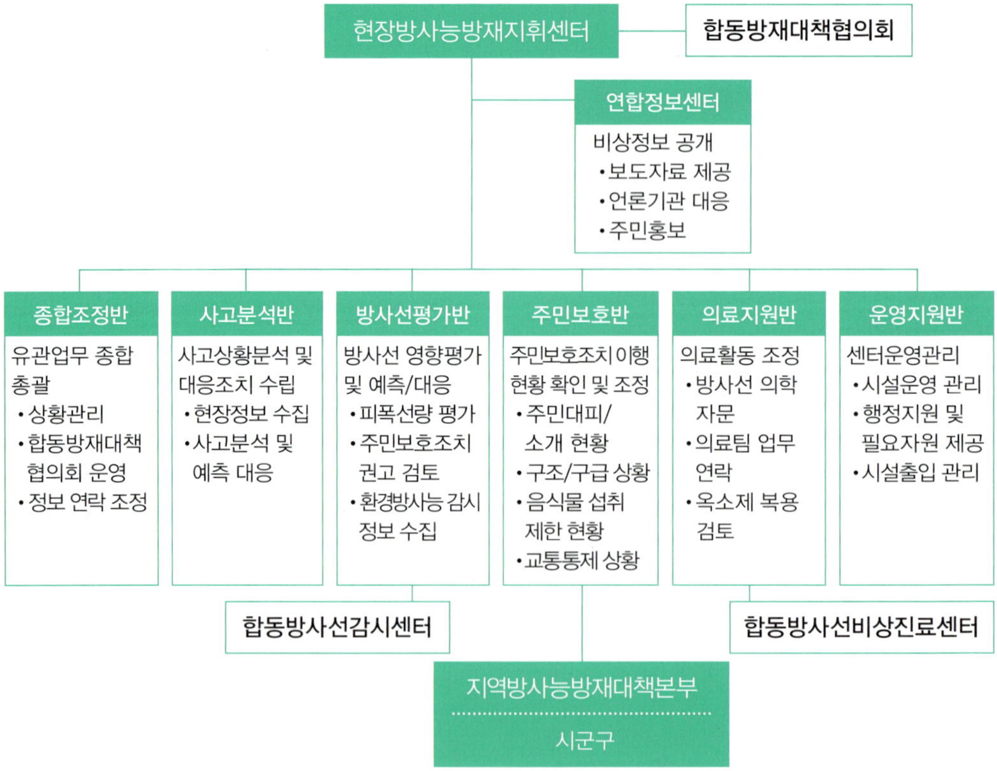

〈그림 18〉 현장방사능방재지휘센터

(4) 방사선 비상진료기관

방사선사고에서 신속한 의료대응과 진료수준제고를 위해 권역별로 전국 22개 의료기관을 1·2차 방사선 비상진료기관으로 지정하고 있다. 방사선 비상진료기관은 응급진료·제염 및 계측장비·방호약품을 구비하고 비상진료팀을 운영하고 있으며 교육·훈련·장비관리업무를 수행한다. 방사선 비상진료기관은 오염환자에 대한 처치를 담당하고 보건소와 응급의료기관에서 파견된 재난의료지원팀의 역할은 제염된 오염되지 않은 사상자에 대한 중증도 분류·응급처치·이송이다. 방사선 비상진료기관은 환자흐름도에 따라 현장방사선비상진료소를 운영하는데 일반상해와 방사선상해의 환자분류는 방사선 비상진료기관, 지방자치단체 방사능방재요원, 기타 방사선오염측정기운영 가능요원에서 실시한다.

(5) 부서별 역할

1) 상황실(방재대책본부)

현장방사능방재센터(또는 합동방사선비상진료센터)와의 연락망을 구축하여 실시간으로 사고에 대해 전문적인 자문 등을 전파하며 각 반 상해자의 응급치료·이송여부 보고 및 결정 등과 함께 현장진료소를 전반적으로 지휘·조정하는 역할을 한다.

2) 분류반(현장방사능방재지휘센터)

방사선학적으로 오염·비오염으로 구분하여 응급의료소·방사선비상진료소·귀가 등의 흐름을 결정하며 의학적 손상에 따라 순위를 정하여 응급치료·이송순위를 결정한다.

3) 제염반(현장방사능방재지휘센터)

경증·중증의 제염지침에 따라 오염을 제거한다. 방사선 상해자가 외상을 동반한 복합손상 및 기저질환으로 생명이 위험한 경우에는 지체 없이 우선적인 응급조치를 수행한다.

즉, 제염에 앞서 상해자의 의학적 안정을 우선으로 한다. 제염으로 상해자의 의학적 안정을 위한 행위가 미뤄지거나 방해되어서는 안된다. 신발을 포함한 모든 의복의 제거와 샤워로 오염의 95% 이상을 감소시킬 수 있다.

4) 처치반(현장방사능방재지휘센터)

제염된 상해자에게 귀가나 지정병원이송 전 의학적 상태에 따라 치료를 제공한다.

5) 이송반(현장방사능방재지휘센터)

상황실 통제에 의해 지정된 병원으로 환자를 이송한다. 가능하다면 현장통제구역으로 들어가지 않았던 전문의료인이나 보조의료원이 부상자를 이송하고 오염상해자는 오염통제절차에 따라 이송하고 처치를 시행한다. 비오염이 입증될 때까지 모든 피해자는 오염되었다고 간주하며 이동 중에도 의학적 평가와 처치를 꾸준히 한다.

6) 관찰·심리상담반(현장방사능방재지휘센터)

주민교육·개인상담 장소를 별도로 운영하며 개인상담소는 오염과 상처가 있었던 사람들 중에 불안을 호소하는 사람들을 대상으로 운영한다.

7) 사망자 안치소(현장방사능방재지휘센터)

대중에게 노출되지 않도록 지정된 장소에 설치

사망자를 다룰 때도 개인보호조치에 준하여 행동

망자낭에서 내부오염 여부를 판단하기 위한 시료를 채취

망자낭에는 인적사항 라벨을 부착하며 눈에 띄는 방사선 표지를 부착

법률적 증거를 확보할 때까지 사망자를 안치

(6) 병원의 의료대응

1) 의료정보수집

사고내용·위치·유형·방사능오염유무·오염물성질 등 사고에 대한 정보를 포함하여 환자기본정보·오염의심·확인 여부·제염 등에 대한 정보를 수집한다.

2) 방사성 상해환자 진료를 위한 준비

가. 장비보호

방사선비상진료를 위해 배정된 구역 내의 불필요한 장비와 시설을 옮기거나 치료 테이블, 장비 등의 표면을 덮는다.

나. 장비 · 물품준비

개인방호장비·방사능오염과 감염통제를 위한 장비준비

환자진료에 필요한 장비와 물품확인

방사선 모니터링 장비와 시료채취용기 확보

고체 및 액체 방사능폐기물 용기 준비

다양한 크기의 비닐봉지·라벨지·방사선표지·진료일지·기타 양식 및 서식지 등 준비

구급차에서부터 응급실까지의 통로·접수구역·치료구역 바닥의 오염방지 처리(미끄럽지 않은 포장용지로 덮고 가장자리 테이핑)

통로를 표시하고 구역설정띠를 둘러서 구역설정

다. 환자진료준비

진료 프로토콜·절차서·장비·물품·진료일지 등의 가용여부 확인

라. 방사선 방호

장비 및 물품의 가용여부 확인·계측기 상태체크·방사선량 모니터링을 위한 측정체크 포인트 설정(구급차 주차구역·비상진료구역의 출입구 등)

마. 방호복 착용

호흡기보호장비 및 개인방호장비 착용

수술복위에 방수가운 착용

모자·장화·신발덮개 착용

이중장갑 착용: 의료진 보호 속장갑(파랑 등의 유색장갑)을 착용하고 장갑 끝단은 소매 속으로 넣어 그 윗부분을 테이핑한다. 속장갑 위에 겉장갑(흰색)을 착용한다. 겉장갑은 오염된 경우나 환자교체 시에 수시로 교환해야 하므로 테이핑하지 않는다.

방호복 안에 선량계(dosimeter) 착용

바. 동선변경

오염·피폭환자 진료와 관계없는 병원직원·병원환자·일반인의 이동동선 변경

3) 구급차 도착

구급차 내부와 주변은 오염구역으로 간주

호흡기보호장비와 개인보호장비를 착용한 의료진이 오염관리구역 경계선에서 구급차 환자 인수·인계 이동

병원카트는 비닐과 시트를 삼중으로 덮어 오염확대방지

오염관리구역 경계선을 기준으로 하여 양쪽으로 구급차카트와 병원카트를 나란히 설치 (오염구역: 구급차카트, 오염관리구역: 병원카트)

4) 작업종료 구급차량과 구급대원

개인선량계 반납

방사선 오염확인, 오염 시 제염실시

오염된 의복·물품·장비 등 제염절차준수

외부 모니터링, 생물검정(bioassay sample) 등을 통해 내부피폭확인

5) 내원환자관리

오염환자 이동경로바닥의 오염방지작업

내부오염 또는 의심 시 환자에게 마스크 착용

제염절차를 연기한 응급환자치료 시에 의료진은 반드시 호흡기보호장비, 개인방호장비를 적절히 착용

의료진에게 허용된 최대허용선량(1차적으로 방사선작업종사자 선량 한도인 20~50mSv 정도)을 정하고 꾸준한 모니터링 실시

오염환자는 의학적 환자와 방사선학적 환자로 분류

생명이 위독한 상해자는 방사선학적 분류 전에 먼저 치료

오염환자 혈관주사는 깨끗한 피부부위나 적은 오염부위를 선정하여 소독 후 실시

오염여부에 대한 정보가 없다면 모두 오염으로 간주

비오염이면 통상적인 응급환자접수절차

제염과 적절한 후속치료 계획결정

응급실 1차 조치

응급상태에 따라 화상·성형전문병원이송

환자상태에 따라 일반병동에서 적절한 후속치료

오염상태에 따라 음압격리병실에서 적절한 후속치료

치료가 끝난 환자는 완충구역이동, 오염검사 후에 일반구역이송

치료상태에 따라 퇴원 후 통원치료

6) 방사성물질 취급

방사성물질 제거작업자는 반드시 개인보호장비 착용

고준위 방사성물질이나 파편이 상처부위에 있는 경우에는 방사선안전절차를 준수하며 최대한 신속히 제거

방사성물질일 수도 있는 금속파편은 손의 직접접촉은 피하고 피폭 최소화를 위해 long forcep을 사용하여 제거

치료시간 동안 선량 모니터링 실시

제거된 파편의 방사선 모니터링 실시

적절히 차폐된 납용기에 담아 병원 내 적절한 지정된 장소보관

7) 폐기물 관리

오염물품과 방사성폐기물의 처리법과 보관기간결정

단기보관 시에는 오염물품을 이중 비닐 bag에 넣어 보관 후 방사선안전 관리요원의 지도하에 일반인이나 의료진의 접근이 가장 적은 장소로 이동 보관

(7) 방사능 누출대응

국내 원자력발전소 및 연구용원자로에서의 방사능 누출사고가 발생하거나 발생할 우려가 있는 경우의 보건복지부 및 관련기관의 임무·역할·조치사항 등의 대응과정이다.

1) 위기경보 절차

위기경보는 상황에 따라 순차에 관계없이 전국적 또는 지역적으로 발령이 가능하지만 실제 경보발령은 상황의 전개속도, 파급효과 등을 감안하여 상황판단회의(자체위기평가회의)에서 결정하게 된다.

초기대응반·위기대응반·중앙사고수습본부(중수본) 책임자는 소관분야 재난징후를 포착하거나 재난발생이 예상되는 경우, 행정안전부로부터 위기경보 발령요청이 있을 경우에는 그 위협 또는 위험 수준을 평가하기 위해 관련 실·국·과장이 참석하는 상황판단회의(자체위기평가회의)를 개최한다.(긴급 시에 SNS 또는 유·무선으로 개최) 상황판단회의(자체위기평가회의) 구성은 기획조정실장·보건의료정책실장·사회복지정책실장·인구정책실장·대변인·정책기획관·비상안전기획관·보건의료정책관·공공보건정책관·보건산업정책국장·장애인정책국장·아동정책관·보육정책관·노인정책관·건강정책국장·사회서비스정책관·복지정책관·건강보험정책관·연금정책국장 등이며 책임자 부재 등 긴급한 경우에는 참석자 중 직제순에 따라 최고 선임자가 회의를 주재한다.

위기평가는 상황심각성·시급성·확대 가능성·전개속도·지속기간·파급효과·국내외여론·정부대응능력 등을 고려한다. 초기대응반·위기대응반·중수본 책임자는 상황판단회의(자체위기평가회의) 결과에 따라 보건복지부장관이 위기경보를 발령하고 행정안전부, 국가안보실, 소속기관 및 유관기관 등에 전파한다. 범정부적 차원의 평가와 조치가 요구되는 심각수준의 경보발령·해제 또는 위기경보수준의 조정에는 행정안전부와 사전협의를 실시한다.

위에도 불구하고 신속한 대응이 필요한 위급상황의 경우에는 우선 경보발령 조치 후 즉시 국가안보실·행정안전부 등 유관 기관에 보고(통보)한다. 중수본부장은 위기단계임무·역할의 규정에도 불구하고 상황판단회의를 통해 중수본 운영을 탄력적으로 할 수 있다.

관련법령에 따라 중앙재난안전대책본부장이 상황판단회의를 거쳐 재난관리에 필요하다고 판단할 경우에 중앙재난안전대책본부를 설치할 수 있다. 중앙재난안전대책본부장은 필요하면 재난관리주관기관의 장에게 중수본의 구성·운영을 권고할 수 있다.

위기경보 발령에 따른 조치(상기 태풍과 같음)

2) 위기관리업무 수행체계

종합체계도(상기 태풍과 같음)

위기관리기구 및 임무·역할(상기 태풍과 같음)

단계별 대응조치계획(상기 태풍과 같음)

각 반의 임무(상기 태풍과 같음)

3) 방사능 누출사고 대응절차

사고특성 및 위험요인

피폭 등의 2차 재난의 발생 위험이 크고 광범위함

장시간에 걸쳐 지역·인체에 영향을 초래할 수 있음

초기에 누출에 따른 위험지역의 정확한 판단이 어려움

4) 대응절차기준

첩보와 출동단계

방사선 사고대응 유관기관에 신속전파, 긴밀협조

상황실수보자는 사고상황 신속파악

전문유관기관(군부대·원자력관련부서·경찰 등) 지원요청

시설관계자에게 방사선 관련정보 추가획득 노력

유해물질 비상대응 핸디북 지침활용 정보파악

상황실근무자는 수집정보를 출동대에 실시간 전파

출동대는 방사선보호복 등 개인안전장비 착용 및 확인

〈표 44〉 방사능 위기경보

구분	판단기준	비고
관심 (Blue)	• 기기고장·종사자실수·절차의 결함 등으로 인하여 운전요건을 벗어난 비정상적인 상태 (국제원자력사건등급 1등급 수준) * 발생징후가 있으나 단기간 내에 국가위기로 발전할 가능성이 낮은 상태	• 징후감시활동 • 초기대응반 구성·운영 (근무인원: 2명 반장 기획조정실) • 필요하면 중앙사고수습본부 설치검토
주의 (Yellow)	• 방사선비상으로 확대 가능성이 있는 계통의 경보발생 (국제원자력사건등급 1등급 고장 악화) * 발생징후가 활발하게 탐지되어 국가위기로 발전할 가능성이 있는 상태	• 협조체제가동 • 초기대응반 확대운영 • 필요하면 중앙사고수습본부 설치검토
경계 (Orange)	• 사고를 일으키거나 확대시킬 가능성은 나타나지 않지만 안전계통에 심각한 기능상실 (국제원자력사건등급 2등급 수준) * 발생징후가 구체적으로 인지되어 국가위기로 발전할 가능성이 매우 높은 상태	• 대비계획점검 • 필요하면 중앙사고수습본부 설치검토 • 위기대응반 설치·운용 (반장: 기획조정실장) * 중앙사고수습본부 운영 이전까지만 운영
심각 (Red)	• 사고를 일으키거나 확대시킬 가능성이 있는 안전계통에 심각한 기능상실 (국제원자력사건등급 3등급 수준) * 발생징후가 현저하게 임박하여 국가위기로 발전할 가능성이 확실시 되는 상태	• 즉각 대응태세돌입 • 중앙사고수습본부 설치·운용 (근무인원: 21명, 본부장: 장관) * 재난사태선포

〈표 45〉 방사선비상 대응조치

구분	정의	대응조치
백색비상	• 방사성물질의 밀봉상태의 손상 또는 원자력 시설의 안전상태 유지를 위한 전원공급기능 손상이 발생하거나 발생할 우려가 있는 등의 사고 • 방사선 영향이 원자력시설 건물 내에 국한될 것으로 예상되는 비상상태	• 비상발령보고 • 상황전파 사고확대방지 응급조치 • 원자력사업자 비상대응시설운영 • 지역방재대책본부 발족운영 (상황실 및 연합 정보센터)
청색비상	• 백색비상등에서 안전상태로의 복구기능의 저하로 원자력시설의 주요 안전기능에 손상이 발생하거나 발생할 우려가 있는 사고 • 방사선 영향이 원자력시설 부지 내에 국한될 것으로 예상되는 비상상태	• 백색비상 대응조치 • 수행원자력사업자 비상대책본부 발족운영 • 중앙방사능방재대책본부 발족운영 • 현장방사능방재지휘센터 발족운영 • 기술 및 의료지원조직운영 • 지역방재대책본부 확대운영
적색비상	• 노심의 손상 또는 용융 등으로 원자력 시설의 최후방벽에 손상이 발생하거나 발생할 우려가 있는 사고 • 방사선 영향이 원자력시설부지 밖으로 미칠 것으로 예상되는 비상상태	• 청색비상 대응조치수행 • 방사능재난 발생선포검토 • 원자력시설주변 주민보호조치실시

5) 현장도착 및 활동단계

응급의료·이송·기록관 등 모든 현장요원 보호장구 착용

호흡기보호(공기호흡기·방독면 등), 피부보호(보호복 등)

선착대는 바람을 등지고 접근하여 가상 안전통제선 밖에 차량배치

현장진입대원은 바람을 등지고 접근

현장상황을 판단하고 신속히 주민대피

유출 방사성물질의 종류·양·성상파악

피폭 사람의 수·위치, 확산범위

방사선량 측정 후 통제선 설치(Hot·Warm·Cold Zone)

방사선관리구역: 공간방사선량률 100μSv/h 이상 지역

Hot Zone: 공간방사선량률 20μSv/h 이상 지역에 소방구역을 설정

Warm Zone: 공간방사선량률이 자연방사선 이상인 지역으로 비상대응조치수행구역

Cold Zone: 자연방사선량이 측정된 통제선 바깥 구역으로 한국원자력환경공단기준은 일반인 연간 허용범위는 1000 마이크로시버트며 50만 마이크로시버트까지는 별다른 증세가 없음

상기 기준을 참고로 사고상황·중요도·위험도를 고려하여 현장지휘관이 전문가와 협의하여 구역설정

필요하면 유관기관협조로 통제선 설치(안전지역 외 경찰통제선 설치)

개인선량계 착용, 개인피폭선량·시간대별 기록관리

기록관리 전담요원지정(10명 당 1명 지정)

대원 과다피폭 방지를 위한 교대조 운영

오염 가능 모든 대원과 요구조자의 이름·주소·연락처·노출시간·선량을 기록하여 의료진 통보

6) 현장활동 종료단계

오염장비·의복·대원은 격리관리

오염장비는 전문업체에 폐기조치

사고수습에 관여한 인력·장비에 대해 철저히 제독·검사 실시

현장진입대원에 대한 방사선 피폭선량 누적관리 실시(5년간)

피폭대원은 추적관리체계에 의한 치료·격리 실시

〈표 46〉 방사능사고 단계

위기경보단계		방사선비상	국제원자력사건등급
대비단계	관심 (Blue)		1등급 수준 (단순 고장)
	주의 (Yellow)		1등급 고장악화 (방사선비상으로 확대 가능성이 있는 계통의 경보발생)
	경계 (Orange)	백색비상	2등급 수준 (고장)
	심각 (Red)	청색비상	3등급 수준 (심각한 고장)
대응단계		적색비상	4등급 수준 (소내 위험사고)
			5등급 수준 (소외 위험사고)
			6등급 수준 (심각한 사고)
			7등급 수준 (대형 사고)

정리해보기

- 특수재난에 따른 재난관리책임기관, 재난관리주관기관, 재난관리유관기관을 조사해보자.
- 소재지 지방자치단체의 특수재난대책을 조사해보자.
- 재난현장 표준작전절차 중에서 특수재난 관련내용을 찾아 정리해보자.
- 특수재난에 따른 충격지역(오염구역), 완충지역(준오염지역)의 설정기준을 조사해보자.
- 환경부/화학물질안전원/화학물질종합정보시스템/사고대비물질을 검색하여 노출유해성 및 응급조치요령을 정리해보자.

Chapter 09

재난관리기술 및 재난훈련

1. 국가재난관리 정보체계 고도화

2. 재난대비훈련

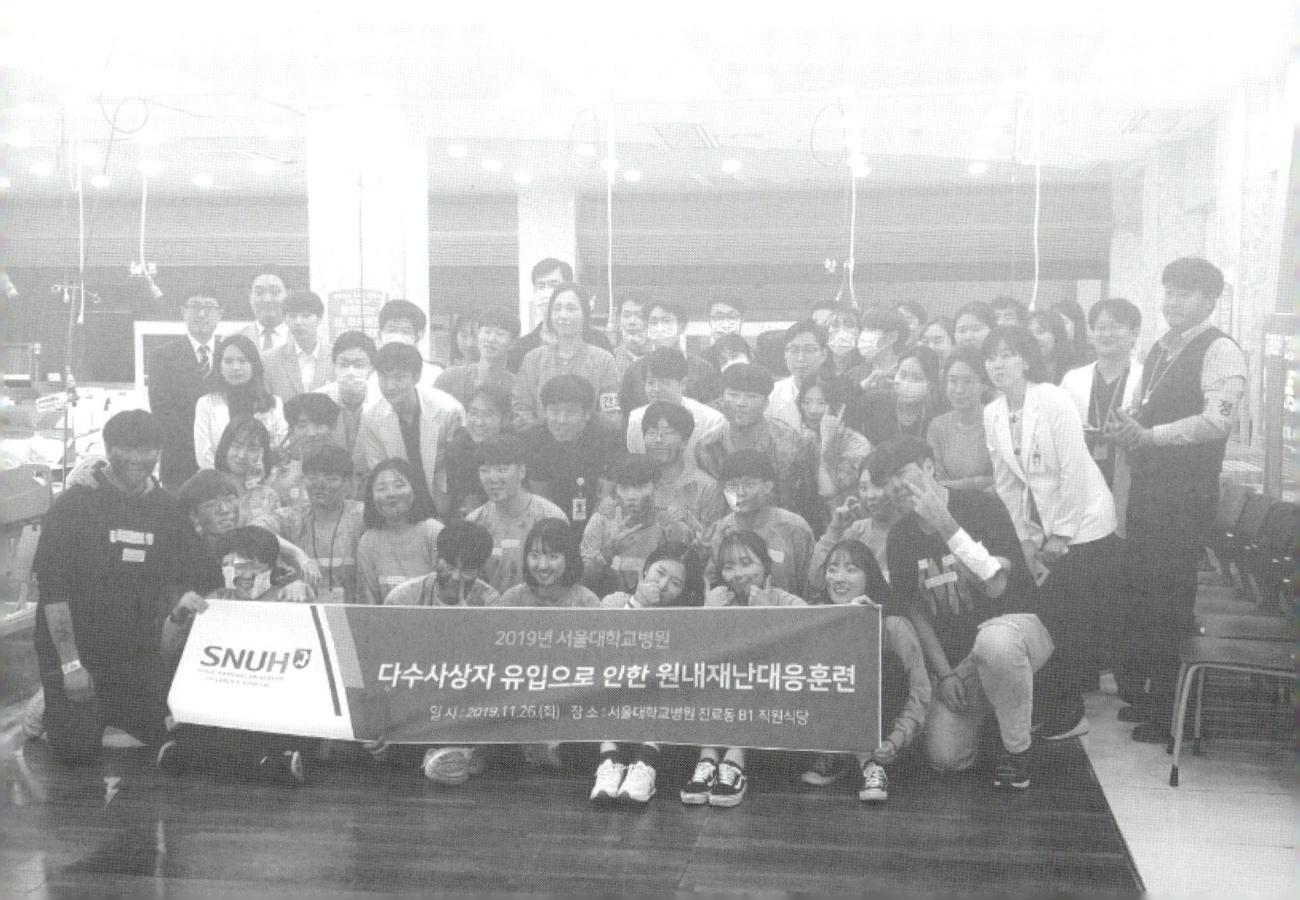

재난관리기술 및 재난훈련

chapter 9

재난의료관리론

1. 국가재난관리 정보체계 고도화

재난관리정보체계를 비롯한 관련정보체계의 연계를 통하여 재난관리업무를 고도화해야 한다. 모든 지방자치단체의 시설물·피해·복구 등의 내역을 등록하고 재난감지설비를 확충하여 재난업무를 종합적으로 관리하는 정보체계로 발전시켜야 한다.

(1) 자율관리체계

중앙부처 및 지방자치단체에서 재난관리업무를 자율적으로 관리하고 결과에 대한 책임을 부여하여 중앙부처 및 지방자치단체의 재난관리역량을 강화하는데 목적이 있다. 정부에서는 중앙부처 및 지방자치단체에서 체계적으로 재난관리업무를 수행할 수 있도록 중앙부처 및 지방자치단체간의 재난관리업무를 지원할 수 있도록 국가재난관리정보체계(NDMS, National Disaster Management System) 고도화 및 범정부 재난관리 네트워크를 구축해야 한다.

(2) 의사결정 기술개발

재난이력 및 재난대응 시나리오 등 재난정보의 축적 및 유관기관과의 공조체계를 구축하고 재난정보연계 및 통계분석정보를 활용하여 신속한 의사결정을 내릴 수 있도록 지원한다. 국가안전관리계획과 표준행동요령, 전문가의 재난대응경험을 근거로 재난별로 재난대응시나리오를 작성하고 대응단계에 필요한 대응업무정보를 제공하여 신속한 의사결정을 지원하고 최적의 시나리오 가동을 통해 담당자가 재난대응업무를 원활하게 수행하도록 한다.

(3) 감지기술개발

다양한 재난유형에 맞는 감시센서기술을 적용하여 사전에 재난을 예측하고 이 정보를 중앙부처 및 지방자치단체·대국민·기업에게 예·경보하여 재난피해를 최소화하고 예방·대비활동을 수행하도록 한다.

(4) 예측기술개발

다양한 경로를 통해 확보된 정보를 분석하여 재난피해발생 전에 대책수립 및 행동을 가능하게 하는 재난예측기술의 적용이 필요하다. 기상청에서 기상예측체계를 구축하고 위성·항공·레이더·외부모델 자료 등 수집된 기상자료를 토대로 슈퍼컴퓨터 수치모델(전국·지역·국지·기상 요소별)을 이용하여 예보 보조자료로 제공하고 있는 것처럼 재난관리차원에서 피해 및 예측 시뮬레이션을 위한 기술을 적용한다. 분석결과를 바탕으로 재난예측·피해규모예측에 따른 대비·대응활동을 수행하도록 한다.

(5) 위험지역 분석기술개발

재난관리에 관련된 모든 지리정보 데이터베이스를 연계 및 통합하여 활용할 수 있는 지리정보체계(GIS, Geographic Information System)을 구축한다. 지리정보체계 기술은 지역위험성의 종합적 파악과 재난 유형별 위험도 분석에 기반 자료로 활용할 수 있다. 지리정보체계에는 침수흔적지도·대피정보·대피주민수·대피경로의 위험·통신채널·지하공간·대피기준·취약시설 등의 정보를 포함한다.

(6) 재난시설 관리기술개발

시설물·지역의 구분, 구분별 공통정보와 개별정보의 표준화를 통하여 재난관련 시설물·지역에 대한 현황정보, 점검정보 등의 재난관련정보를 통합·분배하는 시설물통합관리체계를 구축할 수 있다. 전파식별센서(RFID, Radio Frequency IDentification)를 부착하여 관리할 수 있도록 하여 취약점 발견 시 휴대용 단말기를 통하여 현재 시설 및 시설물에 대한 위치·현황·관리자 정보를 받아서 보고할 수 있게 한다.

(7) 재난정보 전달기술개발

정보통신기술 및 통신매체를 이용하여 현장지휘관을 비롯한 재난관리자의 의사소통이 원활하게 수행될 수 있도록 한다. 재난관리기관의 통합재난통신망 구축은 디지털 주파수 공용통신(DTRS, Digital Trunked Radio System) 방식으로 구성하여 음성 및 데이터 전송뿐만 아니라 ID 부여가 가능하고 암호를 통한 보안기능까지 부가할 수 있다.

2. 재난대비훈련

(1) 계획, 훈련, 평가 그리고 개선의 환류체계

첫 단계는 역사·지질·기상·행정·소방·응급의료 등의 자료로 지역에서 일어났던 재난상황을 파악한다. 역사기록물·지진기록·태풍기록·피해보고서·재난보고서·환자치료기록 등이 자료의 실례이다. 확인을 마치면 정교한 대책을 세워야 한다. 모든 재난에 계획을 세울 수는 없고 계획과 실제와는 차이가 나기 때문에 최악의 상황에 대비한 유연한 대책으로 발전시킬 수 있어야 한다.

계획을 마치면 부서별로 소규모 도상훈련을 하고 기관별로 중규모 확대훈련을 한다. 그리고 지역기관이 참여하는 대규모 모의훈련을 하고 지역간의 모의훈련을 통합한다. 이를 통해 대원의 훈련, 물품의 공급, 부서·기관·지역의 협조, 부서·기관·지역의 대응능력을 파악하고 계획상의 문제를 고칠 수 있다.

이처럼 재난계획과 훈련은 원활한 재난대응을 가능하게 해준다. 계획·훈련·평가 그리고 개선의 환류체계를 확립하여 재난대응능력을 꾸준하게 키울 수 있다. 모든 문제를 예측하고 모든 준비를 사전에 해야 한다. 나아가 '여기서는 사고가 일어나지 않아'라는 생각을 불식시켜 재난은 어느 곳, 어느 때나 일어날 수 있음을 훈련을 통해 주지시킨다.

(2) 훈련내용과 준비

국가재난대응종합훈련은 국가안전관리기본계획에 명시된 국내에서 발생할 수 있는 자연재해와 인적재난 등 모든 재난유형을 포함한다. 2가지 이상의 재난유형이 복합적으로 발생하고 2차 피해로 확산되는 상황까지 가정하여 실제재난상황과 유사하게 실시한다. 대상기관은 중앙부처·지방자치단체·재난관리책임기관이다. 중앙부처 및 지방자치단체는 재난유형별·훈련메시지별로 특성화된 임무, 그 밖의 모든 훈련참여 대상기관은 공통적인 재난대응업무에 대한 훈련을 실시한다. 중앙부처훈련은 재난유형별 주무담당기관과 관련기관을 구별하여 중점훈련을 실시한다. 지방자치단체는 지역재난안전대책본부 등의 재난대응기구구성 및 운영·위험지역통제·현장대응체계구축·의료지원·구조구급·방역 및 쓰레기처리 등의 업무를 공통적으로 훈련한다. 그리고 과거재난사례·지형특성 등을 고려하여 지역에 해당하는 재난유형에 대한 집중훈련을 실시하며 타 지역 재난 및 재난관리책임기관의 현장대응을 지원하는 역할을 훈련한다.

재난 및 안전관리 기본법에 따르면 훈련주관기관장(행정안전부장관·시도지사·시장군수구청장·긴급구조기관장)은 매년 정기 혹은 수시로 훈련참여기관(재난관리책임기관·긴급구조지원기관·군부대 등 관계 기관)과 합동으로 재난대비훈련(위기관리 매뉴얼 숙달훈련 포함)을 하는데 관계기관과 합동으로 참여하는 훈련은 소관 분야별로 주관하여 연 1회 이상 실시한다. 한편, 재난대비훈련에 참여하는 각 기관은 자체훈련을 수시로 실시할 수 있다.

훈련주관기관장은 재난대비훈련계획을 수립하여 훈련실시 15일 전까지 훈련일시·훈련장소·훈련내용·훈련방법·훈련인력·훈련장비 등을 훈련참여기관장에게 통보한다. 훈련주관기관장은 재난대비훈련 참석자에게 사전교육을 실시해야 하는데 다른 법령에 따라 해당 분야의 재난대비훈련교육을 받은 경우에는 교육을 받은 것으로 본다. 재난대비훈련비용은 참여기관이 부담하는데 민간 긴급구조지원기관에 대해서는 훈련주관기관장이 부담할 수 있다.

행정안전부장관은 재난대비훈련을 효율적으로 추진하기 위하여 다음의 사항이 포함된 해당연도 재난대비훈련계획을 수립하여 시도지사·시장군수구청장·긴급구조기관 및 훈련참여기관의 장에게 통보할 수 있다.

- 재난대비훈련 목표
- 재난대비훈련 유형 선정기준 및 훈련프로그램
- 재난대비훈련 기획·설계·실시·평가 및 개선계획에 관한 사항
- 그 밖에 행정안전부장관이 정하는 사항

(3) 실제 및 도상훈련

국가재난대응종합훈련에서는 도상훈련과 실제훈련을 각각 평가한다. 실제훈련의 평가항목이 훈련상황에서 수행이 불가능할 경우에는 메시지로 처리하는 도상훈련의 평가방법을 사용한다.

실제훈련은 훈련장을 설치하고 입간판·플랑카드 등으로 대응기구 등을 설치하여 가능한 실제상황에서와 같은 재난관리 업무절차를 수행하도록 하는 것이다. 실제훈련에서는 실제 재난대응상황에서 참여하는 인력 및 간단한 장비 등을 직접 준비하여 대응준비 상태 등을 점검한다. 국가재난대응종합훈련 평가단은 훈련메시지에 따른 실제활동과 현장에 비치된 자료 및 장비 등에 대하여 평가한다.

도상훈련은 중앙부처 및 지방자치단체가 실제훈련에 참여할 수 없는 경우 또는 해당 재난분야가 실제훈련을 수행하기 어려운 경우에 문서상의 처리를 통해 훈련을 진행한다. 도상훈련은 실제훈련과 마찬가지로 재난유형에 따른 대응상황의 처리절차를 평가하도록 하고 문서의 작성 및 상하위 기관 또는 유관기관으로의 전달 등으로 재난대응절차를 대신한다. 도상훈련에서는 재난메시지에 따라 훈련대상기관이 작성하는 메시지, 유관기관과의 메시지 전파 및 수신 등의 절차 및 내용의 적정성에 대하여 평가한다. 도상훈련을 실시하는 기관은 실제훈련을 실시하는 기관과 문서상으로 메시지를 주고받으며 실제상황에 연계할 수 있도록 하고 실제훈련기관이 메시지를 전달하면 이에 대한 적절한 대응을 수행한다.

(4) 훈련평가

평가결과는 평가대상이 되는 모든 기관 및 단체의 특성을 고려하여 재난관리업무의 수준을 비교할 수 있어야 하며 평가결과에 대한 비교우위는 대상기관 및 단체의 특성과 차이가 충분히 고려되어 신뢰성과 형평성을 확보할 수 있어야 한다. 평가결과에 대하여 훈련대상이 되는 기관 및 단체 간의 순위를 산정하여 재난관리업무 및 훈련의 수준을 비교할 수 있어야 하며 평가결과 산정된 순위에 대하여 훈련대상기관 및 단체의 훈련참여의지를 강화할 수 있는 인센티브 방안이 마련되어야 한다. 최종적으로 평가결과에 따라 상위집단과 하위집단으로 구분하고 수범사례를 도출하여 타 기관 및 단체의 문제점 개선 및 우수기관에 대한 인센티브 제도를 확립하여 적극적인 훈련참여를 유도한다.

재난 및 안전관리 기본법에 따르면 훈련주관기관장은 다음의 평가항목을 선정할 수 있다.

- 분야별 전문인력 참여도 및 훈련목표 달성정도
- 장비의 종류·기능 및 수량 등 동원실태
- 유관기관과의 협력체제 구축실태
- 긴급구조대응계획 및 세부대응계획에 의한 임무의 수행능력
- 긴급구조기관 및 긴급구조지원기관 간의 지휘통신체계
- 긴급구조요원의 임무수행 전문성 수준
- 그 밖에 행정안전부장관이 정하는 평가에 필요한 사항

(5) 개선사항

훈련평가를 통해 도출된 문제점 및 지적사항은 국가재난대응종합훈련의 평가항목에 추가하여 개선 및 보완할 수 있는 방안을 추진한다. 훈련준비단계에서 계획수립 및 메시지 작성에 대한 개선방안을 도출하고 상황대응단계에서는 메시지의 처리절차·재난대응업무절차 등에 대한 개선사항을 확인한다. 단계별 수범사례 및 문제점 지적사례 등을 통하여 차년도 국가재난대응종합훈련을 개선할 수 있는 방안을 마련한다. 최종 평가결과에서 개선대상으로 분류된 기관은 도출된 문제점 및 지적사항을 보완하도록 촉구하고 개선 및 보완을 위한 지원업무를 수행한다.

재난 및 안전관리 기본법에 따르면 재난관리책임기관 및 긴급구조지원기관의 장은 훈련결과를 훈련실시 10일 이내에 훈련주관기관장에게 제출한다. 훈련주관기관장은 훈련실시 30일 이내에 재난관리책임기관 및 긴급구조지원기관의 장에게 다음의 결과를 통보한다.

- 훈련참여기관의 훈련과정 및 훈련결과에 대한 점검·평가
- 훈련참여기관의 장에게 훈련과정에서 나타난 미비사항이나 개선·보완이 필요한 사항에 대한 보완조치요구
- 훈련과정에서 나타난 위기관리 매뉴얼의 미비점에 대한 개선·보완 및 개선·보완조치요구

〈표 47〉 지방자치단체 실제훈련 채점표 예시

대	중	소	점수	비고
훈련 준비	훈련계획수립	훈련계획 수립의 적정성		
	메시지작성	메시지 작성의 적정성		
	훈련장(상황실)설치운영	훈련기구의 설치 및 운영계획의 적정성		
		훈련장 설치 및 운영의 적합성		
	훈련홍보	기관 내·외부홍보		
상황 대응	상황관리체계 구성 및 운영	지역재난안전대책본부 구성 및 운영		
		비상지원본부구성		
	상황전파	상황전파의 적정성		
	메시지처리	메시지 처리건수		
	현장대응	인력·장비동원		
		현장지휘체계 구성 및 운영		
		의료활동		
		방역 및 쓰레기처리		
	이재민대피 및 구호	재난발생지역 이재민대피		
		대피소 설치 및 운영		
		자원봉사자관리		
	훈련참여직원 및 기관장 상황대응	훈련참여 직원의 상황처리		
		기관장의 훈련관심도		
사후 활동	훈련사후활동	국가재난대응종합훈련강화방안		
		훈련의 실효성제고		

정리해보기

- 재난관리 및 예방기술로 어떤 것들을 활용하고 있는지 조사해보자.
- 소재지의 재난대비 긴급구조 종합훈련 내용을 조사해보자.
- 도상훈련에 사용하는 첨단기술에는 어떤 것들이 있는지 조사해보자.
- 중앙부처의 도상 및 실제훈련, 지방자치단체의 도상 및 실제훈련 채점 내용을 조사해보자.

Chapter **10**

재난의료 지원물품

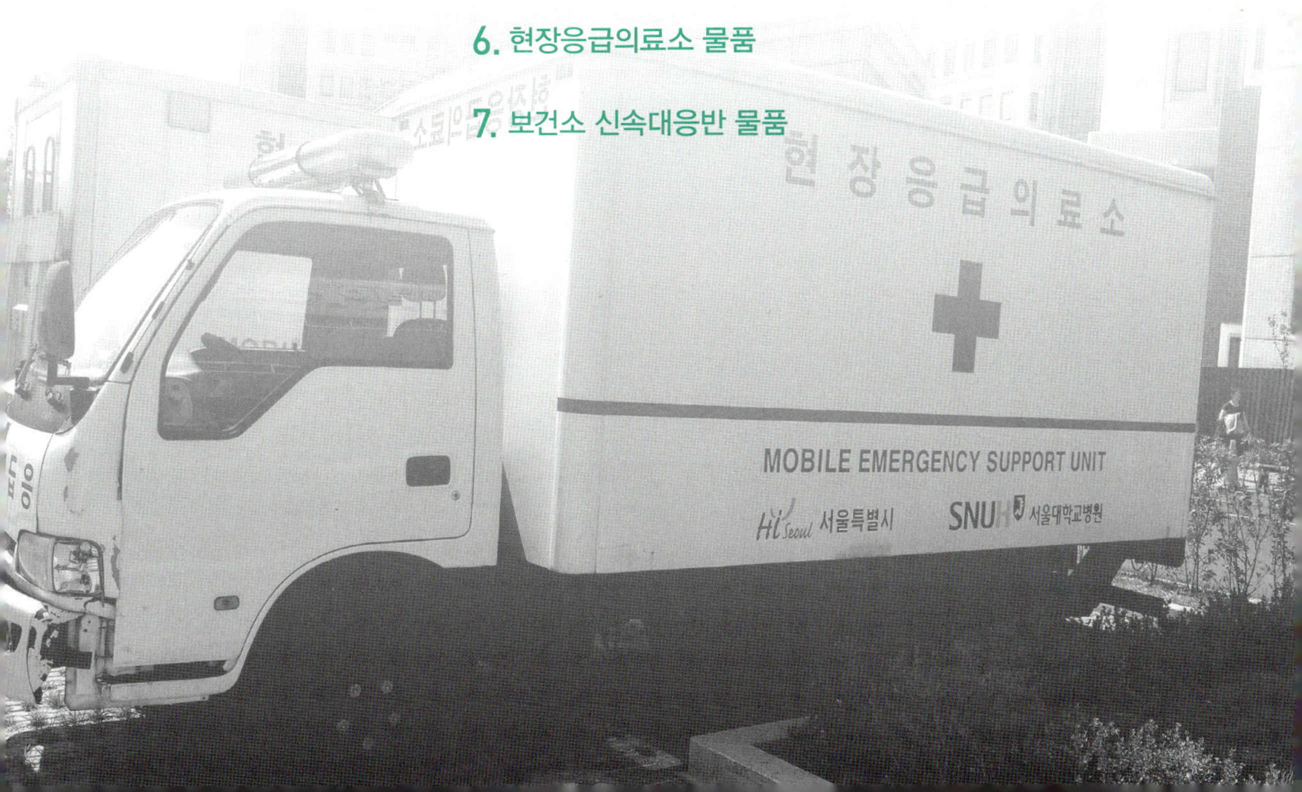

재난의료 지원물품

chapter 10

재난의료관리론

1. 응급의료지원물품의 관리

응급의료지원물품은 재난 시에 의료지원을 위해 현장에 출동하는 재난의료지원팀원의 개인물품·Bag·이동응급의료 세트·현장응급의료소 물품·재난거점병원 지원물품을 말한다. 외상처치물품은 재난 시에 외상환자처치를 원스톱으로 끝낼 수 있는 물품일체이다. 모든 물품은 가급적 1회용을 사용하며(정맥로 및 수액 세트·기관삽관장비 세트 등) 1차 재난의료지원팀은 구성원별 bag을 가지고 긴급자동차로 출동한다.

(1) 관리책임

재난의료지원팀 bag은 재난의료지원팀을 운영하는 기관에서 관리한다. 현장응급의료소 물품은 재난거점병원의 재난의료책임자가 주책임자로서 응급의료지원 물품관리를 한다. 물품은 주 및 부관리자를 지정하고 이동식 시설·장비별 관리대장을 작성하고 월별로 정상작동여부를 기록한 후 날인한다. 소모품의 경우에는 유효기간이 유지될 수 있도록 분기별 1회 점검하여 교체한다. 장비대장에는 장비명·규격·관리번호·제작연도·제작자·소유자·관리책임자 정부·설치일자·내용연수·점검현황·점검자·특별점검현황 등이 있어야 한다.

(2) 보관

산소탱크용량은 분기별 1회 점검을 기본으로 하되 출동 전에 점검하여 산소량이 적으면 응급실 산소탱크와 교환이 즉시 가능해야 한다. 재난의료지원팀 철수 후 1주일 이내에 다시 점검한다. 응급의료지원물품은 언제든지 불출 가능한 서늘한 장소에 보관한다. 의약품은 별도의 관리대장을 이용하여 약국에서 보관하고 소독물품은 유효기간에서 1개월 이상 여유를 두고 재소독을 시행한다. 재사용이 가능한 의료기기는 감염관리지침에 따라 소독절차를 거쳐야 한다. 의료장비는 의료기기 질관리규정에 맞게 장비정도관리를 한다.(혈당측정기 주 1회, 모니터 월 1회 등)

(3) 불출

재난이 발생하면 재난의료지원팀 당직책임의사나 재난의료책임자가 지원물품불출의 권한을 가진다. 지방자치단체장·보건소장·중앙응급의료센터장이 불출을 요구할 수 있고 특별한 사유가 없는 한 응해야 한다.

2. 재난의료지원팀 개인물품

보호복(유니폼·모자 또는 헬멧·헤드랜턴·필요 시 우의)·통신수단(LTE단말기·무전기 등)·랜턴·글로브·마스크·가위·펜·재난출입증(비표) 등이다.

3. 재난의료지원팀 bag

4개의 가방으로 나누어 보관한다. 초기 중증도 분류 및 분산이송, 10명 정도 중증외상 환자진단과 처치에 초점을 맞추고 개인별 12~20kg, 4명 기준 48~80kg 이내의 물품으로 준비한다. bag은 각 재난의료지원팀에서 최소한으로 구성하는 물품이며 각 재난의료지원팀의 판단에 따라 품목의 종류나 수량을 늘릴 수 있으며 같은 기능을 가진 다른 물품으로 대체해도 된다. 특수재난(화학·방사능재난 등) 시에는 개인보호장구 등을 포함하여 추가물품을 구성해 출동한다.

- 가방 1(행정물품)

중증도 분류표 50·환자등록지 50·병원별 수용능력표 1·사상자이송현황표 1·재난의료지원단 지침서 4·비상연락처 4·안전구역설치띠 롤 3·디지털카메라 1·물품목록 4·약품목록 4·메모지 1·스카치테이프·청테이프 각 1·클립보드 4·필기도구·수정테이프 4·현장응급의료소 운영일지 10·확성기 1

- 가방 2(의료물품)

펜라이트 3·청진기 3·체온계 1·혈당측정기 1·혈압계 1·설압자 20·이동식 감염폐기물통 1·감염폐기물 비닐·박스 1·플라스터 3·산소포화도측정기 1·휴대형 초음파 진단장치 1·흡인기 1·휴대용 간이인공호흡기 1·접이식들것 1·담요 2·젤리 1·골반고정대 1

- 가방 3(외상처치물품)

경추고정 세트 3·KED 1·기관삽관장비 세트 3·윤상갑상선절개술 세트 1·폐쇄식 흉관삽관 세트 1·정맥로 및 수액 세트 5·골내주사 세트 1·상처소독 세트 10·상하지부목 세트 각 10

- 가방 4(의약품)

수액제제(생리식염수·5% 포도당용액, 하트만용액 등)·주사용 비마약성진통제·주사용 항히스타민제·에피네프린 10·니트로글리세린(설하용)·흡입용 기관지 확장제

재난의료지원팀 bag 외 별도탑재물품에는 휴대용 간이인공호흡기·접이식들것·KED가 있다.

4. 재난의료지원팀 이동응급의료 세트 물품

구급차(차량)에 탑재가 가능한 장비·물품을 말하고 각 재난의료지원팀의 판단에 따라 품목의 종류나 수량을 늘릴 수 있으며 같은 기능을 가진 다른 물품으로 대체해도 된다.

- 천막물품

에어텐트 1·릴선 1·발전기 1·인플레이터 1·간이침대 2·조명 5·S형 고리

- 의료기기

스트레쳐카트 1·제세동기 1·이동형 환자감시장치 1(제세동기에 모니터기능이 가능하다면 별도의 이동형 환자감시장치는 필요하지 않음)·Long board 1·간이링거대 1

5. 재난의료지원팀 수준별 출동물품

시군구별 한 곳 이상이 지정된 시군구재난의료지원센터는 해당 시군구에 재난이 발생하면 현장의료지원역할을 한다. 재난응급의료 필수시설 및 장비는 개인외상치료 키트·이동형 응급실(현장응급의료소)·환자 및 장비이송차량(구급차·헬기·전용차량)·특수재난장비 및 개인보호장비·이동형 병원(응급실·수술·중환자실)·개인외상치료 키트(출동하는 소규모 재난의료지원팀이 사용하는 개인용 키트백) 등이다.

시도재난의료지원센터는 권역응급의료센터·지역응급의료센터 중에서 지정한다. 평시에는 지역 내 응급환자 진료기능을 하고 중규모 이상의 재난이 발생하면 지역거점 재난대응의료센터와 연계하여 일정규모의 환자를 수용하여 치료한다.

국가재난의료지원센터(지역거점 재난대응의료센터)는 평시에 지역 내 중증외상환자 진료기능을 하지만 대규모 재난이 발생하면 정규병상의 활용뿐 아니라 동시에 100명 이상의 환자를 수용하여 치료한다.

〈표 48〉 재난의료지원팀 수준별 출동물품

	시군구 재난의료지원팀	시도 재난의료지원팀	국가 재난의료지원팀
수준	외상처치팀	이동형 응급실	이동형 병원
기능	중증외상처치	대규모 응급처치	응급·수술·중환자실 치료
장비	통신수단	통신수단	통신수단
	인력이송차량	인력이송차량 장비이송차량	인력이송차량 장비이송차량 시설이송차량(비행기)
	개인보호장비	개인보호장비 제염제독시설	개인보호장비 제염제독시설
	전문외상처치 키트	이동형 응급실장비	이동형 병원시설

〈표 49〉 시도재난의료지원센터(2차 대응기관) 시설 및 장비

1. 응급진료구역·재난 시에 응급진료구역 내 100명의 환자를 수용할 수 있다.(정규병상 32병상의 약 3배), 구급차 10대가 동시 주차 가능(평상 시 5대), 출입구에 화생방 등 특수재난 대비 제염 및 오염제거설비 구축, 진입로 확보
2. 병상·재난 시 센터 내 환자의 재배치 등으로 200~300병상을 확보
3. 중환자실-20병상
4. 수술실·환자발생규모에 따라 본원과 연계하여 10실 이상 완전가동
5. 통신시설·재난상황 시 지휘센터와 구급차, 재난응급의료정보센터 및 지역 내 거점 재난대응의료센터와의 원활한 통신체계 구축
6. 전력·대규모 환자를 수용한 상태로 72시간 자체운영이 가능할 수 있는 비상전력체계 구축
7. 수도·대규모 환자를 수용한 상태로 72시간 자체운영이 가능한 상수 공급이 가능해야 함(식수 및 진료용수 포함)

〈표 50〉 국가재난의료지원센터(1차 대응기관) 시설 및 장비

1. 응급진료구역·헬기이송을 위한 시설 구축. 2대 이상의 헬기 이착륙이 가능. 구급차 10대가 동시 주차 가능(평상 시 5대), 출입구 화생방 등 특수재난 대비 제염 및 오염제거설비 구축, 진입로 확보, 중증도 분류소(환자의 신원확인·등록·서류작성)
2. 병상·재난 시 센터 내 환자의 재배치 등으로 300병상을 확보하고 정규병상 외에 평상 시에는 병상으로 쓰이지 않는 공간을 확보하고 이에 적절한 설비를 갖추어 재난 시 같은 시간 안에 100명 이상의 환자를 동시에 수용하여 치료할 수 있는 시설(전력·의료가스 등)을 갖춘다. 조립형 간이병상활용
3. 중환자실-50병상 확보
4. 수술실·환자발생 규모에 따라 본원과 연계하여 20실 이상 완전가동(평상 시 6실)
5. 사체보관실 확보
6. 보호자대기실 및 퇴원구역 설치
7. 언론매체 통제 및 접촉구역 설치
8. 신경정신과 진료 및 격리실
9. 통신시설·재난상황 시 지휘센터와 구급차, 재난응급의료정보센터 및 타거점병원, 지역 내 연계 2차 재난대응병원 등과의 원활한 통신체계 구축
10. 전력·대규모 환자를 수용한 상태로 72시간 자체운영이 가능할 수 있는 비상전력체계 구축
11. 수도·대규모 환자를 수용한 상태로 72시간 자체운영이 가능한 상수 공급이 가능해야 함(식수 및 진료용수 포함)

6. 현장응급의료소 물품

재난현장에 출동하여 현장의 응급의료관련자원을 총괄·지휘·조정·통제하며 사상자 분류·응급처치·이송지시를 임무로 하는 이동형 응급실로써 기존 이동응급의료 세트에 있는 물품에 추가물품으로 구성하며 약품이나 외상처치물품, 기타 처치물품 등은 환자 규모에 맞춰 조정한다. 현장응급의료소 물품은 재난현장 출동기준으로 외부지원 없이 72시간 정도 원활히 운영할 수 있는 수준에 맞춰야 한다.

〈표 51〉 현장응급의료소 장비기준

구분	내용
세트 내 장비	주들것·보조들것·분리형들것·두부고정장치·KED·견인부목·사지고정장비·척추고정장비(long, short)·쇼크방지용 하의·휴대용 흡인기·휴대용 및 고정용 산소공급장비·산소투여장비·백밸브마스크·이동용 인공호흡기·기도유지기·비강산소캐뉼라·산소마스크·기관삽관 세트·휴대용 혈압계·고정용 혈압계·구급상자·화상치료 세트·수액걸이·산소레귤레이터·유량계·습도조절기·흡인바틀·오염제거텐트·특수보호장비·분만 키트
의료 소모품 및 기구	화상시트·삼각건·드레싱물품·감은붕대·탄력붕대·거즈·바세린 거즈·반창고·석고붕대·거즈붕대·감은붕대·외과용 솜·외과용 장갑·비닐장갑·tube suction·tube drainage·forcep·scissors·건전지·일회용 면도기·surgical blade·일회용 종이컵·수액 세트·체온계·설압자·화장지·종이수건·sheet·paper·오물용 봉투·비누·일회용 마스크·안대·주사용 바늘·scalp needle·syringe·봉합 세트 및 봉합사·Levin tube·Foley catheter·suction catheter·3-way·삽관용 흉관·chest drainage bottle
응급약품	에피네프린·리도케인·아트로핀·도파민·도부타민·데메롤·나이트로글리세린·발리움·아데노신·칼슘·덱스트로스·만니톨·라식스·중탄산나트륨·하트만용액·생리식염수·포도당수액
감시장치	심전도모니터·제세동기·산소포화도측정기·혈당측정기
기타 물품 및 장비	통신장비·현장응급의료소 표식(차량 및 개인·텐트·분류표식)·텐트설치용 장비(공기충전기)·조명기구·발전기·전력연결장치·수도연결장치·담요·환자분류표 및 인식표·환자기록지·개인보호장비(특수재난)

7. 보건소 신속대응반 물품

재난의료지원팀 개인물품과 재난의료지원팀 bag 수준으로 갖출 수 있다면 구성한다. 주 업무가 중증외상환자 진료보다는 초기 중증도 분류(필요한 경우) 및 행정지원업무이기 때문에 간략 구성도 가능하다.

- 가방 1(행정물품)

중증도 분류표 50·환자등록지 50·병원별 수용능력표 1·사상자 이송현황표 1·현장응급의료소 운영일지 10·재난의료지원단 지침서 3·비상연락처 3·물품목록 3·약품목록 3·메모지 1·스카치테이프·청테이프 각 1·클립보드 4·필기도구·수정테이프 4·디지털카메라 1·확성기 1·노트북 1·프린터기 1·화이트보드 3·보드마커 9

- 가방 2(의료물품)

펜라이트 3·청진기 3·체온계 1·혈당측정기 1·혈압계 1·설압자 20·이동식 감염폐기물통 1·감염폐기물 비닐·박스 1·플라스터 3·접이식들것 1·담요 2

- 가방 3(외상처치물품)

상처소독 세트 10·상하지부목 세트 각 10

정리해보기

- 현장응급의료소의 중심부(간이수술실)에 필요한 의료장비와 구급의약품 등을 조사해 보자.

덧붙임

재난안전관리

1. 중앙방역대책본부 설치 및 운영에 관한 규정
2. 감염병 재난 위기대응 실무매뉴얼
3. 재난현장조직 임무
4. 구급대원 재난현장 표준지침
5. 보건복지부 재난현장 업무지침
6. 재난 및 사고유형별 재난관리주관기관
7. 행정안전부 재난안전기술 분류와 정의
8. 위험물 운송 운반 시의 위험성 경고표지에 관한 기준
9. 재난위험경감 센다이 규약

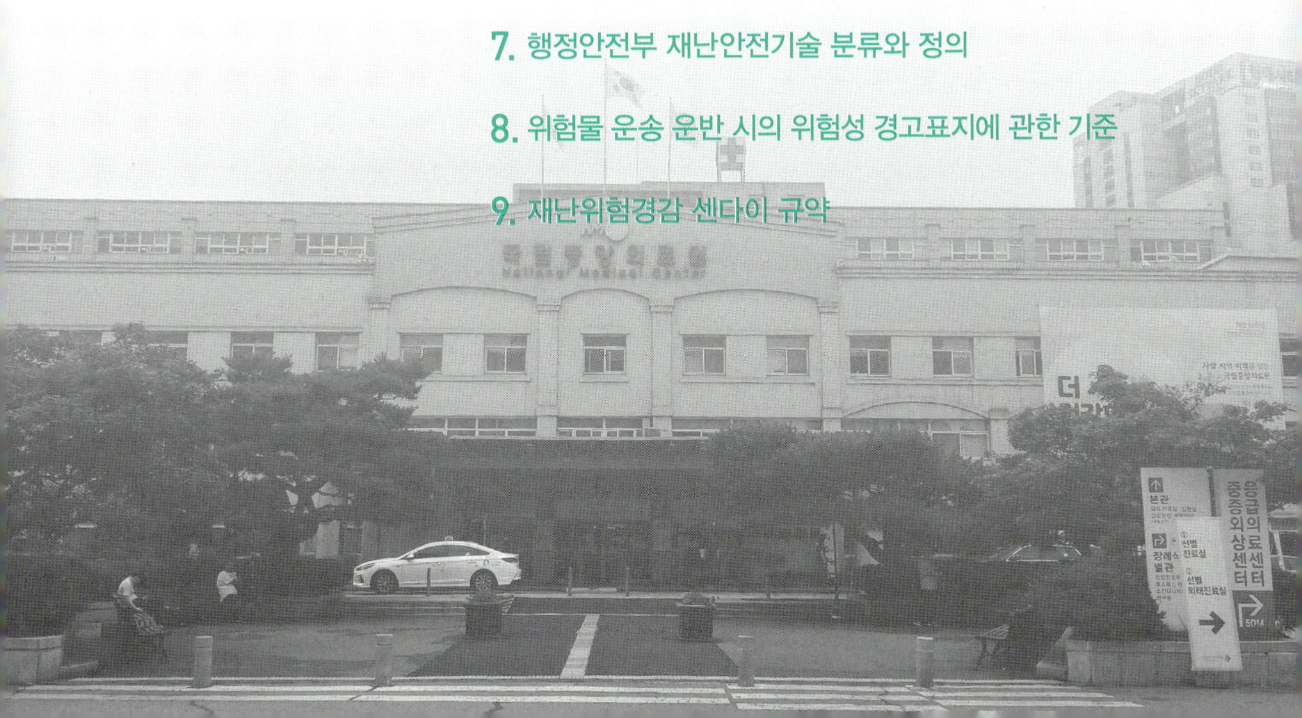

재난안전관리

덧붙임

재난의료관리론

1. 중앙방역대책본부 설치 및 운영에 관한 규정

(1) 목적

이 규정은 감염병의 예방 및 관리에 관한 법률 제2조제1항에 따른 감염병 중 재난 위기경보 발령의 대상이 되는 재난감염병의 발생 및 확산에 효율적으로 대응하기 위하여 설치하는 중앙방역대책본부의 설치와 운영 등에 관한 사항을 정함을 목적으로 한다.

(2) 설치 및 구성

① 중앙방역대책본부의 본부장은 질병관리청장으로 하며 부본부장은 질병관리청 차장, 실무추진실장은 감염병위기대응국장으로 한다.

② 대책본부의 세부 조직의 구성은 질병의 특성 및 유행상황 위기단계 등 상황에 따라 탄력적으로 중앙방역대책본부장이 정하여 운영한다.

③ 대책본부의 근무자는 질병관리청 소속 직원(국립검역소를 포함한다), 관계 행정기관 소속 공무원 및 그 밖의 관계 기관·단체의 소속 직원 중에서 파견된 사람으로 한다.

(3) 기능 및 역할

① 감염병 재난 등 발생 시 상황 관리 및 보고

② 감염병 재난 등 발생 시 초동대응 등 총괄

③ 감염병 상황에 대한 위험평가 실시 및 관계기관 전파

④ 감염병 검역, 감시, 역학조사 및 검사 등 방역 업무 총괄

⑤ 감염병 재난 등 발생 시 대국민 브리핑 및 언론 대응

⑥ 지역재난안전대책본부 및 지역방역대책본부 지휘 및 지원

⑦ 재난관리책임기관의 장에게 재난 수습에 필요한 행정상 및 재정상 조치 요구

⑧ 그 밖에 대책본부장이 기타 감염병 유행 확산 방지에 필요하다고 인정하는 사항

2. 감염병 재난 위기대응 실무매뉴얼

① 위기유형

해외 신종 감염병의 국내유입 및 확산

국내 원인불명·재출현 감염병의 발생 및 확산

기타 위기 유형에 준하는 사항으로서 보건복지부·질병관리청 자체 위기 평가회의에서 국가 감염병 위기대응이 필요하다고 판단되는 경우

② 전개양상

위기징후

해외에서의 신종감염병 발생

국내 원인 불명·재출현 감염병 발생

그 외 위기평가회의에서 대응이 필요하다고 판단한 감염병의 발생

③ 위기상황전개

해외 신종감염병 국내유입 및 확산

국내 원인불명·재출현 감염병 확산

그 외 위기평가회의에서 대응이 필요하다고 판단한 감염병의 확산

④ 국가위기

감염병의 전국적 확산

감염병 환자 및 사망자 증가

광범위한 사회경제적 손실초래

국가 이미지 실추에 따른 국가경쟁력 저하

⑤ 해소

환자 및 사망자 감소, 추가 전파 차단, 유행 종식

〈표 1〉 위기경보 수준

구분	위기유형		활동
	해외 신종 감염병	국내 원인불명 · 재출현 감염병	
관심 (Blue)	해외에서의 신종감염병의 발생 및 유행	국내 원인불명·재출현 감염병의 발생	• 감염병별 대책반 운영(질병관리청) • 위기징후 모니터링 및 감시 • 대응역량 정비 • 필요시 현장방역조치 및 방역 인프라 가동
주의 (Yellow)	해외 신종감염병의 국내 유입	국내 원인불명·재출현 감염병의 제한적 전파	• 중앙사고수습본부(중앙방역대책본부·질병관리청) 설치·운영 • 유관기관 협조체계 가동 • 현장방역조치 및 방역 인프라 가동 • 모니터링 및 감시 강화
경계 (Orange)	국내 유입된 해외 신종감염병의 제한적 전파	국내 원인불명·재출현 감염병의 지역사회 전파	• 중앙사고수습본부(중앙방역대책본부·질병관리청) 운영 지속 • 중앙사고수습본부(복지부) 설치·운영 • (행안부) 범정부 지원본부 운영검토 • 필요시 총리주재 범정부 회의 개최 유관기관 협조체계 강화 • 방역 및 감시 강화 등
심각 (Red)	국내 유입된 해외 신종감염병의 지역사회 전파 또는 전국적 확산	국내 원인불명·재출현 감염병의 전국적 확산	• 범정부적 총력 대응 • 필요시 중앙재난안전대책본부 운영

〈표 2〉 위기관리기구 및 임무

구분	임무 및 역할
국가안보실 (국가위기관리센터)	• 재난분야 위기 초기 상황 파악·보고 및 전파 • 재난상황 총괄 조정 및 초기·후속 대응반 운영 • 재난안전관리 정책 총괄
대통령비서실 (소관비서관실)	• 재난 분야별 정책대응 및 홍보방향 제시 • 재난 분야별 후속대응 및 복구
중앙안전관리위원회 (국무총리)	• 재난관리에 있어 국가차원의 중요정책 조정·심의 • 재난사태 및 특별재난지역 선포 심의 • 중앙행정기관 간 재난·안전관리업무 협의·조정
중앙재난안전대책본부 (국무총리 또는 행정안전부장관)	• 대규모 재난의 대응·복구 등에 관한 사항의 총괄·조정 • 재난분야 재난징후 목록 및 상황정보 종합·관리 • 재난사태 및 특별재난지역 선포 검토·건의 • 재난현장 대응활동 종합 및 조정 • 주관기관 요청 시 중앙재난안전대책본부 가동 및 중앙수습지원단 파견 조치 등 • 재난예방 및 응급대책에 관한 사항 협의 (감염병 안전취약계층(장애인 등 거동불편자·노인·어린이·외국인 등)에 대한 계획 포함) • 관계 재난관리책임기관의 장에게 행정 및 재정상의 조치, 소속 직원의 파견, 그 밖에 필요한 지원 요청
지역재난안전대책본부 (지방자치단체장)	• 지역재난상황 총괄 및 사고수습체계 구축 • 재난현장 총괄·조정 및 지원을 위한 재난현장 통합 지원본부 설치·운영(시군구 단체장) • 지역 내 재난관리책임기관과의 장에게 행·재정상의 조치 및 업무협조 요청 • 생활안정지원, 응급복구, 질서유지, 의료·교통, 구급 및 언론대응 등 (감염병 안전취약계층(장애인 등 거동불편자·노인·어린이·외국인 등) 에 대한 계획 포함) • 지역사고수습본부와의 원활한 협조체제 유지 등
중앙사고수습본부 (보건복지부장관) 경계·심각	• 감염병 위기 상황 총괄 • 위기경보 발령 및 전파 • 사고수습 종합상황 총괄·조정 및 언론 대응 • 재난 대응·복구를 위한 법률 및 제도 개선 • 유관기관에 대한 협조요청 및 상황전파 • 피해보상 및 지원대책 마련 • 관련 예산 확보 및 관리 • 감염병 대응 계획 수립 및 범정부 대응체계 정비(감염병 안전취약계층(장애인 등 거동불편자·노인·어린이·외국인 등) 포함) • 중앙사고수습본부(중앙방역대책본부) 협력 • 수습지원단 파견 요청

중앙사고수습본부 (중앙방역대책본부) (질병관리청) 주의	• 감염병 방역조치 총괄 • 위기경보 발령 및 전파 • 종합상황실 운영 • 유관기관 협조 및 정보 공유체계 구축 • 감염병 피해상황 종합관리 및 상황보고 • 자체위기평가회의 및 전문위원회 등 운영 • 대응지침 개발·관리 총괄 • 감염병 발생 현장 즉각대응팀 운영 • 감염병 감시체계 운영 • 입국자 관리 및 진단검사체계 총괄 • 지역방역대책반 운영 총괄, 조정 및 지시 • 역학조사 수행 및 환자 및 접촉자 관리 총괄 • 방역물자 지원 및 관리 및 지원 • 감염병 위기 정보 수집·전파·공개 • 대국민 위기 소통 및 언론 대응 • 중앙-지역 정보공유체계 유지
지역방역대책반 (시도·시군구)	• 지역별 방역 대응책 마련·시행 • 환자 발생 및 사망 감시 • 역학조사, 진단·검사, 환자 및 접촉자 이송 및 관리 • 진료병원, 격리병상 및 방역물자 관리 • 안전취약계층(장애인 등 거동불편자, 노인·어린이·외국인 등)의 격리 시 지원책 마련 • 감염병 정보 의료기관 공유 및 주민 홍보
중앙수습지원단	• 사태수습에 필요한 기술자문·권고 또는 조언 • 중앙대책본부장에 대하여 재난수습을 위한 재난현장 상황, 재난발생의 원인, 행정적·재정적으로 조치할 사항 및 진행 상황 등에 관한 보고

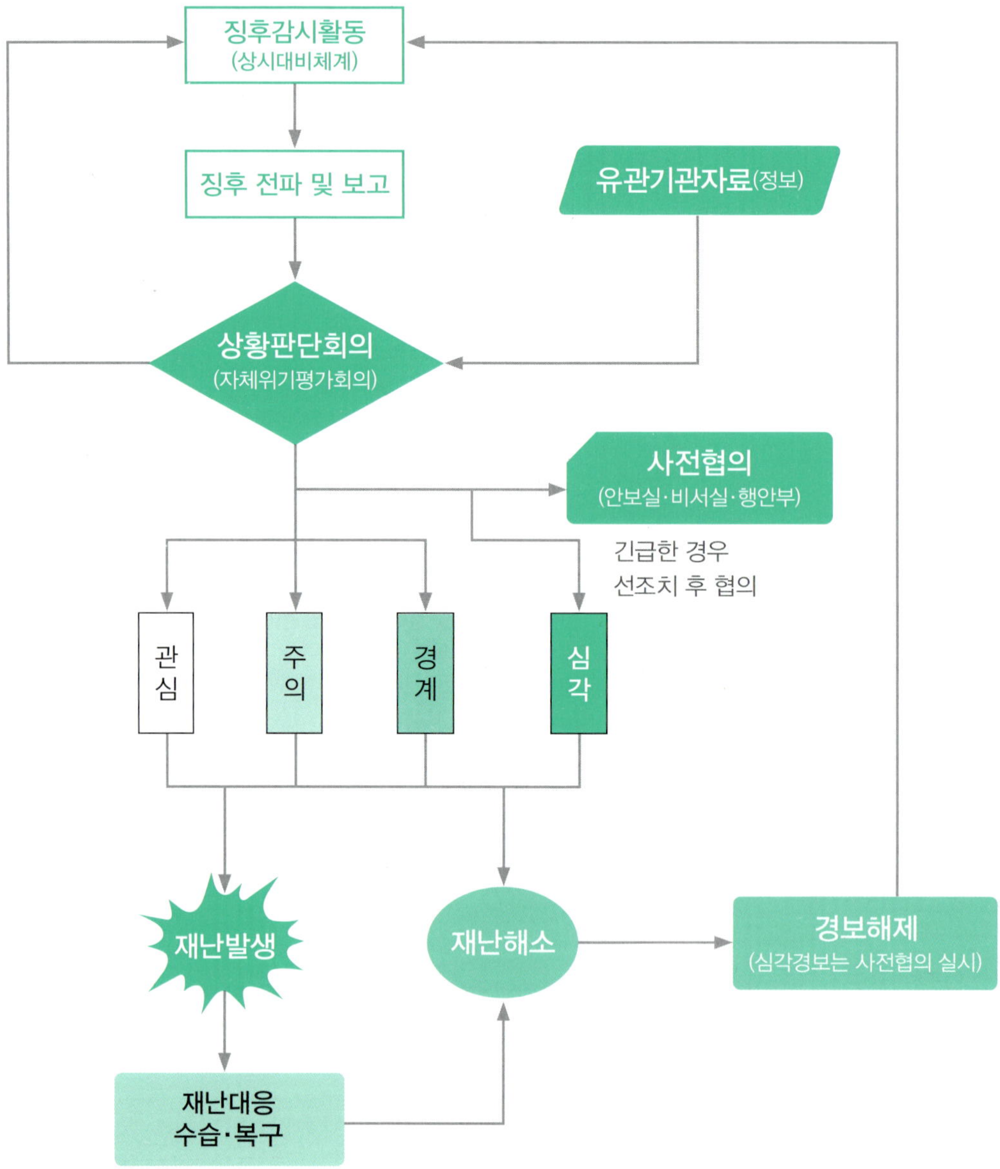
징후감시활동
(상시대비체계)
징후 전파 및 보고
유관기관자료(정보)
상황판단회의
(자체위기평가회의)
사전협의
(안보실·비서실·행안부)
긴급한 경우
선조치 후 협의
관
심
주
의
경
계
심
각
재난발생
재난해소
경보해제
(심각경보는 사전협의 실시)
재난대응
수습·복구

〈그림 1〉 위기관리 흐름도

3. 재난현장조직 임무

(1) 현장위험

① 충격지역(오염구역·위험구역·적색구역·Hot Zone)

가등급(Level A)이나 나등급(Level B) 등의 적절한 방호복을 갖추지 못했다면 현장대응을 하지 않는 것이 원칙으로 초동대응팀은 오염물질 종류에 따라 적절한 방호를 해야 한다. 고도로 훈련된 전문가가 출입할 수 있는 통제구역이며 환자처치는 제한한다.

- 탐지 및 시료채취반(기술지원팀)
  - 탐지요원이 대형을 갖추어 천천히 진입(철저한 확인 및 위험대응)
  - 통제선 설치범위 지정 후 사고현장 가까이 접근
  - 최대한 가까이 접근(안전거리) 후 탐지 및 시료 채취

- 수거 및 국소제독반(첨단장비팀)
  - 수거통과 수거용 도구를 들고 현장 진입
  - 흡착포·집게·빗자루·쓰레받기 등을 이용
  - 방사능 물질 사고 시 최대한 거리를 두고 활동(1/r2)
  - 방사선원 등은 2차 오염방지를 위해 현장 회수 금지(전문장비 갖춘 후 가능)
  - 휴대용 제독기를 이용하여 좌우로 사고지점 국소제독

- 인명구조반(긴급기동팀)
  - 탐지반의 통제선 설치범위 지정 후 통제선 설치
  - 제독텐트 설치 후 인명구조 활동개시
  - 개인보호장비 착용 후 현장진입
  - 환자평가 및 환자분류 시행 후 인명구조 실시
  - 빠져있거나 깔려있다면 안정화를 위한 처치가 필요
  - 침습적 처치는 절대적으로 최소화

– 환자기도는 마스크, 양압 자급식 공기호흡기(SCBA, Self-Contained Breathing Apparatus), 여과 백밸브마스크, 인공호흡기를 사용해 외부와 차단하며 산소공급
– 척추손상에 주의하면서 환자를 구조하여 신속하게 이송

② **완충지역**(준오염구역·준위험구역·황색구역·Warm Zone)

의료진은 최소 다등급(Level C) 이상의 방호복을 착용하고 대응해야 하고 환자처치(ABC2DE)는 기도(Airway)·호흡(Breathing)·지혈과 순환유지(Circulation, hemorrhage control)·척추고정(Cervical-spine stabilization)·제독(Decontamination)·전신독성의 평가(Evaluate for systemic toxicity)·산소투여·제한된 침습 절차이며 필요하면 심폐소생술을 시행한다.

- 수거반(첨단장비팀, 긴급기동팀)
  – 오염구역에서 사용된 장비 수거 후 제독이나 폐기처리(오염구역출구)
  – 요구조자의 오염된 겉옷(외투)을 수거통에 수거·폐기처리(오염구역출구)
  – 구조대원의 보호복을 제독 후 수거·측정·폐기처리(1차 제독한 제독텐트 앞)

- 탐지반(기술지원팀)
  – 오염구역에서 나오는 요구조자, 구조대원, 장비에 대한 측정 실시(방사능 물질 오염여부)
  – 출구 옆 수거장소 및 준오염구역 내 오염 확산 여부 지속측정
  – 정밀제독(두피·귀·겨드랑이·사타구니·손가락·발가락) 후 방사능 오염제거 여부 정밀측정

- 제독반(첨단장비팀·긴급기동팀)
  – 화학분석제독차: 양압필터 장착·풍향풍속계 설치·폐쇄회로 TV·제독노즐 작동준비 순으로 준비
  – 화학분석제독차를 이용한 샤워체계 통과(1차 제독) 후 정밀제독 텐트로 이동하여 개인휴대품과 오염된 의류를 비닐팩에 넣고 밀봉한 후 제독
  – 제독소의 오염된 물은 화학분석제독차 폐수탱크 또는 수거통(중대형) 내로 수거

- 요구조자 인계반(**첨단장비팀, 긴급기동팀**)
  - 오염구역에서 나오는 요구조자의 인체제독 및 정밀제독 실시 후 현장응급의료소로 인계
  - 긴급환자는 위 제독과정을 거치지 않고 응급의료소로 이송
  - 요구조자 인계 후 다른 대원의 활동지원

- 현장상황반(현장지휘팀)
  - 준오염구역에 대한 통제선 설치
  - 오염구역 진입 및 퇴출시간 기록
  - 방사능 사고 시 개인선량계를 이용한 개인 오염 및 피폭정도 반드시 기록유지
  - 오염물질에 대한 사고대응 정보지원
  - 현장지휘소와의 연락체계 유지

③ **조정지역**(안전구역·녹색구역·Cold Zone)

제독이 끝난 환자는 라등급(Level D) 수준의 방호복을 착용하고 안전구역에서 진료하면 된다.

- 지원반(현장지휘팀)
  - 현장 활동에 필요한 유관기관의 전문 인력을 현장지휘소를 통하여 지원요청 및 도착 시 협력하여 현장활동

(2) 현장응급의료

① 통제단장은 재난현장에 출동한 응급의료관련자원을 총괄·지휘·조정·통제하고 사상자를 분류·처치 또는 이송하기 위하여 사상자의 수에 따라 재난현장에 적정한 현장응급의료소(의료소)를 설치·운영한다.

② 통제단장은 종합병원과 응급의료기관에 응급의료기구의 지원과 의료인 등의 파견을 요청할 수 있다.

③ 통제단장은 재난안전대책본부장으로부터 의료소의 설치에 필요한 인력·시설·장비·물품 등을 지원받아 구급차의 접근이 용이하고 유독가스 등으로부터 안전한 장소에 의료소를 설치한다.

④ 의료소에는 소장 1명과 분류반·응급처치반·이송반을 둔다.

⑤ 의료소의 소장(의료소장)은 의료소가 설치된 지역을 관할하는 보건소장이 된다. 다만, 관할 보건소장이 재난현장에 도착하기 전에는 권역응급의료센터의 장, 응급의료지원센터의 장, 지역응급의료센터의 장, 소방관서에 소속된 공중보건의 중에서 긴급구조대응계획이 정하는 사람이 의료소장의 업무를 대행할 수 있다.

⑥ 의료소장은 통제단장의 지휘를 받아 의료소의 운영 전반에 관하여 지휘·감독한다.

⑦ 분류반·응급처치반·이송반에 반장을 두되, 반장은 의료소 요원 중 의료소장이 임명한다.

⑧ 의료소장 및 각 반원은 규정에 따른 복장을 착용한다.

⑨ 의료소에는 응급의학 전문의를 포함한 의사 3명, 간호사 4명 및 지원요원 1명 이상으로 편성한다. 다만, 통제단장은 필요한 의료인 등의 수를 조정하여 편성하도록 요청할 수 있다.

⑩ 의료소 설치 등에 관한 세부사항은 재난현장 표준작전절차 및 긴급구조대응계획에 따른다.

(3) 지역통제단장 및 보건소장의 사전대비

① 지역통제단장은 응급처치·이송·안치 등 재난현장활동의 방법에 관한 지침을 수립하고 재난발생시 의료소 설치에 필요한 물품을 확보·관리하여야 한다.

② 보건소장은 의료소 조직을 항상 편성·관리하여야 하며 관할 소방서장의 요구가 있는 때에는 이를 통보하여야 한다.

③ 보건소장은 관할지역에 소재한 병원급 이상의 의료기관에 대하여 다음의 사항을 모두 파악·관리하여야 하며 관할 소방서장의 요구가 있는 경우에는 이를 통보하여야 한다.

병원별 전문과목 및 전문의사·간호사·응급구조사·간호조무사 확보현황

구급차 및 응급의료장비의 확보현황

일반·응급실 병상, 중환자 병상, 예비병상 및 수술실의 확보현황

당직의사 및 응급실 근무 의료인(간호조무사를 포함한다)의 현황

일반외과·정형외과 등 응급의료관련 전문의사와 일반의사의 비상연락망

특수의료장비의 보유현황

영안실 현황

병원별 수용능력표

(4) 분류반

① 분류반은 재난현장에서 발생한 사상자를 검진하여 중증도 분류표를 작성하고 사상자의 상태에 따라 사망·긴급·응급 및 비응급의 4단계로 분류한다.

② 분류반에는 사상자에 대한 검진 및 분류를 위하여 의사를 배치하여야 한다.

③ 분류된 사상자에게는 중증도 분류표를 가슴부위에 부착하여 긴급·응급환자는 응급처치반으로 인계하고 사망자와 비응급환자는 이송반으로 인계한다.

(5) 응급처치반

① 응급처치반은 분류반이 인계한 긴급·응급환자에 대한 응급처치를 담당한다. 이 경우 긴급·응급환자를 이동시키지 아니하고 응급처치반 요원이 이동하면서 응급처치를 할 수 있다.

② 응급처치반장은 우선순위를 정하여 긴급·응급환자에 대한 응급처치를 실시하고 현장에서의 수술 등을 위하여 의료인 등이 추가로 요구되는 경우에는 의료소장에게 지원을 요청한다.

③ 응급처치반은 응급처치에 필요한 기구 및 장비를 갖추어야 한다. 다만, 응급처치에 필요한 기구 및 장비를 탑재한 구급차를 배치한 경우에는 응급처치기구의 일부를 비치하지 아니할 수 있다.

④ 응급처치반은 긴급·응급환자의 응급처치사항을 중증도 분류표에 기록하고 긴급·응급환자를 중증도 분류표와 함께 신속히 이송반으로 인계한다.

(6) 이송반

① 이송반은 사상자를 이송할 수 있도록 구급차 및 영구차를 확보 또는 통제하고 각 의료기관과 긴밀한 연락체계를 유지하면서 분류반 및 응급처치반이 인계한 사상자를 이송조치 한다.

② 사상자의 이송 우선순위는 긴급환자, 응급환자, 비응급환자 및 사망자 순으로 한다.
③ 응급환자를 이송한 구급대원과 그 밖의 구급차 등의 운전자는 사상자 이송현황을 지체없이 이송반에 제출하여야 하며 중증도 분류표 및 구급일지를 기록·보관한다. 이 경우 응급환자를 이송한 구급대원은 중증도 분류표 중 1부는 이송의료기관에 인계하고 나머지 1부는 이송반이 보관할 수 있도록 2부 작성한다.
④ 이송반장은 다수 사상자 재난이 발생한 경우에는 병원별 수용능력표에 따라 사상자를 분산하여 이송배치하고 병원별 수용능력표를 실시간으로 조사하여 작성하여야 한다.
⑤ 이송반장이 재난현장에 도착하기 전에는 규정에 의한 임무를 수행하도록 긴급구조지휘대에 파견된 보건소 연락관이 이송반장의 임무를 대행한다.

(7) 의료소에 대한 지원

① 통제단장은 재난이 발생하는 경우 의료소의 원활한 업무수행이 가능하도록 구급차 대기소 및 통행로를 지정·확보하고 의료소 설치구역의 질서를 유지하여야 한다. 이 경우 경찰공무원으로 하여금 지원하게 할 수 있다.
② 통제단장은 재난이 발생하는 경우 의료소장으로부터 의료소의 운영에 필요한 인력·시설 및 장비 등의 요구가 있는 때는 지체 없이 지원하여야 한다.
③ 지역통제단장은 다수의 사상자가 발생하는 재난에 대비하여 연 1회 이상 응급의료관련 기관 또는 단체가 참여하는 의료소의 설치운영 및 지역별 응급의료체계의 가동연습 또는 훈련을 실시하여야 한다.

	권역 DMAT	재난거점병원
재난상황접수	• Code Orange(다수사상자 발생 의심상황) 이상 발생시 • 재난응급의료상황실에서 연락(모바일상황실, 응급실 핫라인)	• Code Orange(다수사상자 발생 의심상황) 이상 발생시 • 재난응급의료상황실에서 연락(모바일상황실, 응급실 핫라인)
출동	• 원내 근무중인 인력으로 DMAT 1차팀을 구성하고 목표시간 10분 이내 DMAT Bag을 가지고 구급차 물품과 같이 구급차로 출동	• 원내 상황실 가동 및 대량환자 방문 준비 시작 • DMAT 2차팀을 2시간 이내에 구성하고 이동응급의료세트를 준비
도착(선착대)	• 지휘체계 확인 및 연계(C) • 현장 안전 확보(S) • 통신체계 구성(C) • 현장 의료수요 파악, 필요시 후발대 요청(A) • 현장응급의료 시행장소 선정(P)	• 현장 도착한 DMAT에게 정보 수집하여 현장응급의료소 물품 구성 • 필요 시 DMAT 2차팀과 이동 응급의료세트 출동 • 대량환자 방문 준비(병원 내 자원의 재배치 등) • 병원의 환자수용능력에 대해 재난응급의료상황실 등에 정보 제공 • DMAT 3차팀을 12시간 이내에 출동 가능하도록 구성
도착(합류팀)	• 지휘체계에 도착 보고 후 임무 부여 받음(C) • 현장 안전 확보(S) • 통신체계 합류(C) • 현장응급의료 시행장소 합류 또는 별도 장소 선정(P)	
현장의료활동	• 중증도분류(T) • 응급처치(T) • 이송(T)	• 대량환자 수용 및 진료 • 병원의 환자진료현황에 대해 재난응급의료상황실 등에 정보 제공
철수 및 사후조치	• 현장상황 지속 시 후속팀에게 인계 후 복귀 • 현장 상황종료 시 철수기준에 맞춰 지시에 따라 철수	• 철수 후 1주일 이내 보고서 작성 제출 • 1주일 이내 장비, 약품, 물품의 점검 보충

〈그림 2〉 **권역재난의료지원팀과 재난거점병원의 활동**

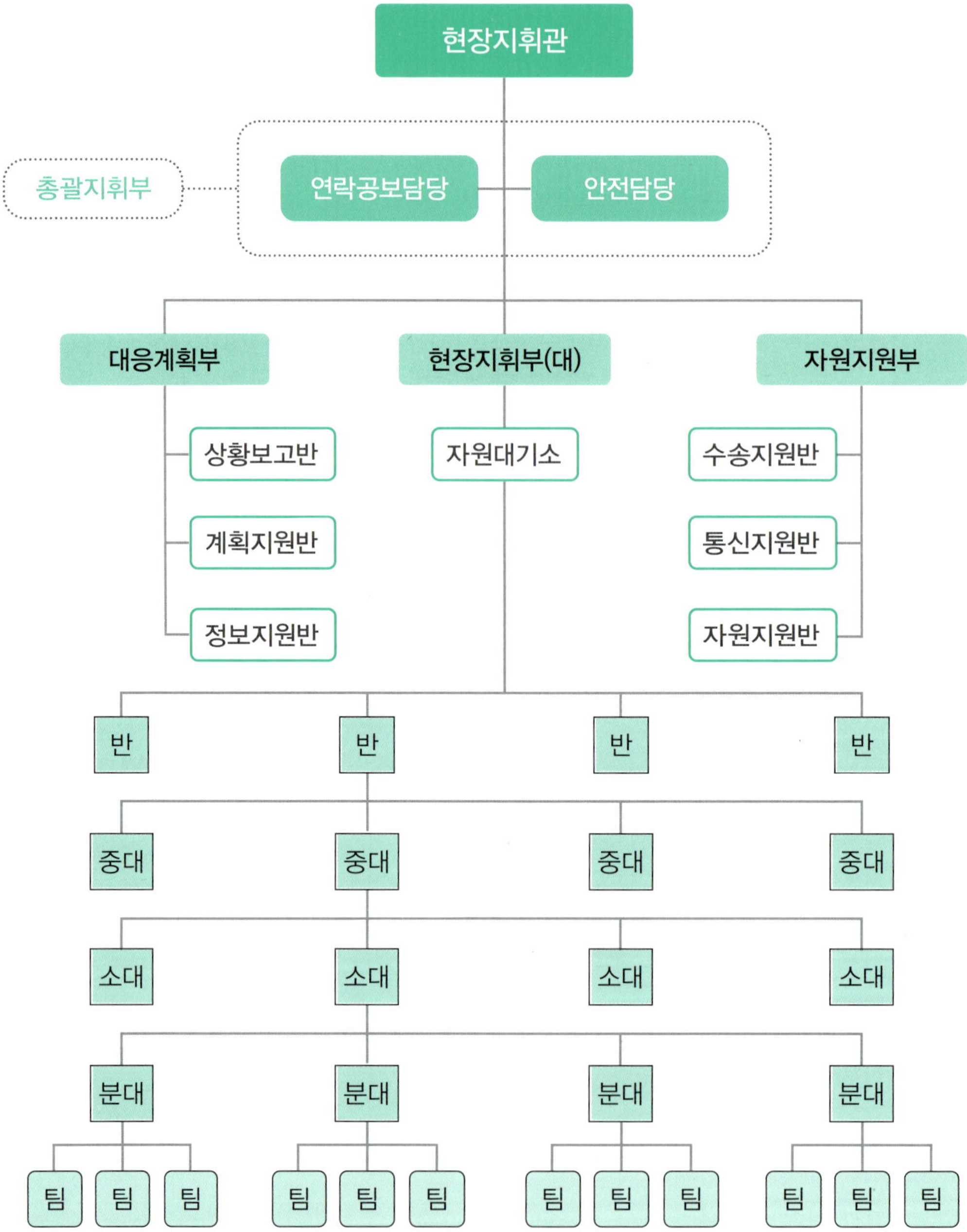

부: 현장지휘관의 임무수행을 기능별로 보좌하는 최고 단위조직
반: 2개 내지 4개의 중대를 하나의 통합지휘단위로 묶은 단위조직
중대: 2개 내지 4개의 소대를 하나의 통합지휘단위로 묶은 단위조직
소대: 2개 내지 4개의 분대를 하나의 통합지휘단위로 묶은 단위조직
분대: 2개 내지 4개의 팀을 하나의 통합지휘단위로 묶은 단위조직
팀: 동일임무를 함께 수행하는 3 내지 10명의 최소 단위조직

〈그림 3〉 표준지휘 조직구조

4. 구급대원 재난현장 표준지침

재난 및 다수환자의 정의는 기관마다 다양하다. 현재까지 통일된 기준은 없으나 6~14명의 환자가 발생한 경우 다수사상자사고 1급, 15~49의 환자가 발생한 경우 다수사상자사고 2급, 50 이상의 환자가 발생한 경우 다수사상자사고 3급으로 분류한다.

(1) 임상특징

재난 환자의 현장 처치는 일반적인 외상환자의 처치 기준을 따른다. 육안으로 쉽게 식별되는 손상 이외 생물학적·방사선학적·화학적 요소가 동반된 상황이 가능하며 개인보호장비의 적용 및 중증도 분류(Triage)가 매우 중요하다.

(2) 환자평가

가장 중요한 것은 구급대원의 안전이므로 환자평가 이전에 현장위험 요소를 확인한다.

추가지원이 필요한 특수재난을 확인한다.(생화학재난·방사선재난·핵재난·폭발)

특수재난이 의심되는 경우 반드시 개인보호장비를 착용한다.

환자처치 시에는 반드시 체액격리지침을 적용한다.

발생 환자의 규모와 중증도를 파악한다.

추가지원 요청 지침은 각 시도에서 정하는 내부 규정을 따르는 것을 원칙으로 한다

현장에서의 중증도 분류는 관련된 내부 규정을 따른다.

환자의 혈역학적 상태와 증상을 평가한다.

현장 의료진의 도움을 받을 수 있는 경우 처치·이송의 우선순위는 의료진의 지시에 따른다.

(3) 응급처치

재난 및 다중손상사고 환자평가 단계 표준지침에 따라 전반적인 평가 및 처치를 시행한다.

재난현장 표준작전절차에 따라 다수환자 발생 시 중증도 분류표시를 한다.

적색(긴급): 생명의 위협 또는 사지의 절단을 막기 위한 즉각적인 현장 처치와 이송을 요구하는 상황(예: 진행성쇼크·다발성중증외상·체간 주요 출혈·긴장성기흉 등)

황색(응급): 즉각적으로 이송을 해야 하는 최우선 상황은 아니나, 병원으로의 이송이 요구되는 상황(다발성골절, 지혈되지 않는 열상 등)

녹색(비응급): 의료적인 처치는 필요하나, 구급차를 통한 빠른 이송까지는 요구되지 않는 상황(단순 열상, 찰과상, 염좌 등)

흑색(지연환자): 사망하였거나 분명한 사망 징후 및 치명적 손상으로 생존 가능성이 없는 경우

환자의 처치는 일반적인 외상환자에 대한 ABCD를 따르고 구체적인 상황에 대한 해당 지침을 재난 및 다중손상사고 현장 상황에 알맞게 적용한다.

(4) 직접의료지도

중증도 판단이 애매한 경우

현장처치 혹은 이송 중 처치에 대한 판단이 어려운 경우

(5) 이송병원

현장에 의료진이 있거나 현장응급의료소가 설치된 경우, 환자의 이송은 의료진 또는 현장응급의료소의 결정에 따른다.(환자분산의 원칙: 중증–근거리 종합병원, 경증–원거리 의료기관)

의료진의 도움을 받을 수 없는 경우 수상 기전 및 환자의 활력 징후 등에 근거한 중증도 분류에 따른다.

5. 보건복지부 재난현장 업무지침

대규모 사상 처리절차의 개시는 사건의 규모뿐만 아니라, 해당 지역의 구급 및 의료자원의 적절성을 평가한다. 최초 도착자의 역할은 이송과 응급처치가 아니며 현장의 지휘체계 수립을 위한 사전준비를 하는 것이다. 대규모 사상자의 이송 시 소수 의료기관으로의 환자의 집중은 의료역량을 마비시켜 해당 의료기관을 제2의 재난 장소로 만들 수 있다.

(1) 선착자

① 초기현장조사

초기현장조사는 환자에게 접근하기 전에 실시하며 활동 사항은 다음과 같다.

- 사건 발생의 시간 및 위치
- 사건의 유형
- 추정 사상자 수
- 초기 발생 가능한 잠재적 위험
- 노출된 사람의 수
- 잠재적 위험에 노출 가능성이 있는 사람을 대피시킨다.

② 보고

보고대상 및 절차는 해당 지역의 재난관리지침에 따르며 보고 시 포함되어야 할 사항은 다음과 같다.

- 사건의 개요: 시간, 위치 및 유형
- 추정 사상자 수
- 필요한 자원: 탐색·구조 및 의료
- 추가 발생 가능한 잠재적 위험
- 노출된 사람의 수

③ 현장획정

현장 지역에 대한 간이 작전 지도를 그리는 데 포함되어야 할 사항은 다음과 같다.

- 해당 지역의 지리적 특성
- 자연물: 언덕·계곡·호수 등
- 인공물: 도로·건물·통로 등
- 해당 지역의 사건별 필요 특성: 방위·방사선도·풍향 등
- 사건 및 환자발생의 장소
- 지역경계의 설정: 사건의 유형, 풍향 및 지형을 감안
- 사건지역: 사건의 발생한 장소와 안전경계를 확보한 영역
- 활동지역(제1통제선): 구호 및 수습활동이 주로 행하여지는 영역
- 완충지역(제2통제선): 수습활동을 보장하기 위해 출입을 제한하는 영역

주요 수습단위의 위치 설정

현장지휘소

환자수집소 및 현장의료소

구급차의 대기소 및 진입출로

자원대기소

주요 위치는 푯말 등을 이용, 위치를 표시한다.

④ 환자분류

환자의 분류는 위 1, 2, 3이 완료된 후에 행한다.

환자에게 접근하기 전에 구호자의 안전을 위한 조치를 한다.

위험이 잔존하는 경우, 안전이 확보되기 이전에 접근하지 않는다.

필요한 보호장구를 착용한다.

현장에서의 중증도 분류는 다음과 같이 한다.

- 우선순위 1: 응급환자로 중증도 분류표의 적색, 황색에 해당
- 우선순위 2: 비응급환자로 중증도 분류표의 녹색에 해당
- 우선순위 3: 잠정적 회복불능자로 중증도 분류표의 흑색에 해당

⑤ 환자이송

이송 전의 조치

현장 진입 시 타 구급차의 운행을 방해하지 않는다.

차량 대기소에서는 현장 통제관의 지휘에 따른다.

이송대상기관의 선정

이송반장이 지정한 의료기관으로 이송함을 원칙으로 한다.

이송반장이 없는 경우, 응급의료지원센터의 추천에 의한다.

이송대상기관의 임의 선정 및 변경은 금한다.

이송 중의 조치

이송 개시 직후 응급의료정보센터와 교신한다.

환자의 중증도와 이송대상기관을 통보한다.
이송대상기관의 변경사항을 통보받는다.

감시·처치는 일반조치절차 및 상황별 지침에 의한다.

6. 재난 및 사고유형별 재난관리주관기관

① 재난관리주관기관이 지정되지 않았거나 분명하지 않을 때는 행정안전부 장관이 정부조직법에 따른 관장 사무와 피해 시설의 기능 또는 재난 및 사고 유형 등을 고려하여 재난관리주관기관을 정한다.
② 감염병 재난 발생 시 위기관리 표준매뉴얼에 따라 중앙사고수습본부를 설치 운영한다.

〈표 3〉 재난관리주관기관

재난관리주관기관	재난 및 사고의 유형
교육부	학교 및 학교시설에서 발생한 사고
과학기술정보통신부	1. 우주전파 재난 2. 정보통신 사고 3. 위성항법장치(GPS) 전파혼신 4. 자연우주물체의 추락·충돌
외교부	해외에서 발생한 재난
법무부	법무시설에서 발생한 사고
국방부	국방시설에서 발생한 사고
행정안전부	1. 정부중요시설 사고 2. 공동구 재난(국토교통부가 관장하는 공동구는 제외한다) 3. 내륙에서 발생한 유도선 등의 수난 사고 4. 풍수해(조수는 제외한다)·지진·화산·낙뢰·가뭄·한파·폭염으로 인한 재난 및 사고로서 다른 재난관리주관기관에 속하지 아니하는 재난 및 사고
문화체육관광부	경기장 및 공연장에서 발생한 사고
농림축산식품부	1. 가축 질병 2. 저수지 사고

〈표 3-1〉 재난관리주관기관

재난관리주관기관	재난 및 사고의 유형
산업통상자원부	1. 가스 수급 및 누출 사고 2. 원유수급 사고 3. 원자력안전 사고(파업에 따른 가동중단으로 한정한다) 4. 전력 사고 5. 전력생산용 댐의 사고
보건복지부	보건의료 사고
보건복지부 질병관리청	감염병 재난
환경부	1. 수질분야 대규모 환경오염 사고 2. 식용수 사고 3. 유해화학물질 유출 사고 4. 조류(藻類) 대발생(녹조에 한정한다) 5. 황사 6. 환경부가 관장하는 댐의 사고 7. 미세먼지
고용노동부	사업장에서 발생한 대규모 인적 사고
국토교통부	1. 국토교통부가 관장하는 공동구 재난 2. 고속철도 사고 3. 삭제 〈2019. 8. 27.〉 4. 도로터널 사고 5. 삭제 〈2019. 8. 27.〉 6. 육상화물운송 사고 7. 도시철도 사고 8. 항공기 사고 9. 항공운송 마비 및 항행안전시설 장애 10. 다중밀집건축물 붕괴 대형사고로서 다른 재난관리주관기관에 속하지 아니하는 재난 및 사고
해양수산부	1. 조류 대발생(적조에 한정한다) 2. 조수(潮水) 3. 해양 분야 환경오염 사고 4. 해양 선박 사고
금융위원회	금융 전산 및 시설 사고
원자력안전위원회	1. 원자력안전 사고(파업에 따른 가동중단은 제외한다) 2. 인접국가 방사능 누출 사고
소방청	1. 화재·위험물 사고 2. 다중 밀집시설 대형화재
문화재청	문화재 시설 사고
산림청	1. 산불 2. 산사태
해양경찰청	해양에서 발생한 유도선 등의 수난 사고

7. 행정안전부 재난안전기술 분류와 정의

〈표 4〉 재난안전기술 분류

대분류	중분류	소분류	기술정의
예측	위험 예측	위해요인식별 및 관리기술	• 재난안전정보에 기반한 위험요소 식별 및 분석 그에 따른 위험정도를 예측하는 기술 • 사회적·환경적 변화요소와 그 연관성을 분석하여 발생 가능한 재난안전을 추정하기 위한 기술
		위험예측모델링시뮬레이션	
		시나리오개발 및 분석·평가기술	
	피해 예측	재난·안전취약성 평가기술	• 재난안전 유형별 통계학적 분석 및 지수 도출을 통한 취약성 평가기술과 피해규모 및 정도를 예측하는 기술
		피해규모 및 확산예측기술	
예방	위험 감시	위험요인감지 및 탐지기술	• 재난안전 위험요인 감시 장치 및 센싱 기법을 활용한 모니터링 기술과 이를 위험도로 나타내기 위한 분석·판단기술·위험요인의 완화 및 제거를 위한 관리기술
		위험요인분석 및 판단기술	
		위험요인완화 및 제거기술	
	생활 안전	생활안전정보관리기술	• 생활 속 발생 가능한 위험요소와 사회적 취약요소를 국가와 국민이 발굴·공유하여 위험발생 가능성을 줄이기 위하여 정보 관리 및 공공안전 서비스기술 및 안전문화 확산을 위한 방안을 연구하는 분야
		생활안전공공서비스기술	
		사회취약요소관리기술	
		생활안전교육·콘텐츠기술	
대비	대비 체계	재난대비역량진단·분석기술	• 국가 내에서 발생할 수 있는 모든 위기에 효과적으로 대응하고 피해를 완화하며 공공서비스를 유지할 수 있도록 대비방안을 연구하는 분야
		매뉴얼활용 및 관리기술	
		공공서비스기능유지관리기술	
		국제공조·공유체계	
		재난대비교육·훈련시스템	
	정보 관리	재난정보빅데이터	• 재난 및 민방위 사태 유형별 징후·위기 요인·상황 정보 등 재난·민방위정보를 구축·관리하고 전달하는 정보관리기술
		재난통신인프라	
		재난예·경보인프라	
		민방위경보인프라	
	자원 관리	재난자원관리시설·장비·제품개발	• 재난 대응 및 복구상황에 대비하여 가용할 수 있는 자원을 효율적으로 관리·운영하기 위한 기술
		재난자원관리 및 동원기술	
대응	상황 관리	상황정보전달체계	• 재난현장 상황을 신속하고 효율적으로 관리할 수 있도록 재난현장 상황을 전파하고 현장 상황을 관리할 수 있는 방안을 연구하는 분야
		통합적의사결정지원시스템	
		재난현장지휘통제체계	
		대국민긴급상황전파	

〈표 4-1〉 재난안전기술 분류

대분류	중분류	소분류	기술정의
대응	대응 체계	재난피해확산방지기술	• 재난상황 발생시 신속하게 대처할 수 있는 능력 향상 및 대응역량 강화와 피해를 완화하는 방안을 연구하는 분야
		재난유형별대피·생존기술	
		공공인프라기능긴급복구기술	
		재난현장지원기술	
복구	복구 기술	복구활동장비제품개발	• 재난안전사고의 복구활동 수행을 위한 자원의 최적 투입·분배 방안 도출 및 효율적인 복구활동을 위한 현장관리기술
		위험환경처리·제거기술	
	구호 기술	피해지원 및 관리서비스기술	• 재난안전사고로 인한 인적피해 방지 및 추가 피해와 확산 방지를 위한 관리기술과 이재민 생활안전을 위한 경제적·사회적 기능회복과 피해극복을 돕는 지원기술
		이재민생활안정지원기술	
		재난안전사고심리회복지원기술	
조사 분석	사고 조사 평가	재난안전사고데이터관리·통계적분석기술	• 재난안전사고 발생부터 복구에 이르는 모든 데이터와 자료를 통합하여 유형별·방법별 등 구분기준 마련과 그에 따른 통계처리·다각도 분석·조사를 위한 장비 및 시스템기술 등 표준 플랫폼을 연구
		재난안전사고원인요소도출·평가기술	
		현장조사장비 및 시스템	
		재난·안전표준플랫폼	

8. 위험물 운송 운반 시의 위험성 경고표지에 관한 기준

〈표 5〉 위험물의 분류

분 류	구 분	정 의
1. 폭발성 물질 및 제품	1.1	순간적으로 전량이 폭발하는 대폭발(mass explosion) 위험성이 있는 폭발성 물질 및 제품
	1.2	대폭발이 아닌 분출(projection) 위험성을 가진 폭발성 물질 및 제품
	1.3	대폭발이 아닌 화재 위험성과 소폭풍(minor blast) 또는/그리고 소분출(minor projection) 위험성을 가진 폭발성 물질 또는 제품으로 심한 복사열을 발생시키거나 소폭풍 또는/그리고 소분출을 일으키며 연쇄적으로 연소하는 물질
	1.4	중대한 위험성이 없는 폭발성 물질 및 제품
	1.5	대폭발 위험성은 있으나 매우 둔감한 폭발성 물질
	1.6	대폭발 위험성이 없고 극히 둔감한 폭발성 물질
2. 가스	2.1	인화성 가스
	2.2	비인화성 가스·비독성 가스
	2.3	독성 가스
3. 인화성 액체		
4. 인화성 고체·자연발화성 물질 및 물반응성 물질	4.1	인화성 고체·자기반응성 물질 및 둔감화 된 고체 폭발성 물질
	4.2	자연발화성 물질
	4.3	물반응성 물질
5. 산화성 물질과 유기과산화물	5.1	산화성 물질
	5.2	유기과산화물
6. 독성 및 전염성 물질	6.1	독성 물질
	6.2	전염성 물질
7. 방사성 물질		
8. 부식성 물질		
9. 분류 1 내지 분류 8에 속하지 않으나 운송 위험성이 있는 것으로 UN의 TDG(ECOSOC Sub-Committee of Experts on the Transport of Dangerous Goods, 유엔 경제 사회 이사회에 설치된 위험물 운송 전문가 위원회, 이하 "TDG" 라 한다)가 지정한 물질이나 제품		

(1) 위험물 표식의 세부기준

① 표지

가. 부착위치

1) 이동탱크저장소: 전면 상단 및 후면 상단

2) 위험물 운반차량: 전면 및 후면

나. 규격 및 형상: 60㎝ 이상 × 30㎝ 이상의 횡형 사각형

다. 색상 및 문자: 흑색 바탕에 황색의 반사 도료로 "위험물"이라 표기할 것

라. 위험물이면서 유해화학물질에 해당하는 품목의 경우에는 화학물질관리법에 따른 유해화학물질 표지를 위험물 표지와 상하 또는 좌우로 인접하여 부착할 것

② UN번호

가. 그림문자의 외부에 표기하는 경우

1) 부착위치: 위험물 수송차량의 후면 및 양 측면(그림문자와 인접한 위치)

2) 규격 및 형상: 30㎝ 이상 × 12㎝ 이상의 횡형 사각형

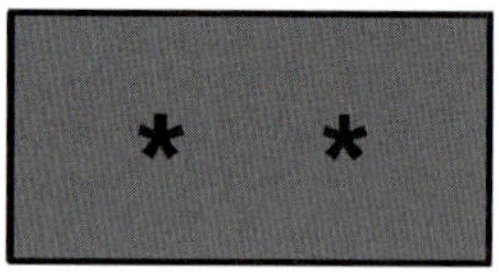

3) 색상 및 문자: 흑색 테두리 선(굵기 1㎝)과 오렌지색으로 이루어진 바탕에 UN번호(글자의 높이 6.5㎝ 이상)를 흑색으로 표기할 것

나. 그림문자의 내부에 표기하는 경우

1) 부착위치: 위험물 수송차량의 후면 및 양 측면

2) 규격 및 형상: 심벌 및 분류·구분의 번호를 가리지 않는 크기의 횡형 사각형

3) 색상 및 문자: 흰색 바탕에 흑색으로 UN번호(글자의 높이 6.5㎝ 이상)를 표기할 것

③ 그림문자

가. 부착위치: 위험물 수송차량의 후면 및 양 측면

나. 규격 및 형상: 25㎝ 이상 × 25㎝ 이상의 마름모 꼴

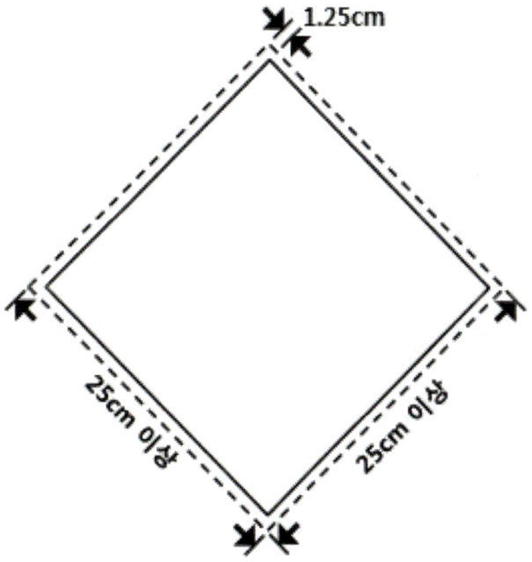

다. 색상 및 문자: 위험물의 품목별로 해당하는 심벌을 표기하고 그림문자의 하단에 분류·구분의 번호(글자의 높이 2.5㎝ 이상)를 표기할 것

라. 위험물의 분류·구분별 그림문자의 세부기준: 다음의 분류·구분에 따라 주위험성 및 부위험성에 해당되는 그림문자를 모두 표시할 것

1) 분류 1: 폭발성 물질

구분 1.1 구분 1.2 구분 1.3	구분 1.4 구분 1.5 구분 1.6
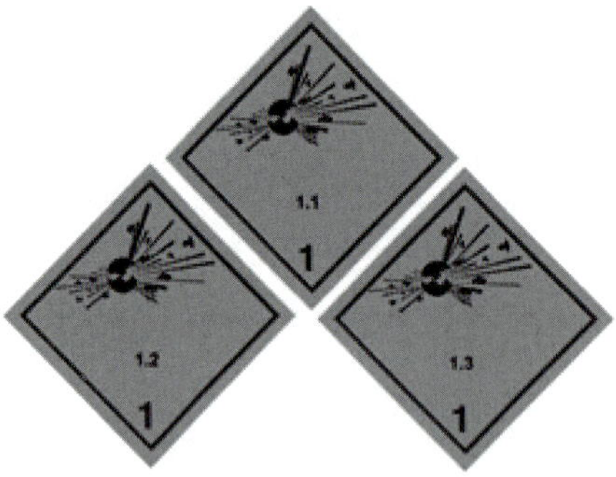	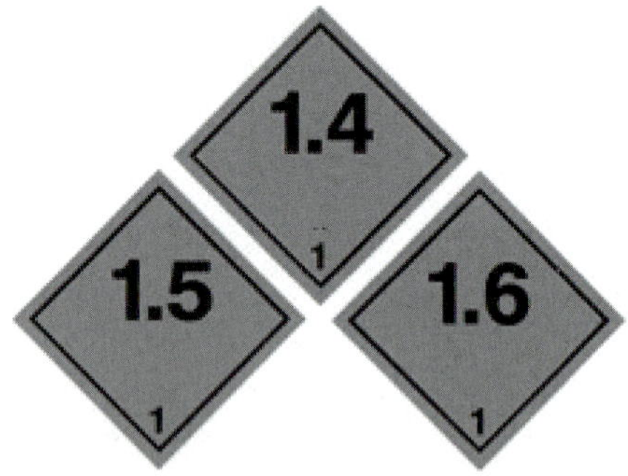

가. 명칭	폭발성 물질(구분1.1 내지 구분 1.6)
나. 최소 크기	25cm X 25cm
다. 구조	상부 절반에는 심볼 또는 구분의 번호, 하부의 모서리 부분에 분류번호 1 기입
라. 심볼의 명칭	폭탄의 폭발(1.1/1.2/1.3)과 구분 번호(1.4/1.5/1.6)
마. 심볼의 색깔	검정
바. 분류번호의 색깔	검정
사. 배경	오렌지(Pantone Color No, 151U)
아. 기타	명칭("폭발성 물질")을 하부의 절반에 표시할 수 있음

2) 분류 2: 가스(해당 없음)

3) 분류 3: 인화성 액체의 표지

가. 명칭	인화성 액체
나. 최소 크기	25cm X 25cm
다. 구조	상부 절반에는 심볼 하부의 모서리 부분에 분류번호 3 기입

라. 심볼의 명칭	화염
마. 심볼의 색깔	검정 혹은 흰색
바. 분류번호의 색깔	검정 혹은 흰색
사. 배경	빨강(Pantone Colour No. 186U)
아. 기타	1. 명칭("인화성 액체")을 하부의 절반에 표시할 수 있음 2. 심볼과 분류 번호의 색깔은 동일하게 사용

4) 분류 4: 인화성 고체 등

구분 4.1 인화성 고체	구분 4.2 자연발화성 물질

구분 4.3 금수성 물질

항목	구분 4.1	구분 4.2	구분 4.3
가. 명칭	인화성 고체	자연발화성	금수성
나. 최소 크기	25cm X 25cm		
다. 구조	상부 절반에는 심볼 하부의 모서리 부분에 분류번호 4 기입		
라. 심볼의 명칭	화염		
마. 심볼의 색깔	검정	검정	검정 혹은 흰색
바. 분류번호의 색깔	검정	검정	검정 혹은 흰색
사. 배경	흰색 바탕에 7개의 빨강 수직 막대(No. 186U)	상부 절반 흰색 하부 절반 빨강(No. 186U)	파랑(No. 285U)
아. 기타	1. 각각의 명칭을 하부의 절반에 표시할 수 있음 2. 구분 4.3의 경우 심볼과 분류 번호의 색깔은 동일하게 사용		

5) 분류 5: 산화성 물질과 유기과산화물

구분 5.1 산화(제)성 물질	구분 5.2 유기과산화물

항목	구분 5.1	구분 5.2
가. 명칭	산화제	유기과산화물
나. 최소 크기	25cm X 25cm	
다. 구조	상부 절반에는 심볼 하부의 모서리 부분에 각각의 구분번호 5.1, 5.2 기입	
라. 심볼의 명칭	원 위의 화염	화염
마. 심볼의 색깔	검정	검정 혹은 흰색
바. 분류 번호의 색깔	검정	검정
사. 배경	노랑(No. 109U)	상부 절반 빨강(No. 186U) 하부 절반 노랑(No. 109U)
아. 기타	1. 각각의 명칭을 하부의 절반에 표시할 수 있음 2. 구분 5.2의 경우 구분 번호는 검정 색깔임	

6) 분류 6: 독성 물질과 전염성 물질

구분 6.1	구분 6.2
	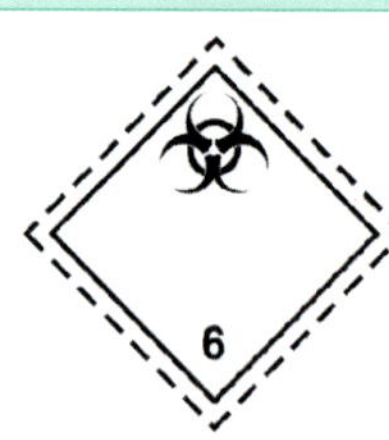

항목	구분 6.1	구분 6.2
가. 명칭	독성	감염성 물질
나. 최소 크기	25cm X 25cm	
다. 구조	상부 절반에는 심볼 하부의 모서리 부분에 분류 번호 6 기입	
라. 심볼의 명칭	해골과 교차대퇴골	원으로 묶은 3개의 반달
마. 심볼의 색깔	검정	검정

바. 분류번호의 색깔	검정	검정
사. 배경	흰색	흰색
아. 기타	각각의 명칭을 하부 절반에 표시할 수 있음	

7) 분류 7: 방사성물질(해당 없음)

8) 분류 8: 부식성 물질

가. 명칭	부식성
나. 최소 크기	25cm X 25cm
다. 구조	상부 절반에는 심볼 하부의 모서리 부분에 분류 번호 8 기입
라. 심볼의 명칭	2개의 용기에서 손과 금속에 떨어지는 액체
마. 심볼의 색깔	검정
바. 분류번호의 색깔	흰색
사. 배경	상부 절반 흰색, 하부 절반 검정
아. 기타	명칭을 하부 절반에 표시할 수 있음

9) 분류 9: 기타 위험물(해당 없음)

9. 재난위험경감 센다이 규약

2015년 3월 18일 일본 센다이에서 열린 제3차 세계 재난위험경감 총회(World Conference on Disaster Risk Reduction)에서는 재난위험경감 센다이 규약(Sendai Framework for Disaster Risk Reduction 2015~2030)을 채택하였다. 앞서 발표된 효고 행동강령(Hyogo Framework for Action) 보다 행동지향적인 7개의 세부목표(targets)를 제시하였고 세부목표 달성을 위한 핵심지표의 세부내용과 평가방법을 추가로 제시할 것이다.

〈표 6〉 재난위험경감 센다이 규약 2015~2030

범위와 목적
이 규약은 관련된 환경, 사고 생물 위해와 위험뿐만 아니라 자연 혹은 인위재난에 의한 소규모이거나 대규모, 빈발하거나 간헐, 갑작스럽거나 서서히 일어나는 재난에 적용한다. 이 규약의 목적은 개별 및 전체 재난에 걸쳐서 뿐만 아니라 모든 수준에서 커지고 있는 재난위험 다중위해(multi hazard) 관리를 위한 지침의 제시이다.
기대성과
개인, 기업, 지역, 그리고 나라의 경제적, 물질적, 사회적, 문화적, 환경적 자산과 목숨, 생계, 건강에 미치는 재난위험과 피해의 근본적인 감소이다.
목표
재난에 대한 취약성과 위해 노출을 막고 줄이는 통합적이고 포괄적인 경제적, 구조적, 법적, 사회적, 보건적, 문화적, 교육적, 환경적, 기술적, 정치적, 제도적 수단의 적용을 통해 현존하는 재난위험을 줄이고 새로운 재난위험을 막으며 대응과 복구를 위한 대비를 늘려 회복력을 강화한다.
세부목표
2030년까지 2020~2030년의 100,000명당 재난 사망률을 2005~2015년에 발생했던 재난 사망률 보다 뚜렷하게 줄인다.
2030년까지 2020~2030년의 100,000명당 재난 피해자를 2005~2015년에 발생했던 재난 피해자 보다 뚜렷하게 줄인다.
2030년까지 전세계 국내총생산(GDP) 대비 재난 피해액을 줄인다.
2030년까지 재난 회복력을 늘려 중요 기반시설의 재난 피해 및 보건시설과 교육시설을 포함하는 기본시설의 파괴를 뚜렷하게 줄인다.
2020년까지 국가 및 지역의 재난위험을 줄이는 전략을 채택하는 나라의 수를 뚜렷하게 늘린다.
2030년까지 개발도상국이 센다이 규약의 적용을 위한 국가적 조치를 하는데 필요한 적절하고 근본적인 도움을 주는 국제 협력을 뚜렷하게 강화한다.
2030년까지 복합 위해 조기 경보 체계 및 재난위험 정보와 평가에 대한 민간의 접근성과 유용성을 뚜렷하게 늘린다.
우선순위 아래 4가지 우선순위 분야에서 지자체, 중앙정부, 지역적, 세계적 수준에서 국가별로 개별 및 전체 재난에 초점을 맞춘 조치 필요성이 있다.

세부목표
우선순위1 재난위험의 이해 재난위험 관리는 개인과 자산, 위해 특성과 환경의 취약성, 수용력, 폭로 등 전체 재난위험의 차원에서 재난위험에 대한 이해를 바탕으로 한다.
우선순위2 재난위험 관리 국가경영(governance)의 강화 국가, 지역, 세계 수준에서 재난위험 관리를 위한 국가경영은 모든 부문의 재난위험경감 관리에 필수적이며 재난위험을 천명하고 조치를 취하는 공공과 민간부문의 역할과 책임, 유인, 격려와 장려를 정의함으로써 법, 규정, 공공정책에 있어 국가적, 지역적 일관성을 보장한다.
우선순위3 회복력 강화를 위한 재난위험 경감에 대한 투자 구조적이거나 비구조적 수단을 통한 재난위험 예방과 경감에 대한 공공과 민간 투자는 개인, 지역사회, 국가, 그리고 환경뿐만 아니라 경제적, 사회적, 보건적, 문화적 회복력을 강화시키는데 필수적이다. 이 투자는 혁신, 성장, 일자리 창출에 기여할 것이다. 이 수단들은 비용 효과가 있으며 목숨을 살리고 손실을 줄이고 효과적인 복구와 재활을 보장한다.
우선순위4 효과적인 대응을 위한 재난 대비 강화, 그리고 복구, 재활과 재건에 있어 《더 좋게 다시 짓기(Build Back Better)》 더욱 효과적인 대응을 위해 재난 대비를 강화해야 할 필요가 있으며 이 능력의 유지는 효과적인 복구로 이어진다는 것을 경험은 말해준다. 또한 재난에 앞서 준비해야 할 복구, 재활, 재건 단계는 재난위험 경감 수단과의 통합을 통해 《더 좋게 다시 짓기》의 기회를 준다는 것을 보여준다. 대응과 재건 단계 중에 여성과 장애를 지닌 사람들을 위해 성 평등과 보편적 접근권을 공표하고 촉진시켜야 한다.

지침원칙
협력을 포함하여 재난위험을 예방하고 경감시키는 국가의 일차책임
국가여건에 따른 중앙정부와 국가기관, 각 부문과 이해당사자들 간의 적절한 책임분담
발전권(right to development)을 포함한 전체 인권을 증진하고 보호하면서 개인과 자산을 보호
사회 모든 구성원의 참여
국가와 지역 수준에서 전체 행정기관과 입법기관의 전폭적 참여
적절한 자원, 장려책, 의사결정 책임 등을 지자체와 지역사회로 위임
다중위해 대처 시에 포괄적이며 위험 인지적으로 의사결정
각기 다른 부문에 걸쳐서 재난위험 경감의 일관성과 지속적으로 발전 가능한 정책, 계획, 실행, 기전을 유지
위험 경감 수단을 정할 때 재난위험의 지역성과 특정 특성을 고려
사후 대응, 복구에 의존하는 것과 투자를 통한 잠재 위험요인 감소의 비용 효과를 고려
재난위험의 생성을 예방하고 경감을 위한 《더 좋게 다시 짓기》
세계 동반자 정신과 국제 협력의 질을 효과적이고 의미 깊으며 견고하게 함
확인된 요구와 우선순위에 맞는 개도국 협력국과 선진국의 지원

덧붙임

시민재난교육

1. 태풍과 호우
2. 낙뢰
3. 강풍과 풍랑
4. 대설 특보
5. 한파 특보
6. 폭염
7. 황사
8. 홍수
9. 화재
10. 산불
11. 붕괴
12. 폭발
13. 교통 사고
14. 전기 가스 사고
15. 유도선 사고
16. 수난 사고
17. 지하철 사고
18. 고속철도 사고
19. 화학물질 사고
20. 비상 생존 물품

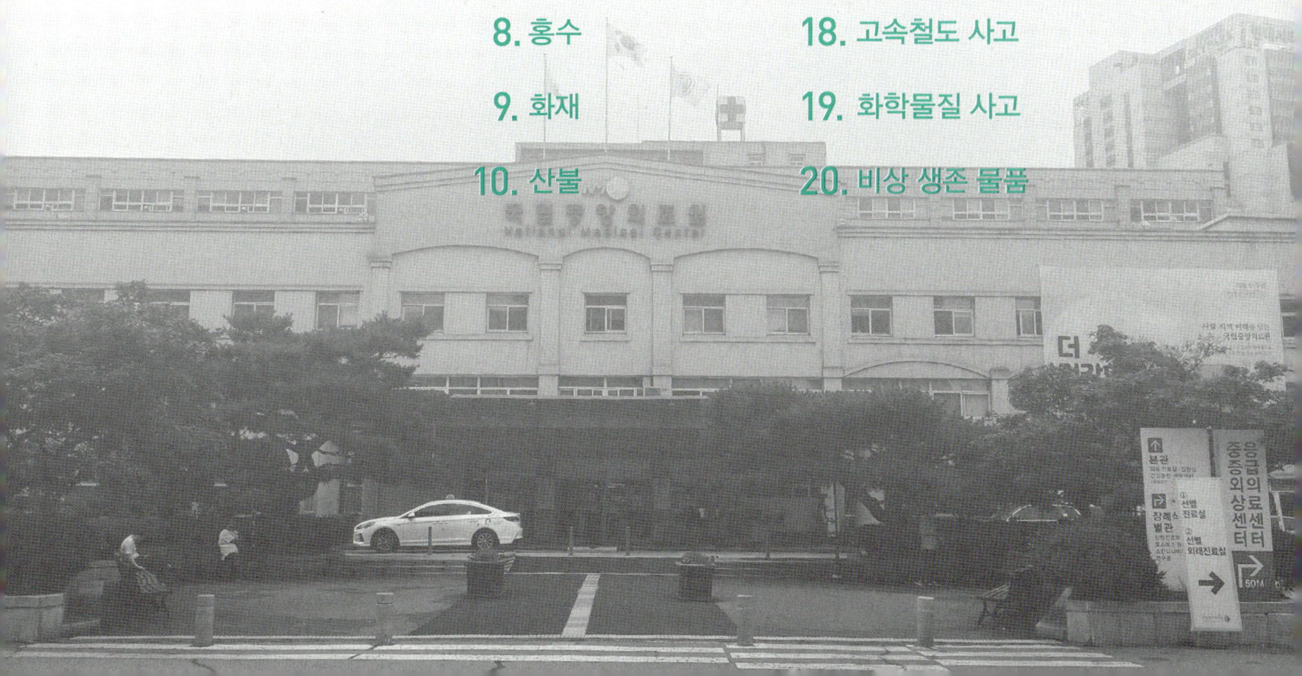

시민재난교육

덧붙임

재난의료관리론

재난이나 다수사상자가 발생하면 피해자는 시민이고 신고자도 시민이다. 시민은 재난 대응이 본격적으로 시작되기 전까지 초기 사고 현장에서 구조나 응급처치 등 도움을 줄 수 있으며 예방·대비·복구 과정에서도 중요한 역할을 할 수 있다. 따라서 시민들에게 재난교육을 실시하면 재난피해를 줄일 수 있을 뿐만 아니라 재난예방에도 기여할 수 있을 것이다. 응급의료서비스체계(emergency medical service system)의 인적 요소에 일반인이 포함된 것처럼 재난의료관리에도 일반인이 포함되어야 한다. 이를 위해 재난교육에 활용할 수 있도록 흔히 일어나는 사고와 재난에 따른 시민행동지침(행정안전부 국민행동요령)을 정리하였다.

1. 태풍과 호우

열대 해상에서 발생하는 저기압이 열대 저기압이다. 우리나라에 영향을 미치는 태풍은 북서태평양에서 중심부근 최대풍속이 17㎧ 이상으로 발달하는 열대저기압이다. 많은 비가 짧은 시간에 내리는 것이 호우이다. 평균적인 강우보다 많은 비가 내리면 집중호우라고 한다. 최근 10여 년 동안 태풍·호우로 인하여 평균 10건의 재해 발생과 21.6명의 인명피해 및 4,831억 원의 재산피해가 발생하였다. 태풍·호우는 하천범람·산사태·해일 등으로 이어져 재산피해는 물론 인명피해를 유발하기 때문에 각별한 주의와 사전 대비가 필요하다.

(1) 사전준비

내 지역의 정보는 미리 확인한다.

- 거주하거나 생활하는 지역의 홍수·태풍·침수(저지대)·산사태·해일 등 재해위험요소를 사전에 확인한다.

재난에 대한 위험정보를 수신할 수 있도록 준비한다.

- 태풍·집중호우 등 기상특보나 홍수·산사태 등 재난 예·경보를 수신할 수 있도록 TV·라디오 청취하고 스마트폰 앱 '안전디딤돌' 등을 미리 설치한다.

가족과 사전에 약속을 정한다.

- 비상시를 대비하여 지역에 대피할 장소(국민재난안전포털 www.safekorea.go.kr이나 지방자치단체 홈페이지의 임시대피소, 이재민 임시주거시설 등)와 안전한 이동방법에 대해 숙지하고 어린이들에게 알려주어야 한다.
- 가족이 각각 이동할 때를 대비하여 만날 장소를 사전에 정한다.

비상시 안전한 이동방법·대피요령 등을 숙지해 둔다.

- 비상상황이 예견될 때에는 가족과 즉시 연락해서 안전한 곳으로 함께 이동할 수 있도록 하고 상황이 급박하다면 그 자리를 즉시 피하고 가족과는 따로 연락해서 자신의 이동경로를 알려준다.
- 피난길에는 하천변·산길 등 위험한 지름길은 피하고 도로·교량이 휩쓸려간 길은 지나가지 않는다.
- 이동 길에 전신주·변압기 등의 주변은 피한다.

재난이 발생할 경우를 대비하여 비상용품을 사전에 준비한다.

- 응급약품·손전등·식수·비상식량·라디오·핸드폰충전기·휴대용 버너·담요 등 비상용품을 사전에 한 곳에 구비(비상배낭)해 두고 응급한 상황이 발생하면 바로 휴대할 수 있게 한다.
- 차가 있다면 연료를 미리 채워 둔다. 차가 없다면 차가 있는 가까운 지인과 사전에 같이 이동할 수 있게 약속한다.

재난에 대비한 지속적인 관심과 정비를 한다.
- 비상용품의 유효기간을 지속적으로 확인하여 교체하고 대피장소·이동경로 등에 대해서는 지속적으로 관심을 가지고 정비한다.

(2) 예보

태풍·호우의 진로 및 도달시간을 파악한다.
- TV·라디오·인터넷·스마트폰 등으로 기상상황을 미리 파악하여 대비한다.
- 스마트폰 '안전디딤돌' 앱을 통해 기상상황을 파악한다.

산간·계곡·하천·방파제 등 위험지역에서는 안전한 곳으로 이동한다.
- 산간·계곡·하천·방파제 등에서 야영이나 물놀이를 멈추고 안전한 곳으로 대피한다.
- 저지대나 상습 침수지역, 산사태 위험지역, 지하공간이나 붕괴우려가 있는 노후주택·건물의 주민은 안전한 곳으로 이동 준비를 한다.

주택·차량 등 재산보호를 위해 사전에 대비한다.
- 바람에 날아갈 위험이 있는 지붕·간판 등은 사전에 결박하고 창문은 창틀에 단단하게 테이프 등으로 단단히 고정한다.
- 하천·해변·저지대에 주차된 차량은 안전한 곳으로 이동한다.
- 가정의 하수구나 집 주변의 배수구를 미리 점검하고 막힌 곳은 뚫어야 한다.
- 모래주머니·방수판 등을 이용하여 침수가 예상되는 아파트 지하주차장·건물·농경지는 기상 특보가 발령되기 전까지 정비한다.
- 시설하우스 등 농업시설물은 버팀목·비닐끈 등으로 단단히 묶어 피해를 예방한다.
- 선박이나 어망·어구 등은 사전에 결박하여 피해를 최소화한다.
- 공사장·비탈면이 있는 지역은 안전 상태를 미리 확인한다.

비상용품 준비 등 재난발생에 대비한다.
- 비상시 신속히 응급용품을 가지고 이동 대피할 수 있게 배낭 등에 모아 둔다.
- 상수도 공급 중단의 상황이 발생될 수 있으므로 욕실 등에 물을 미리 받아 둔다.

- 정전에 대비하여 비상용 랜턴·양초·배터리 등을 구비해 둔다.
- 긴급 상황 정보수신을 위해 스마트폰에 '안전디딤돌'앱을 설치하고 가까운 동사무소 등과의 긴급 연락망을 확인한다.

약속 일정 등을 조정한다.

- 태풍·호우가 예보된 날은 일정을 조정하고 외출을 자제한다.

(3) 특보

나와 가족, 지인들의 안전을 위해 외출을 자제하고 지속 정보를 청취한다.

- 태풍·호우 시에는 외출을 자제하고 TV·라디오 등을 통해 기상정보를 청취하여 내가 있는 지역의 상황을 지속 관찰한다.
- 외부에 있는 가족·지인과 연락하여 안전확인과 위험정보 등을 공유한다.
- 차량으로 이동 중에는 속도를 줄여서 운전하고 개울가·하천변·해안가·지하차도 등 급류에 휩쓸릴 수 있거나 침수위험지역은 접근하지 않는다.

건물·집안 등 실내에서의 안전수칙을 숙지한다.

- 건물의 출입문, 창문은 닫아서 파손되지 않게 하고 실내에서는 창문이나 유리문에서 떨어져 있는다.
- 침수의 위험이 없는 지역에서는 바람으로 인해 피해를 입지 않게 가급적 욕실과 같이 창문이 없는 방이나 집안의 제일 안쪽으로 이동한다.
- 가스 누출로 2차 피해가 발생할 수 있으므로 사전에 차단하고 감전의 위험이 있으므로 집 안팎의 전기시설은 만지지 않는다.
- 정전 시에는 양초를 사용하지 말고 휴대용 랜턴을 사용한다.

위험지역은 접근하지 말고 안전한 지역으로 즉시 대피한다.

- 태풍·호우 특보가 발효된 지역의 해안가·상습침수지역·산간·계곡 등 위험지역에 있거나 대피권고를 받았다면 안전한 지역으로 즉시 대피한다.
- 공사장·가로등·신호등·전신주·지하공간 등 위험지역에는 접근하지 않는다.

- 태풍·호우 시에는 개울·하천변·해안가에 접근하지 말고 농촌지역에서도 논둑이나 물꼬를 보러 나가지 않는다.
- 이동식 가옥·가시설·지하실 등에 거주한다면 튼튼한 건물로 즉시 이동한다.
- 선박은 항구에 사전 결박하고 운행 중이라면 태풍의 이동경로에서 최대한 멀리 대피한다.

(4) 복귀

가족·지인의 안전 여부를 확인한다.

- 가족·지인과 연락하여 안전여부를 확인하고 연락이 되지 않고 실종이 의심된다면 가까운 경찰서에 신고한다.

태풍·호우로 인한 피해여부를 확인한다.

- 대피 후 집으로 돌아왔다면 노후주택 등은 안전에 위험이 있을 수 있으므로 출입하기 전에 피해여부를 반드시 확인한다.
- 파손된 시설물(주택·상하수도·축대·도로 등)이 있다면 가까운 동사무소나 시군구청에 신고한다.
- 파손된 사유시설을 보수·복구할 때에는 반드시 사진을 찍어 둔다.
- 침수된 도로 교량·보도 등은 파손되었을 수 있으므로 건너지 않는다.
- 하천 등 제방은 무너질 수 있으니 가까이 가지 않는다.
- 고립된 지역에 있다면 물가 등을 건너지 말고 119나 112 등에 신고하거나 주변에 도움을 요청한다.

태풍·호우로 인한 2차 피해를 방지한다.

- 물이 빠져나가고 있을 때에는 기름이나 동물사체 등에 오염된 경우가 많으므로 물에서 멀리 떨어진다.
- 수돗물이나 저장 식수는 오염여부를 확인 후에 사용한다.
- 침수된 음식이나 재료는 식중독의 위험이 있으므로 사용하지 않는다.
- 침수된 주택은 가스·전기차단기가 내려가 있는지 확인하고 한국가스안전공사·한국전기안전공사(1588-7500) 또는 전문가의 안전점검 후에 사용한다.

- 태풍·호우 피해로 가스가 누출될 수 있으므로 창문을 열어 충분히 환기하고 성냥불이나 라이터는 환기 전까지 사용하지 않는다.
- 쓰러진 농작물을 일으켜 세우고 침수된 논·밭은 배수 시 작물에 묻은 흙앙금·오물 등을 깨끗한 물로 제거하고 병해충을 긴급 방제한다.

2. 낙뢰

뇌방전의 일종으로 뇌운 내 전하가 지상(대지)으로 떨어져 방전하는 현상이다. 뇌방전 발생 시 뜨거운 열이 발생할 때 방전로의 압력이 상승하여 주변공기가 급속히 상승하여 주변공기가 급속히 팽창하면서 발생하는 충격파가 천둥이며 함께 발생하는 불빛이 번개이다. 최근 5년간 낙뢰로 인하여 평균 71건의 재해가 발생하였고 이로 인해 8명의 인명피해(사망 2, 손상 6)와 27억 원의 재산피해를 낳았다. 낙뢰는 정전, 화재, 전자장비 고장 등으로 이어져 재산피해와 인명피해를 낳으므로 각별한 주의와 사전의 대비가 필요하다.

일반적으로 사람이 낙뢰를 맞게 되면 약 80%는 즉사하고 약 20%는 치료 후에 생명을 건질 수 있다. 낙뢰전류가 인체를 통과하여 호흡과 심장이 4~5분 이상 멈출 경우에 즉사하게 된다. 경상자는 낙뢰에 정신을 잠시 잃는 경우가 대부분이며 일반적으로 깨어 있지만 혼란스러워 하고 건망증상을 보인다. 점진적으로 회복될 수 있지만 수개월 동안 지속적으로 이상감각과 근육통을 호소할 수 있다. 중상자는 몇 시간 동안 사지경련이 지속되며 일반적으로 저혈압·고막손상·화상 등의 현상이 나타날 수 있다. 비록 생명은 유지할 수 있으나 영구적으로 후유증(수면장애·성격변화·정신적 기능장애 등)이 나타날 수 있다. 낙뢰를 맞고도 살았다고 주장하는 사람들은 직접 낙뢰에 맞았기 보다는 낙뢰에 의한 고온의 충격파에 간접적으로 노출되어 자신이 낙뢰에 맞았다고 착각할 수 있다.

낙뢰가 사람에게 충격을 주는 유형은 4가지로 나눌 수 있다. 직격뢰(direct strike)는 뇌격전류가 사람을 통해 대지로 직접 흐르는 것으로 심장마비·호흡정지·신체훼손 등으로 대부분이 중상을 입거나 사망하게 된다. 접촉뇌격(contact strike)은 사람이 지닌 물체에 낙뢰가 떨어졌을 때 전류가 물체로부터 사람을 거쳐 대지로 흐르는 것이다. 측면섬락(side flash)은 낙뢰가 나무와 같은 물체에 떨어졌을 때 물체와 인근 사람 사이의 전위차가 공기의 절연을 파괴하여 발생하는 것으로 뇌격전류가 사람을 거쳐 대지로 흐르게 되어 심장 또는 머리에 영향을 끼쳐 사망하게 된다. 보폭전압(step voltage)은 낙뢰로 뇌격전류가 대지에 흐를 때 근처에 있는 사람의 양발 사이에 걸리는 전압으로 일정 값을 넘게 되면 위험하다.

(1) 예보

TV·라디오·인터넷 등에서 천둥·번개를 동반한 호우 발표

- 외출하지 말고 집안에 머무르는 것이 안전하다.
- 야외에서 일을 하거나 등산·골프·낚시 등을 계획했다면 기상정보를 미리 확인하고 가급적 야외활동을 자제한다.
- 낙뢰가 예상될 때는 우산보다는 비옷을 준비한다.

(2) 낙뢰가 칠 때

가정

- 스마트폰·라디오 등을 통하여 기상정보를 파악하고 될 수 있으면 외출을 자제한다.
- 텔레비전 안테나나 전선을 따라 전류가 흐를 수 있으므로 전자제품의 취급에 주의가 필요하다.
- 가옥 내에서는 전화기나 전기제품 등의 플러그를 빼고 전등이나 전기제품으로부터 1m 이상의 거리를 유지한다.
- 창문을 닫고 감전 우려가 있으므로 샤워나 설거지 등을 하지 않는다.

산

- 갑자기 하늘에 먹구름이 끼면서 돌풍이 몰아칠 때 특히 바람이 많은 산골짜기 위의 정상 등지에서는 낙뢰 위험이 크므로 신속히 하산한다.
- 높은 곳은 위험하므로 정상부에서는 낙뢰 발생 시 신속히 낮은 지대로 이동한다.
- 번개를 본 후 30초 이내에 천둥소리를 들었다면 신속히 안전한 장소로 대피하여 몸을 즉시 낮추고 물이 없는 움푹 파인 곳이나 동굴 안으로 대피한다.
- 정상부 암벽 위나 키 큰 나무 밑은 위험하므로 안전한 장소로 즉시 이동한다.

– 등산용 스틱이나 우산같이 긴 물건은 땅에 놓고 몸에서 떨어뜨린다.
– 대피 때에는 지면에서 10cm 정도 이상 높은 절연체 위에 서 있는다.
– 등산장비 중 매트리스나 밧줄(로프)·침낭·배낭 등을 깔고 몸을 웅크리고 앉는다. 젖은 땅에 엎드리는 것은 매우 위험하다.

야외
– 벌판이나 평지에서는 몸을 가능한 낮게 하고 물이 없는 움푹 파인 곳으로 대피한다.
– 평지에 있는 키 큰 나무나 전봇대에는 낙뢰가 칠 가능성이 크므로 피한다.
– 골프·들일·낚시 중일 때는 골프채·삽·괭이 등 농기구·낚싯대 등을 몸에서 즉시 떨어뜨리고 몸을 가능한 낮추면서 건물이나 낮은 장소로 대피한다.
– 낙뢰는 주위 사람에게도 위험을 줄 수 있으므로 대피할 때에는 다른 사람들과는 5~10m 이상 떨어지되 무릎을 굽혀 자세를 낮추고 손을 무릎에 놓은 상태에서 앞으로 구부리고 발을 모은다.
– 낙뢰는 산골짜기나 강줄기를 따라 이동하는 성질이 있으므로 하천 주변에서의 야외활동을 삼간다.
– 마지막 번개·천둥 후 30분 정도까지는 안전한 장소에서 대피한다.
– 자동차에서는 차를 세우고 라디오 안테나를 내린 채 차 안에 그대로 머문다.

(3) 낙뢰에 맞은 때

– 낙뢰로부터 안전한 장소로 옮기고 의식 여부를 살핀다.
– 반응·호흡·움직임이 없으면 즉시 인공호흡과 함께 가슴압박을 한다. 또한 119 또는 인근 병원에 긴급 연락하고 구조요원이 올 때까지 응급조치를 하고 피해자의 체온을 유지한다.
– 피해자가 살아 있다면 다른 상처를 가능한 빨리 찾는다. 몸에서 낙뢰가 들어가고 빠져나온 부위의 화상을 확인하며 신경계 피해·골절·청각·시각의 손상을 확인한다.
– 의식이 있다면 가장 편한 자세로 안정케 한다. 감전 후 대부분 환자가 전신 피로감을 호소한다. 환자가 흥분하거나 떤다면 말을 거는 등의 방법으로 환자를 안정시킨다.
– 등산 등으로 의사의 치료를 받을 수 없는 장소에서 사고가 일어나더라도 단념하지 말고 필요하다면 인공호흡·가슴압박·지혈 등의 처치를 계속 한다.

- 환자의 의식이 분명하고 건강해 보여도 감전은 몸의 안쪽 깊숙이까지 화상을 입히는 경우가 있으므로 병원에서 응급 처치를 받을 필요가 있다.

3. 강풍과 풍랑

(1) 풍랑특보

- TV·라디오 등을 통해 풍랑정보를 수시로 확인하고 관공서의 재난 예·경보를 청취한다.
- 해안가의 낚시꾼·야영객·행락객 등은 인근의 안전한 곳으로 대피한다.
- 지붕 위나 바깥에서의 작업은 위험하니 피한다.
- 파도에 휩쓸릴 위험이 있으니 바닷가로 나가지 않는다.
- 높은 파도가 발생할 위험이 있는 방파제·방조제 등에 가지 않는다.
- 항해 중 또는 조업 어선은 인근 선박이나 관계기관(어업무선국 등)에 연락하고 대피한다.
- 수산 증·양식시설을 고정하고 지지대로 보강하여 높은 파도와 강풍에 유실되지 않게 사전 조치한다.
- 양식자재·해상작업대 등은 안전한 장소로 미리 이동 조치한다.
- 집 안팎의 전기수리는 하지 않는다.

(2) 강풍특보

- 간판 등의 낙하물과 가로수 전도의 위험이 있으니 가급적 외출을 삼가고 특히 노약자나 어린이는 집 밖으로 나가지 않는다.
- 창문과 같은 유리창 근처는 유리가 깨지면 다칠 위험이 있으므로 피한다.
- 지붕 위나 바깥에서의 작업은 위험하니 피한다.
- 파도에 휩쓸릴 위험이 있으니 바닷가로 나가지 않는다.
- 강풍이 지나간 후 땅바닥에 떨어진 전깃줄에 접근하거나 만지지 않는다
- 강풍으로 파손된 전기시설 등 위험 상황을 발견했을 때에는 119나 시군구에 연락하여 조치를 취하도록 안내한다.

– 창틀과 유리 사이의 채움 재가 손상되거나 벌어져 있으면 유리창 파손의 위험이 커지므로 틈새가 없도록 보강한다.
– 유리창 파손 시 흩날림 물에 의한 피해를 줄이기 위해서 창문에 비산 방지용 안전필름을 붙인다.

4. 대설 특보

차량운전자
– 자가용 차량 이용을 억제하고 대중교통(지하철·버스 등) 수단을 이용한다.
– 고속도로 진입을 자제하고 국도 등을 이용한다.
– 눈피해 대비용 안전 장구(체인·모래주머니·삽 등)를 휴대한다.
– 커브길·고갯길·고가도로 교량·결빙구간 등에서는 서행 운전한다.
– 라디오, TV 등을 항상 청취하여 교통상황을 수시로 파악 운행한다.
– 간선도로변의 주차는 제설작업에 지장을 주므로 삼간다.
– 지하철 공사구간의 복공판 통행 시에는 바닥이 미끄러우므로 서행 운전한다.
– 차 간 안전거리를 확보하여 브레이크 사용을 자제한다.
– 브레이크 사용 시에는 엔진브레이크를 사용한다.
– 눈길에서는 제동거리가 길어지므로 교차로나 건널목 앞에서는 감속 운전한다.

보행자
– 가능한 외출을 자제한다.
– 외출 시에는 미끄러지지 않게 바닥면이 넓은 운동화나 등산화를 착용한다.
– 미끄러운 눈길을 걸을 때에는 주머니에 손을 넣지 말고 보온 장갑을 착용한다.
– 걸어가는 중에는 휴대전화 통화를 삼간다.
– 건널목을 건널 때에는 차량이 멈추었는지 확인하고 도로에 진입한다.
– 계단을 오르내릴 때에는 난간을 잡고 다니는 것이 안전하다.
– 야간 보행은 매우 위험하므로 조속히 귀가한다.
– 차도로 나와서 차량에 승차하여 타 차량의 주행을 방해하지 않는다.

가정

- 내 집 앞·점포 앞 도로의 눈은 내가 치우는 건전한 주민정신을 발휘한다.
- 내 집 주변 빙판길에는 염화칼슘·모래 등을 뿌려서 미끄럼 사고를 예방한다.
- 어린이와 노약자는 외출을 삼간다.
- 적설 시 차량·대문·지붕·옥상 위에 눈을 치운다.
- 노후가옥은 안전점검을 하여 붕괴 사고를 예방한다.
- 고립지역은 비상연락체계를 유지한다.

직장

- 평상시보다 조금 일찍 출근하고 일찍 귀가한다.
- 출·퇴근 시에는 자가용 운행을 억제하고 대중교통을 이용한다.
- 직장 주변의 눈은 내가 치우는 건전한 주인정신을 발휘한다.
- 직장 주변 빙판길에는 염화칼슘·모래 등을 뿌려서 미끄럼 사고를 예방한다.

농촌

- 붕괴가 우려되는 비닐하우스 등 농작물 재배시설은 사전에 점검 및 받침대 보강 등을 실시하여 피해를 예방한다.
- 하우스에 처져 있는 차광막 등은 사전에 제거하여 피해를 최소화할 수 있도록 한다.
- 피해예방을 위한 비닐 찢기 작업 시 등에는 안전사고에 유의한다.
- 작물을 재배하지 않는 빈 비닐하우스는 비닐을 걷어내어 하우스를 보호한다.
- 고립지역은 비상연락체계를 유지한다.
- 라디오·TV 등을 청취하여 기상상황을 수시로 파악한다.

해안

- 각종 선박 등 대피, 입출항 통제 및 결박(고정) 조치한다.
- 수산 증·양식시설은 어류 등이 동사하지 않도록 보온 조치한다.
- 주민, 낚시꾼, 행락객 등 해안가 접근을 하지 않는다.
- 해안도로 운행을 될 수 있으면 지양하고 안전 장구 부착 후 통행한다.
- TV, 라디오 등을 시·청취하여 폭설 등 기상상황을 수시로 파악한다.

눈이 많이 내릴 때

- 출발 전 기상정보와 목적지까지 우회도로를 미리 파악하고 월동장비·연료·식음료 등을 사전에 준비한다.
- 고립·정체 시에는 될 수 있으면 차량 안에서 대기하면서 라디오·휴대전화 재난문자방송 등을 통하여 교통상황과 행동요령을 파악한 후 행동한다.
- 부득이 차량을 이탈할 때는 연락처와 키를 꽂아 둔 채 대피한다.
- 인근에 가옥이나 휴게소 등이 있으면 응급환자·노인·어린이 승객을 우선 대피시킨다.
- 담요·두꺼운 옷 등을 걸쳐 체온을 유지하고 가볍게 몸을 움직인다.
- 차량히터 작동 시에는 환기를 위하여 창문을 자주 열거나 조금 열어 둔다.
- 수시로 차량 주변의 눈을 치워 배기관(머플러)이 막히지 않게 하고 차량 출발이 쉽도록 한다.
- 모두 동시에 잠을 자지 말고 동승자가 있다면 교대로 잠을 자도록 하여 주위 상황을 항상 살핀다.
- 제설작업 차량이나 구급차의 진입을 위하여 갓길에 주·정차하지 않도록 한다.
- 차량고장 등의 상황 발생 시 도로관리기관·경찰서·소방서 등에 즉시 연락한다.
- 휴대전화기 등을 이용 가족과 친지에게 상황을 알린 다음 당황하지 말고 경찰·도로관리기관 직원 등 관계자의 통제에 적극 협조한다.
- 비상시를 대비하여 불필요한 휴대전화 사용을 자제한다.

5. 한파 특보

- 갑작스러운 기온 강하 시 심장과 혈관계통, 호흡기 계통, 신경계통, 피부병 등은 급격히 악화할 우려가 있으므로 유아, 노인 또는 병자가 있는 가정에서는 난방에 유의한다.
- 혈압이 높거나 심장이 약한 사람은 노출부위의 보온에 유의하고 특히, 머리의 보온에 신경을 쓴다.
- 외출 후 손발을 씻고 과도한 음주나 무리한 일로 피로가 누적되지 않게 하고 당뇨환자, 만성폐질환자 등은 반드시 독감 예방접종을 한다.

- 고혈압 등 만성병 환자는 오후에 실내에서 운동한다.
- 장기간 외출 시에는 온수를 한 방울씩 흐르게 하여 동파를 방지한다.
- 수도계량기 보호함 내부는 헌 옷으로 채우고 외부는 테이프로 밀폐시켜 찬 공기가 스며들지 않도록 보온한다.
- 복도식 아파트는 수도계량기 동파가 많이 발생하므로 수도계량기 보온에 유의한다.
- 수도관이 얼었을 때는 헤어드라이어 등 온열기를 이용하여 녹이거나, 미지근한 물로 녹인다.

6. 폭염

일 최고기온이 33℃ 이상일 때가 폭염이며 국내에서는 일 최고기온이 33℃ 이상이 2일 이상 지속될 때는 주의보, 35℃ 이상이 2일 이상 지속될 때는 경보를 발령하고 있다. 2018년부터 재난에 포함시켜 대책을 세우고 있다. 열대야는 최저기온이 25℃ 이상인 무더운 밤을 지칭하는 말로 농촌보다는 도시지역에서 많이 발생하며 이는 건물, 공장에서 발생하는 열과 포장된 도로의 복사열이 원인이다. 최근 10년 동안 평균 1,059명의 온열질환자로 11명이 사망하고 가축 2,103천여 마리와 어류 5,675천여 마리가 폐사하는 피해가 발생하였다. 폭염은 물 부족, 전력사용 급증 등으로 인한 1~3차 산업에 직접적인 피해는 물론 불쾌지수 상승으로 사회적 문제 등 많은 피해를 유발한다.

(1) 사전준비

여름철에는 항상 기상상황에 주목한다.

- 여름철에는 TV·라디오·인터넷 등을 통해 무더위와 관련한 기상상황을 수시로 확인한다.

열사병 등 온열질환의 증상과 가까운 병원 연락처 등을 사전에 파악한다.

- 집에서 가까운 병원 연락처를 알아두고 본인과 가족의 열사병 등 증상을 확인한다.
- 어린이·노약자·심뇌혈관질환자 등 취약계층은 더위에 약하므로 건강관리에 더욱 유의한다.

- 더위로 인한 질병(땀띠·열경련·열사병·울열증·화상)에 대한 증상과 대처방법을 사전에 알아 둔다.

폭염예보에 맞추어 무더위에 필요한 용품이나 준비사항을 확인한다.
- 에어컨·선풍기 등을 사용할 수 있도록 사전에 정비한다.
- 집안 창문에 직사광선을 차단할 수 있도록 커튼·천·필름 등을 설치한다.
- 외출 시를 대비하여 창이 긴 모자·햇빛 가리개·썬크림 등 차단제를 준비한다.
- 정전에 대비하여 손전등·비상 식음료·부채·휴대용 라디오 등을 미리 확인해 둔다.
- 단수에 대비하여 생수를 준비하고 생활용수는 욕조에 미리 받아 둔다.
- 오래된 주택은 변압기를 사전에 점검하여 과부하에 대비한다.
- 장거리 운행계획이 있다면 도로·철도의 궤도 변형 등으로 교통 사고 등이 발생할 수 있으므로 신중히 판단한다.

(2) 안전상식

- 높은 기온·열대야 등 발생 시 고농도 오존이 발생할 수 있으므로 주의한다.
- 냉방기기를 사용한다면 실내·외 온도차를 5℃내외로 유지하여 냉방병을 예방한다.(건강 실내 냉방온도는 26~28℃가 적당)
- 무더위에 카페인이 들어간 음료나 주류는 삼가고 생수나 이온음료를 마신다.
- 여름철 오후 2시에서 오후 5시 사이에는 가정 더운 시간으로 실외 작업은 하지 않는다.
- 여름철에는 음식이 쉽게 상할 수 있으므로 외부에 오랫동안 방치된 것은 먹지 않는다.

(3) 폭염발생

가정
- 야외활동을 최대한 자제하고 외출이 꼭 필요한 경우에는 창이 넓은 모자와 가벼운 옷차림을 하고 물병을 반드시 휴대한다.
- 물을 많이 마시고 카페인이 들어간 음료나 주류는 마시지 않는다.
- 냉방이 되지 않는 실내는 햇볕을 가리고 맞바람이 불도록 환기한다.

- 창문이 닫힌 자동차 안에는 노약자나 어린이를 홀로 남겨두지 않는다.
- 거동이 불편한 노인·신체허약자·환자 등을 남겨두고 장시간 외출할 경우에는 친인척·이웃 등에 보호를 부탁한다.
- 현기증·메스꺼움·두통·근육경련 등의 증세가 보인다면 시원한 곳으로 이동하여 휴식을 취하고 시원한 음료를 천천히 마신다.

직장
- 휴식시간은 장시간 한 번에 쉬기보다는 짧게라도 자주 갖는다.
- 야외행사·스포츠경기 등 각종 외부행사를 자제한다.
- 점심시간 등을 이용하여 10~15분 정도의 낮잠으로 개인건강을 유지한다.
- 직장인들은 편한 복장으로 출근하여 체온을 낮추도록 노력한다.
- 냉방이 되지 않는 실내에서는 햇볕이 실내에 들어오지 않도록 하고 선풍기를 켜고 창문이나 출입문을 열어 둔다.
- 건설현장 등 실외 작업장에서는 폭염안전수칙(물·그늘·휴식)을 항상 준수하고 특히, 취약시간(2~5시)에는 '무더위 휴식시간제'를 적극 시행한다.

학교
- 초·중·고등학교에서 에어컨 등 냉방장치 운영이 곤란하다면 단축수업·휴교 등 학사일정 조정을 검토하고 식중독 사고가 발생하지 않도록 주의한다.
- 냉방이 되지 않는 실내에서는 햇볕이 실내에 들어오지 않게 하고 선풍기를 켜고 창문이나 출입문을 열어 둔다.
- 운동장에서 체육활동 및 소풍 등 각종 야외활동을 자제한다.

축사와 양식장
- 축사 창문을 개방하고 지속적인 환기를 실시하며 적정 사육밀도를 유지한다.
- 비닐하우스·축사 천장 등에 물 분무 장치를 설치하여 복사열을 낮춘다.
- 양식어류에 대해 꾸준히 관찰하고 얼음을 넣는 등 수온 상승을 억제한다.
- 가축·어류 폐사 시 신속하게 방역기관에 신고하고 조치에 따른다.

약속 일정 조정

- 외부에 외출 중이라면 자택에 냉방기가 설치되어 있지 않은 경우 가장 더운 시간에는 인근 '무더위쉼터'로 이동하여 더위를 피한다. '무더위쉼터'는 각 시청·구청 홈페이지에서 확인할 수 있으며 평소에 위치를 확인해 둔다.

7. 황사

황사는 바람에 의하여 하늘 높이 불어 올라간 미세한 모래먼지가 대기 중에 퍼져서 하늘을 덮었다가 서서히 떨어지는 현상 또는 떨어지는 모래흙을 말한다. 미세먼지는 발생원인과 상관없이 입자크기가 10㎛(1㎛는 1/1,000mm이다) 이하인 먼지로 2018년부터 재난에 포함시켜 대책을 세우고 있다. 황사는 중국과 몽골의 사막지대, 황하중류의 황토지대에 저기압이 통과할 때 다량의 황색먼지가 강한 바람에 의해 공중으로 떠올라 바람을 타고 우리나라 등으로 이동하면서 서서히 떨어지게 된다. 황사의 먼지크기 기준은 없으나 우리나라에서 관측되는 대부분의 황사 크기는 1~10㎛(1㎛는 1/1,000mm) 정도이다. 황사가 발생하면 일반적으로 시야가 흐려지고 하늘이 황갈색으로 변하며 누런색의 고운 먼지가 인체와 물체에 영향을 미치게 된다. 최근 10년간 총 23회 52일 발생했으며 3~5월 집중발생(17회 42일, 80%)한다. 연간 황사 발생 일수는 2.9일(80년대), 5.3일(90년대), 9.8일(00년대)로 증가하는 추세이며 가을과 겨울에도 발생할 수 있다.

(1) 오기 전

가정

- 황사가 실내로 들어오지 못하도록 창문 등을 점검한다.
- 실내 공기정화기·가습기 등을 준비한다.
- 외출 시에 필요한 보호안경·마스크·긴소매 의복 등을 준비한다.
- 포장되지 않은 식품은 오염되지 않도록 위생용기 등에 넣는다.

학교

- 기상청에서 발표한 기상예보를 분석하여 지역실정에 맞게 휴업 또는 단축수업을 신중히 검토한다.
- 학생들의 비상연락망을 점검, 연락체계를 유지해주시고 휴업 조치 시 맞벌이부부 자녀에 대해서는 학교에서 자율학습을 하도록 한다.
- 학생과 학부모를 대상으로 황사 피해예방 행동요령을 지도·홍보한다.

축사와 시설원예 장소

- 운동장 및 방목장에 있는 가축을 대피시킬 수 있도록 준비한다.
- 노지에 방치·야적된 사료용 볏짚 등을 덮을 피복물을 준비한다.
- 동력분무기 등 황사세척용 장비를 점검한다.
- 비닐하우스·온실 등 시설물의 출입문·환기창을 점검한다.

(2) 발생

가정과 식품취급 장소

- 가능한 외출을 삼가시고 외출 시에는 보호안경·마스크·긴소매 의복을 착용하며 귀가 후에는 손발 등을 깨끗이 씻고 양치질을 한다.
- 황사가 들어오지 못하도록 창문을 닫고 공기정화기와 가습기를 사용하여 실내공기를 쾌적하게 유지한다.
- 황사에 노출된 채소·과일·생선 등 농수산물은 충분히 세척 후 요리한다.
- 2차 오염을 방지하기 위하여 식품가공·조리 시 손을 철저히 씻고 조리도구·기구 등이 오염되지 않도록 관리하며 주변 환경을 청결히 한다.

학교

- 유치원생과 초등학생들의 실외활동을 금지하고 수업단축 또는 휴업한다.

※ 실외학습, 운동경기 등을 중지하거나 연기한다.

축사와 시설원예 장소

- 운동장이나 방목장에 있는 가축은 축사 안으로 신속히 대피시켜 황사에 노출되지 않게 하고 축사의 출입문과 창문을 닫아 황사 유입을 최소화하고 외부의 공기와 접촉을 가능한 적게 한다.
- 노지에 방치·야적된 사료용 건초·볏짚 등을 비닐이나 천막으로 덮고 비닐하우스·온실 등 시설물의 출입문과 환기창을 닫는다.

※ 제조업체 등 사업장에서는 불량률 증가, 기계 고장 등을 방지하기 위한 작업일정 조정·상품포장·청결상태유지에 유의한다.

(3) 지나간 후

가정과 식품취급 장소

- 실내공기를 환기시켜 주시고 황사에 노출되어 오염된 물품은 충분히 세척 후 사용한다.

학교

- 학교의 실내·외를 청소하여 먼지를 제거한다.
- 학생들의 건강을 살펴서 감기·안질환자 등은 쉬게 하거나 일찍 귀가 시킨다.
- 황사 후 발생할 수 있는 전염병에 대한 예방접종을 실시하거나 식당 등에 대한 소독을 실시한다.

축사와 시설원예 장소

- 비닐하우스·축사 등 시설물, 방목장 사료조, 가축과 접촉되는 기구류 등은 세척하거나 소독한다.
- 황사에 노출된 가축의 몸에 묻은 황사를 털어낸 후 소독한다.
- 황사가 끝난 후 2주일 정도 질병의 발생유무를 관찰한다.
- 구제역 등의 증세가 나타나는 가축이 발견되면 즉시 신고한다.

8. 홍수

예·경보 시 대비요령

- 홍수피해가 예상되는 지역의 주민은 라디오·TV·인터넷을 통해 기상변화를 알아 둔다.
- 홍수 우려 때 피난 가능한 장소와 길을 사전에 숙지한다.
- 갑작스러운 홍수가 발생하였으면 높은 곳으로 빨리 대피한다.
- 비탈면이나 산사태가 일어날 수 있는 지역에 가까이 가지 않는다.
- 바위나 자갈 등이 흘러내리기 쉬운 비탈면 지역의 도로 통행을 삼가고 만약 도로를 지날 때 주위를 살핀 후 이동한다.
- 홍수 예상 시 전기차단기를 내리고 가스 밸브를 잠근다.
- 침수된 지역에서 자동차를 운전하지 않는다.
- 지정된 대피소에 도착하면 반드시 도착사실을 알리고 통제에 따라 행동한다.
- 침수주택은 가스·전기차단기가 off에 있는지 확인하고 기술자의 안전조사가 끝난 후 사용한다.
- 수돗물이나 저장식수도 오염 여부를 반드시 조사 후에 사용한다.

* 홍수 특보기준: 국토교통부 홍수통제소에서 수계별 주요지점 홍수 예·경보 기준수위에 따라 발령함

9. 화재

대피방법

- 불을 발견하면 '불이야'하고 큰소리로 외쳐 다른 사람에게 알리고 화재경보 비상벨을 누른다.
- 엘리베이터를 이용하지 말고 계단을 이용하되 아래층으로 대피가 불가능한 때에는 옥상으로 대피한다.
- 불길 속을 통과할 때에는 물에 적신 담요나 수건 등으로 몸과 얼굴을 감싼다.

- 연기가 많을 때는 한 손으로는 코와 입을 젖은 수건 등으로 막고 낮은 자세로 이동한다.
- 방문을 열기 전에 문손잡이를 만져 보았을 때 뜨겁지 않으면 문을 조심스럽게 열고 밖으로 나간다.
- 출구가 없으면 연기가 방안에 들어오지 못하도록 물을 적셔 문틈을 옷이나 이불로 막고 구조를 기다린다.

소화기 사용요령

- 소화기를 불이 난 곳으로 옮겨 손잡이 부분의 안전핀을 뽑는다.
- 바람을 등지고 서서 호스를 불쪽으로 향한다.
- 손잡이를 힘껏 움켜쥐고 빗자루로 쓸듯이 뿌린다.
- 소화기는 잘 보이고 사용하기에 편리한 곳에 두되 햇빛이나 습기에 노출되지 않도록 한다.

신고요령

- 119를 누르고 불이 난 내용을 간단·명료하게 설명한다.(우리집 주방에 불이 났어요. 2층 집이예요)
- 주소를 알려 준다.(○○구 ○○동 ○○○번지예요. ○○초등학교 뒤 쪽이에요)
- 소방서에서 알았다고 할 때까지 전화를 끊지 않는다.
- 휴대전화라면 사용 제한된 전화나 개통되지 않은 전화도 긴급신고가 가능하다.

* 119는 화재신고·인명구조·응급환자이송 등을 요청하는 번호이다.

10. 산불

발견

- 산불을 발견했다면 산림청, 소방서(지역번호+119), 경찰서(지역번호+112), 시도, 시군구 산림부서, 산림항공본부, 지방산림청, 국유림관리소 등 산림관서에 신고한다.

- 초기의 작은 산불을 진화하고자 한다면 외투 등을 사용하여 두드리거나 덮어서 진화할 수 있다.
- 산불 규모가 커지면 위험에 처하지 않도록 산불 발생지역에서 멀리 떨어진 논·밭·공터 등 안전지대로 신속히 대피한다.
- 산불로 위험에 처했다면 바람을 등지고 주변의 낙엽·나뭇가지 등 연소물질을 신속히 제거한 후 소방서·경찰서 등에 신고한 후 낮은 자세로 엎드려 구조를 기다린다.

주택가로 확산될 경우 대피요령
- 불씨가 집·창고 등 시설물로 옮겨 붙지 못하도록 집 주위에 물을 뿌려주고 문과 창문을 닫고 폭발성과 인화성이 높은 가스통·휘발성 가연물질 등은 제거한다.
- 인명피해가 발생되지 않도록 산불이 발생한 산과 연접·연결된 민가의 주민은 안전한 곳으로 대피한다.
- 주민대피령이 발령되면 공무원의 지시에 따라 신속히 대피한다.
- 산에서 멀리 떨어진 논·밭·학교·공터·마을회관 등 안전한 장소로 대피한다.
- 혹시 대피하지 않은 분이 있을 수 있으므로 옆집을 확인하고 위험상황을 알려준다.
- 재난방송 등 산불상황을 알리는 사항에 집중하여 듣는다.
- 산불 가해자를 인지하였다면 시도·시군구 산림부서·산림관서·경찰서 등에 신고한다.

11. 붕괴

건물 붕괴 징조
- 건물 바닥이 갈라지거나 함몰될 때
- 벽이나 바닥의 균열소리가 얼음 깨지듯이 날 때
- 개를 비롯한 동물이 갑자기 크게 짖거나 평소와 달리 불안해 할 때

건물 내부에 있을 때
- 건물이 붕괴했다면 당황하지 말고 주변을 살펴서 대피로를 찾는다.

- 엘리베이터 홀·계단실 등과 같이 견디는 힘이 강한 벽체가 있는 안전한 곳으로 임시 대피한다.
- 부상자는 가능한 빨리 안전한 장소로 함께 탈출 후 응급처치를 한다.
- 평소에 완강기·밧줄(로프)·손전등 등 탈출에 필요한 물품이 있는 곳을 확인해 둔다.

건물 외부에 있을 때

- 건물 밖으로 나오면 추가붕괴와 가스폭발 등의 위험이 없는 안전한 지역으로 대피한다.
- 붕괴건물 밖에 있는 주민들은 추가붕괴·가스폭발·화재 등의 위험이 있으니 피해가 없도록 사고현장에 접근하지 않는다.
- 붕괴지역 주변의 보행할 때나 이동 때에는 위험지역 또는 불안정한 물체에서 멀리 떨어지고 유리파편 등에 다치지 않도록 가방·방석·책 등으로 머리를 보호한다.

12. 폭발

폭발 사고 예방

- 가스가 누출되었을 때에는 체류가스를 밖으로 내 보내는 등 즉시 환기를 하고 전기스위치나 화기 사용을 금지한다.
- 먼지가 많이 발생하는 밀폐공간 등에서는 집진설비를 설치해야 하며 화기사용을 억제한다.
- 과열이 되기 쉬운 가전제품, 보일러 등은 무리해서 사용하지 말고 항상 안전밸브 등을 확인 점검한다.
- 휴대전화, 노트북 등의 축전지는 장시간 또는 고온의 장소에서 사용을 억제하고 금속물질과 함께 보관하거나 무리한 압력을 가하지 않는다.
- 휴대용 부탄가스, 헤어스프레이 등 폭발성 용기는 반드시 구멍을 뚫어 잔류가스를 배출한 후 버린다.
- 여름철에 가스라이터 등 폭발성 위험물질을 자동차에 두고 내리지 않는다.
- 의심이 되는 폭발물을 발견 시에는 마음대로 분해하지 말고 가까운 경찰서나 군부대에 신고한다.

폭발 사고 발생

- 건물 안에서는 2차 폭발에 대비하여 신속히 밖으로 대피한다.
- 폭발 사고 때는 굉음으로 청각 장애를 당할 수 있으므로 귀를 막고 대피한다.
- 폭발 사고 시에는 멀리 떨어진 장소, 차폐 벽이 있는 장소 등 안전한 곳으로 신속히 대피한다.
- 연기와 가스에 의한 질식 등에 대비 바람이 불어오는 방향으로 파편이나 낙하물에 주의하면서 대피한다.
- 부상자는 안전한 장소로 먼저 옮긴 후에 응급조치한다.
- 추가 폭발에 대비 전기 스위치와 화기사용 등을 금하고 가스 중간밸브를 잠근 후 창문을 열어 자연환기를 시킨다.

13. 교통 사고

발생 시

- 위험물질 수송차량 사고 시 사고지점에서 빠져 나와 대피한다.
- 화재 등 위험한 경우 외에는 부상자를 옮기지 않는다.
- 구조대의 활동이 본격적으로 시작되면 구조에 참여하지 말고 사고 현장에서 물러나야 한다.
- 사고현장에서는 유류나 가스가 누출되어 화재가 발생할 위험성이 있으니 담배를 피우지 않는다.

지하철 전동차 화재

- 노약자·장애인석 옆에 있는 비상버튼을 눌러 승무원과 연락한다.
- 객차마다 2개씩 비치된 소화기를 이용하여 불을 끈다.
- 출입문이 열리지 않으면 비상용 망치를 이용하여 유리창을 깬다. 망치가 없으면 소화기를 이용하여 유리창을 깬다.

– 코와 입을 손수건이나 티슈로 막고 비상구로 신속히 대피하되 뛰면 위험하므로 걸어서 대피한다.
– 정전 시에는 유도등을 따라 출구로 나가고 유도등이 보이지 않을 때에는 시각장애인용 보도블록을 따라 가거나 벽을 짚으면서 대피한다.
– 지상으로 대피가 여의치 않을 때에는 대피요원의 안내에 따라 철로를 이용하여 대피한다.
– 가능하다면 소화전을 이용 불을 꺼야 한다.

자동차가 물속에 빠짐
– 안전벨트를 푼 다음 신발과 옷을 벗어 수영이 가능하도록 한다.
– 물에 뜨는 물건이 주위에 있으면 움켜쥐고 출입문을 통해 빠져나오거나 망치를 이용해 유리창을 깨고 탈출한다.
– 바로 탈출하지 못했다면 차내에 물이 어느 정도 들어와 수압 차이가 없어져 출입문을 열수 있을 때까지 침착하게 기다렸다가 탈출한다.
– 차에서 나오기 전에 3~4회 심호흡을 하고 숨을 크게 들이 쉰 다음 숨을 멈추고 나오면 물속에서 더 오래 견딜 수 있다.

교통안전
– 차에서 내리는 사람은 지나가는 자전거·오토바이·차량에 주의한다.

안전한 도로횡단
– 우선 멈추어 좌우를 살피는 습관을 가져야 한다.
– 횡단보도가 아닌 곳을 무단으로 횡단하는 일은 금한다.
– 횡단보도에서 신호가 바뀌더라도 차량의 진행유무를 반드시 확인한다.
– 어린이나 노약자는 보호자와 함께 건너야 한다.
– 처음부터 건너기 시작한 사람이 아니면 파란신호가 끝나지 않았더라도 건너지 않아야 한다.
– 신호등이 없거나 점멸신호가 있는 횡단보도에서는 차량이 완전히 멈추었거나 운전자의 수신호가 있을 때 건넌다.

- 운전자는 사람이 내리고 있는 차량 옆으로 지나가거나 추월하지 않도록 한다.
- 차에서 내리는 사람은 지나가는 자전거·오토바이·차량에 주의한다.

안전한 도로보행

- 사람은 인도로 다니고 차는 차도로 다닌다.
- 인도와 차도가 구분이 안 된 도로라면 길가로 다닌다.
- 운동은 운동장이나 놀이터와 같은 안전한 장소에서 한다.
- 비가 오는 날에 우산을 숙여 쓰면 앞을 살필 수 없으니 똑바로 쓰고 차도에서 떨어진 길의 가장자리로 걷는다.
- 운전자의 눈에 잘 띄게 하기 위해 밝은 색 옷을 입는다.
- 좁은 길이나 골목길에서 넓은 도로로 나올 때에는 아무리 급한 일이 있더라도 일단 멈추어 서서 좌우를 잘 확인하고 나간다.
- 운동은 운동장이나 놀이터와 같은 안전한 장소에서 한다.

철도 건널목 통과

- 건널목을 통과할 때에는 반드시 일시정지 후, 좌·우 방향의 열차운행 여부를 확인한다.
- 경보종이 울리거나 차단기가 하강 중일 때는 건널목으로 진입하지 않는다.
- 앞차가 건널목을 완전히 빠져나가기 전에 건널목으로 진입하지 않도록 한다.
- 건널목에서 차가 멈추면 자동변속기 차량은 기어를 중립에 놓고 차를 밀고 수동변속기 차량은 기어를 1단에 놓고 클러치를 밟지 않은 상태에서 키로 시동모터를 돌리면 차를 움직일 수 있다.
- 차량을 밀어야 할 때에는 여러 사람이 도와준다.

철도안전

- 철길이 파손되었거나 선로에 큰 돌 등이 떨어져 있는 것을 발견하면 즉시 신고(080-850-4982·1544-7788·119·112)한다.
- 철길(교량·터널 등)로 다니지 않는다.
- 건널목을 건널 때에는 일시정지 후 반드시 좌·우를 확인하고 횡단한다.
- 철길 가까이에 어린이들이 놀게 하거나 가축을 풀어 놓지 않는다.

항공기 사고 발생 대비

- 비행 전 승무원의 브리핑에 귀를 기울이고 상황발생시 승무원의 안내에 따른다.
- 어린이·노약자(환자)를 위한 별도의 비상장비가 있는지 승무원에게 문의한다.
- 비행 중 비상용 산소마스크가 내려왔다면 보호자가 마스크를 먼저 착용하고 어린이나 노약자를 도와준다.
- 비상탈출용 슬라이드 이용 시 굽이 높은 구두나 모서리가 날카로운 장신구와 소지품을 기내에 남겨두고 탈출한다.
- 충돌 전 좌석등받이를 앞으로 세우고 안전벨트를 착용한 후 손상을 최소화할 수 있는 자세를 취한다.

항공기 여행 시 주의사항

- 기내 수화물은 유사시 신속한 탈출에 방해되지 않게 지정된 부피와 무게를 준수한다.
- 복장은 유사시 화상을 방지하기 위해 가급적 합성 소재가 아닌 면과 같은 천연소재 의류를 입는다.
- 난기류 등에 의한 기체 요동에 대비하여 비행 중 좌석에서는 안전벨트를 항상 착용한다.
- 어린이·노약자에게 비행 중 발생 가능한 신체·의학적 문제가 있다면 항공사 직원이나 승무원에게 탑승 전에 반드시 주지시킨다.
- 출발 전 배정된 좌석에 착석한다. 배정된 좌석을 임의로 변경하는 것은 항공기의 비행에 문제를 일으킬 수 있다.

선박 사고 발생 대비

- 소화기와 유리창을 깨는 망치 위치를 확인한다.
- 구명조끼 위치, 유사시 탈출로 위치를 확인한다.
- 화재가 발생하면 큰 소리로 외치거나 경보기를 눌러 주변 사람들에게 신속하게 알린다.
- 소화기를 이용하여 불을 끄고 유리창을 깨서 환기를 시킨다.

화재 등 위험한 상황

- 의자 밑 또는 선실 내에 보관된 구명조끼를 입고 물속에서 행동이 용이하도록 가능한 신발을 벗는다.

- 선장 등 승무원의 안내에 따라 질서를 유지하면서 침착하게 탈출한다.
- 출입문 쪽에 화염이 있거나 문이 열리지 않는다면 선내에 비치된 망치로 유리창을 깨고 탈출한다.
- 구명조끼를 착용하고 물속에 뛰어든 사람은 신속하게 육지 쪽으로 이동하여 안전한 장소에서 거적·낙엽 등으로 덮거나 몸을 서로 맞대거나 체온이 떨어지지 않도록 한다.

소형선박

- 반드시 구명조끼를 착용하고 탄다.
- 선내에서 장난을 치거나 한쪽으로 몰리는 것은 위험하다.
- 음주자는 소형선박을 이용하지 않는다.

14. 전기 가스 사고

단락(합선)에 의한 화재위험

- 퓨즈나 과전류 차단기는 반드시 정격용량의 것을 사용한다.
- 용량에 적합한 규격 전선을 사용하고 노후·손상 전선은 새 전선으로 교체한다.
- 스위치·배전반 등의 내부를 정기적으로 점검하여 전기가 통할 수 있는 물질이나 가연성 물질 등을 제거한다.
- 천장 등 보이지 않는 장소에 시설된 전선에 대해서도 수시로 점검하여 이상 유무를 확인한다.
- 배선은 가능한 보호관을 사용하고 열이나 외부 충격 등에 노출되지 않도록 한다.
- 못이나 스테이플러로 전선을 고정하지 않도록 한다.
- 바닥이나 문틀을 통과하는 전선이 손상되지 않도록 배관 등으로 보호한다.

누전에 의한 화재위험

- 건물이나 대용량 전기기구에는 배선을 분류하여 배선별로 누전차단기를 설치한다.
- 배선의 피복손상 여부를 수시로 확인한다.
- 전선이 금속체나 젖은 구조물에 직접 접촉되지 않도록 배선한다.

전기 스파크에 의한 화재위험

- 각종 전기기기는 사용 후에 반드시 플러그를 뽑아 둔다.
- 정전이 되면 플러그를 뽑거나 스위치를 꺼둔다.
- 배전반 내의 먼지·금속가루 등 분진을 제거한다.
- 밀가루·톱밥·섬유 먼지 등 가연성 분진이 많이 발생하는 장소에서는 수시로 청소를 실시하여 분진이 쌓이지 않도록 한다.
- 배전반 등 전기시설 부근에는 가구·위험물·기타 가연물을 두지 않는다.

과부하에 의한 화재위험

- 한 콘센트에 여러 개의 플러그를 꽂아 사용하는 문어발식 사용을 금한다.
- 전기기기의 전기용량 및 전압에 적합한 규격전선을 사용한다.

과열에 의한 화재위험

- 사용한 전기기구는 반드시 플러그를 뽑아 놓고 외출한다.
- 전기장판 등 발열체를 장시간 전원을 켠 상태로 사용하는 것은 위험하다.
- 전열기 등의 자동 온도 조절기의 고장 여부를 수시로 확인한다.
- 고열이 발생하는 백열전구는 열이 잘 발산될 수 있도록 하고 가연물을 가까이 두지 않는다.
- 전선과 전선, 단자와 전선 등 접속부위는 단단히 조여서 느슨하지 않도록 한다.

15. 유도선 사고

유도선 이용객이 하여서는 안 되는 행위

- 정원을 초과하여 승선을 요구하는 행위
- 유도선 사업자·선원·기타 종사자의 구명조끼 착용지시 기타 안전운항이나 위해방지를 위한 주의사항이나 지시에 위반하는 행위
- 유도선 내에서 술을 마시거나 기타 선내의 질서를 어지럽히는 행위

- 인명구조용 장비나 기타 유·도선의 설비를 파손하여 장비나 설비의 기능을 손상시키는 행위
- 음란행위 기타 선량한 풍속을 해 하는 행위
- 위험물 선박운송 및 저장규칙에서 규정된 화약·폭약·탄약 등 폭발물·고압가스·인화성 액체류 등을 선내에 반입하거나 운송하는 행위

사고발생
- 선박 사고가 발생하면 큰 소리로 외치거나 비상벨을 눌러 사고발생 사실을 알린다.
- 위험한 상황이 되었다면 의자 밑 또는 선실에 보관되어 있는 구명조끼를 입고 선장 또는 승무원의 지시에 따라 탈출한다.
- 선박에서 탈출한 후 사망자의 사망원인 1순위는 익사가 아닌 체온저하이다. 물속에서는 침착하게 팔을 서로 끼고 가능한 다리를 올려 당기고 머리는 물 밖으로 세워 최대한 열손실을 줄인다.

16. 수난 사고

하천이나 계곡물을 건널 때
- 물결이 완만한 장소를 선정하여 될 수 있으면 바닥을 끌듯이 이동하는 것이 안전하다. 시선은 건너편 강변 둑을 바라보고 건너야 한다.
- 이동방향에 돌이 있으면 될 수 있으면 피해서 가는 것이 안전하다.
- 지팡이 등으로 수심을 재면서 이동한다.(지팡이는 약간 상류 쪽을 짚는다)
- 물의 흐름에 따라 이동하되 물살이 셀 때는 물결을 약간 거슬러 이동한다.

무릎 이상의 깊은 급류를 건널 때
- 건너편 하류 쪽으로 밧줄(로프)을 설치하고 한 사람씩 건넌다.
- 밧줄은 물위로 설치하고 밧줄이 없을 때에는 여러 사람이 손을 맞잡거나 어깨를 지탱하고 물 흐르는 방향과 나란히 서서 건넌다.

물에 빠졌을 때

- 건너편 하류 쪽으로 밧줄(로프)을 설치하고 한 사람씩 건넌다.
- 밧줄은 물위로 설치하고 밧줄이 없을 때에는 여러 사람이 손을 맞잡거나 어깨를 지탱하고 물 흐르는 방향과 나란히 서서 건넌다.

선박(보트) 전복 등으로 물에 빠졌을 때

- 물 밖으로 나온다.(공기 중에서 보다 물속에서의 체온손실이 많다)
- 옷을 많이 입는다.(물에 빠졌을 때 옷을 벗어서는 안된다. 모직 옷을 두 겹 정도 더 껴입으면 열손실이 속옷만 입었을 때보다 1/4감소한다)
- 체온유지를 위해 수영이나 불필요한 동작은 하지 않는다.
- 수온 −2~30℃에서 정상적인 성인이라면 수영가능 거리는 약 1해리(1,852m) 정도이다.

파도가 갑자기 높아져 위험할 때

- 물을 안 먹으려고 애쓰기 보다는 다소 마시게 되더라도 체력소모를 줄이도록 편안한 상태를 유지하는 것이 안전하다.
- 머리는 수면상 위에 내밀고 큰 파도가 덮칠 때는 깊이 잠수 할수록 안전하다.
- 체력이 다하여 움직일 수 없거나 지쳤을 때 배영·선헤엄 등으로 휴식을 취하면서 파도에 몸을 맡기는 것이 안전하다.

수초에 감겼을 때

- 부드럽게 서서히 팔과 다리를 움직여 풀어야 하고 만약 물 흐름이 있으면 흐름에 맡기고 잠시 조용히 기다리면 감긴 수초가 헐거워지므로 이때 털어버리듯이 풀고 수상으로 나온다.
- 놀라서 발버둥 친다면 오히려 더 휘감겨 위험에 빠질 수 있으므로 침착하게 여유를 가지고 호흡하며 서서히 부드럽게 몸을 수직으로 움직이면서 꾸준히 헤엄쳐 나온다.

무의식 사고자를 구했을 때

- 구조요원 또는 119에 아직 신고 되어 있지 않다면 즉시 신고한다.
- 가장먼저 인공호흡을 실시한다.(구조하면서 수중에서도 곧바로 실시한다)

- 물을 빼고자 복부나 등을 누르는 행위는 하지 않는다.

※ 사고자의 위속에 있는 물과 음식물을 역류시켜 기도를 막을 수 있으며 구토물이 기도를 통해 폐에 흡인될 가능성이 있기 때문에 물을 빼는 것이 더 위험하다.

저체온 사고자를 구했을 때

- 머리·목·가슴·사타구니 등의 체온 손실이 많다.
- 환자를 마른상태의 따뜻한 곳으로 옮긴다.
- 젖은 옷을 벗기고 따뜻한 물병이나 따뜻한 물에 적신 수건으로 가슴부위를 따뜻하게 해준다.
- 몸을 담요·슬리핑백으로 감싸주고 추운 곳에 노출되지 않게 머리·목을 따뜻하게 감싸 준다.

고립 지역

- 자기 체온 유지에 관심을 둬야 하며 무리한 탈출 행동은 삼간다.
- 가능한 모든 방법을 이용하여 구조신호를 보낸다.
- 가능하다면 라디오 방송을 청취하여 상황에 대처한다.

계곡 야영지

- 물이 흘러간 가장 높은 흔적보다 위쪽에 있도록 하고 대피할 수 있는 고지대와 대피로가 확보된 곳을 선정하며 낙석과 산사태 위험이 없는 곳으로 선택한다.
- 물놀이 사고 및 안전사고 발생 때는 즉시 119(해상 122)로 신고한다.

보트 좌초

- 기관을 즉시 정지하고 좌초된 부분의 손상유무·침수가 되는지 확인한다.
- 침수가 되지 않았다면 수심을 확인 후 보트 훅·예비노 등을 이용하여 수심 깊은 곳으로 이동 후 기관을 사용하여 이탈한다.
- 침수 시 모든 수단(펌프·양동이·물바가지)을 동원하여 물을 배출하고 파손부위를 막는다.
- 자력으로 빠져 나갈 수 없을 때는 관계기관에 구조요청을 한다.

보트 충돌

- 기관을 즉시 정지하고 인명안전 및 선체의 손상위치·정도를 확인한다.
- 침수할 염려가 있다면 승선자를 다른 선박으로 이동시킨다.
- 구조요청을 하고 사고처리를 위해 충돌장소·일시·상대선의 손상정도·선주명·선명·조종자 성명 주소 등을 확인한다.

어망 및 부유물 등에 의한 사고

- 기관을 즉시 정지하고 선체나 추진기(프로펠러)에 어망이나 로프가 감겼다면 보트 훅 또는 추진기를 들어 올려 감긴 것을 처리 후 이탈물 소유자 및 유관기관에 통보한다.
- 제거 할 수 없다면 구조요청을 한다.

정박 중 화재발생

- '불이야' 하며 승선원 및 주변선박에 상황을 전파한다.
- 소화기·모포 등으로 초기진화 하며 진화가 불가능하다면 관계기관에 화재신고를 한다.

항해 중 화재발생

- '불이야' 하며 승선원 및 주변선박에 상황을 전파한다.
- 발화지점이 풍하 쪽으로 향하도록 조종 후, 기관을 정지한다.
- 소화기·모포 등으로 초기진화 및 연료 등 위험한 것을 발화지점에서 멀리 이동시킨다.
- 수심이 낮은 곳으로 좌초시키거나 접안 후 소화한다.
- 불이 선박전체로 확대되면 안전장비를 착용하고 퇴선하여 보트 가까운 곳에서 구조를 기다린다.

정박 중 침수

- 침수개소 확인 및 침수상황을 확인한다.
- 침수개소의 손상 상황에 적합한 방수 및 파손부위를 응급처치 한다.
- 배수 작업 및 응급처치가 불가하다면 유관기관에 요청한다.

항해 중 침수

- 기관을 중립위치에 놓고 침수장소·상황·파손정도 등을 확인한다.
- 침수개소를 확인하면 침수장소가 풍하 측으로 향하도록 조종한다.
- 파손부위에 나무(쐐기)나 헝겊을 채워 파손부위를 막는다.
- 파손부위가 크다면 모든 수단(펌프·양동이·물바가지)을 동원하여 물을 배내고 파손부위 응급처치 및 구조요청을 한다.
- 응급처치 후 적절한 속력으로 가까운 선착장으로 이동한다.

갯바위 등 바다낚시 사고예방

- 구명조끼를 착용한다.
- 기상 상황을 수시로 확인하고 휴대폰 등을 활용하여 들물 시간 알람을 설정 미리 사고에 대응할 수 있도록 한다.
- 낚시 도중 수시로 주변 상황을 살핀다.
- 갯바위 등에 미끄러지지 않도록 신발(안전화)을 착용한다.
- 출입이 금지된 장소에는 절대로 들어가지 않는다.
- 위험에 처했을 때 도움을 받을 수 있게 호루라기나 랜턴 등을 휴대하고 체온 보온용으로 담요를 준비한다.
- 가족과 주변 사람에게 행선지와 일정을 미리 알려준다.

갯벌 해루질(어패류 채취) 사고예방

- 구명조끼를 착용한다.
- 진입로로부터 멀리 떨어진 곳은 출입하지 않는다.
- 절대로 혼자 들어가지 않는다.
- 들물 시간을 확인하고 휴대폰 등에 알람을 설정하여 미리 대응할 수 있도록 한다.
- 갑자기 안개가 끼면 밀물 시간과는 관계없이 갯벌에서 즉시 나온다.
- 갯골을 넘어가지 않는다.
- 갯벌에 발이 깊이 빠졌다면 반대방향으로 엎드려 기어 나오며 옆 사람의 도움을 받는다.
- 맨발로 들어가지 않는다.

17. 지하철 사고

지하철 화재발생

- 노약자·장애인석 옆에 있는 비상버튼을 눌러 승무원과 연락한다.
- 여유가 있다면 객차마다 2개씩 비치된 소화기를 이용하여 불을 끈다.
- 출입문이 자동으로 열리지 않으면 수동으로 문을 열고 여의치 않으면 비상용 망치를 이용하여 유리창을 깨고 망치가 없으면 소화기로 유리창을 깬다.
- 스크린도어가 열리지 않는다면 스크린도어에 설치된 빨간색 바를 밀고 나간다.
- 코와 입을 수건·티슈·옷소매 등으로 막고 비상구로 신속히 대피한다.
- 정전 시에는 대피유도 등을 따라 출구로 나가고 유도등이 보이지 않을 때는 벽을 짚으면서 나가거나 시각장애인 안내용 보도블록을 따라 나간다.
- 지상으로 대피가 여의치 않을 때는 전동차 진행방향 터널로 대피한다.

출입문 수동으로 열기

- 출입문 쪽 의자아래 또는 벽면에 있는 조그만 뚜껑을 연다.
- 뚜껑 속의 비상 코크를 잡아당기거나, 빨간색 비상핸들을 시계방향으로 90도 돌린다.
- 공기 빠지는 소리가 멈출 때까지 3~10초간 기다린다.
- 출입문을 양쪽으로 밀어서 연다.

18. 고속철도 사고

고속철도 화재발생

- 차량 출입문 옆에 있는 인터폰을 이용하여 승무원에게 연락한다.
- 여유가 있다면 객차마다 2개씩 비치된 소화기를 이용하여 불을 끈다.
- 코와 입을 수건·티슈·옷소매 등으로 막고 화재가 발생하지 않은 다른 객차로 이동한다.
- 기관사·승무원의 안내방송에 따라 대피한다.

- 승무원이 승강문을 개방하면 질서 있게 대피한다.(필요시 비상사다리 설치)
- 부상자·노약자·임산부가 먼저 대피할 수 있도록 배려하고 도와준다.
- 승강문이 열리지 않으면 비상용 망치를 이용하여 비상창문을 깨고 탈출한다.
- 반대선 선로에는 절대로 대피하지 않도록 하고 선로변에 머무르지 않는다.
- 터널 내에서는 자세를 낮추고 비상 유도등을 따라 가까운 터널 입구 및 비상대피소로 이동한다.
- 안전한 장소에서 구급차·구원열차·버스 등 연계수송 교통수단을 기다린다.

고속철도 탈선 충돌 사고

- 기관사·승무원의 안내방송에 따라 대피한다.
- 승무원이 승강문을 개방하면 질서 있게 대피한다.(필요시 비상사다리 설치)
- 부상자·노약자·임산부가 먼저 대피할 수 있도록 배려하고 도와준다.
- 승강문이 열리지 않으면 비상용 망치를 이용하여 비상창문을 깨고 탈출한다.
- 반대선 선로에는 절대로 대피하지 않도록 하고 선로변에 머무르지 않는다.
- 터널 내에서는 비상 유도등을 따라 가까운 터널 입구 및 비상대피소로 이동한다.
- 안전한 장소에서 구급차·구원열차·버스 등 연계수송 교통수단을 기다린다.

고속철도 독가스 테러

- 차량 출입문 옆에 있는 인터폰을 이용하여 승무원에게 연락한다.
- 코와 입을 수건·티슈·옷소매 등으로 막고 사고가 발생하지 않은 다른 객차로 이동한다.
- 기관사·승무원의 안내방송에 따라 대피한다.
- 승무원이 승강문을 개방하면 질서를 지키며 대피한다.(필요시 비상사다리 설치)
- 부상자·노약자·임산부가 먼저 대피할 수 있도록 배려하고 도와준다.
- 승강문이 열리지 않으면 비상용 망치를 이용하여 비상창문을 깨고 탈출한다.
- 반대선 선로에는 절대로 대피하지 않도록 하고 선로변에 머무르지 않는다.
- 터널 내에서는 비상 유도등을 따라 가까운 터널 입구 및 비상대피소로 대피한다.
- 안전한 장소에서 구급차·구원열차·버스 등 연계수송 교통수단을 기다린다.

19. 화학물질 사고

화학물질 사고대처

- 방독면이 있으면 착용하고 방독면이 없다면 가능한 우의나 비닐로 직접 피부가 노출되지 않게 수건·마스크 등을 이용하여 코·입을 감싸고 최대한 멀리 대피한다.
- 화학 사고로 발생한 독성 가스는 대부분 공기보다 무겁기 때문에 실외에 있다면 높은 곳으로 대피하며 관계기관이 제공하는 정보에 따라 움직이는 것이 안전하다.
- 내 위치를 중심으로 사고발생 지역 쪽으로 바람이 불 때는 바람이 불어오는 방향으로 대피한다.
- 사고발생 지역에서 내 위치 쪽으로 바람이 불 때는 직각방향으로 대피한다.
- 실내로 대피했다면 창문 등을 닫고 젖은 수건이나 테이프를 이용하여 밀봉한다. 외부공기와 통하는 설비(에어컨·환풍기 등)의 작동을 중단한다.
- 자동차를 타고 사고지역 주변을 지나게 된다면 창문을 닫고 에어컨 등을 반드시 꺼 외부 공기가 차량 내부로 들어오는 것을 방지한다.
- 안전한 곳으로 대피한 후에는 비눗물로 샤워를 철저히 하고 깨끗한 옷으로 갈아입는다.
- 화학물질에 노출되었다면 병원에 가서 의사의 진료를 즉시 받아야 한다.
- 대피소로 대피하라는 안내가 없다면 실내에 머물면서 스마트폰·방송 등을 통해 외부 상황을 파악한다.

※ 화학물질이 흡수되는 경로는 입·호흡기·피부이다. 화학 사고가 발생했다면 화학사고 발생지역으로부터 멀리 떨어져 있는 것이다. 직접 피부에 노출되지 않도록 우의나 비닐을 착용하고 수건·마스크·장갑 등을 이용하여 코·입 등을 감싸며 대피한 후 안전한 곳에서 새 옷으로 갈아입는다.

20. 비상 생존 물품

행정안전부 통계연보에 따르면 2016년~2020년 자연재난으로 인한 사망·실종자는 190명, 이재민은 45,728명이었고 사회재난으로 인한 사망·실종자는 1,248명, 부상자는 592명이었다. 최근의 여러 재난피해자를 포함한다면 그 규모는 커질 것이다. 한편 한국관광공사 캠핑이용자실태조사에 따르면 2021년 캠핑이용자는 523만명, 해양수산부에 따르면 2020년 낚시인구는 921만명, 대한산악연맹에 따르면 2022년 등산인구는 1800만명에 이르는 등 일상화한 야외 여가도 각종 사고로 인한 피해 증가의 한 원인이 되고 있다.

산소 없이 3분 이상, 물 없이 3일 이상, 음식 없이 3주 이상 생존이 어렵다는 333 법칙이 있다. 하지만 비상식량, 체온유지, 안전확보, 구조요청, 응급처치를 위한 물품을 준비한다면 조난에 대비할 수 있다. 재난이나 사고 시에 생존 물품이 준비되어 있다면 구조까지 안전을 확보할 수 있다. 간이식량, 식수, 바람막이옷, 우비, 장갑, 담요, 은박포, 만능주머니칼, 라이터, 손전등(전지), 호루라기, 물티슈(위생용품), 구급약품(처방약) 등과 개인 물품(휴대전화와 여분 전지)과 위험 가능성에 따른 추가 물품을 배낭에 담아 출입구에 비치하여 언제든 휴대하도록 하면 된다.

정리해보기

- 여러 재난을 가정하여 시민의 신고방법을 육하원칙에 따라 정리하여 강의안을 만들어 보자.
- 지진 발생 시의 시민행동요령을 찾아보고 개선점을 추가하여 강의안을 만들어 보자.

참고문헌

법령

- **감염병의 예방 및 관리에 관한 법률** (약칭: 감염병예방법) [법률 제18893호, 2022.12.11.]
- **감염병의 예방 및 관리에 관한 법률 시행령** [대통령령 제33004호, 2022.11.29.]
- **감염병의 예방 및 관리에 관한 법률 시행규칙** [보건복지부령 제885호, 2022.5.4.]
- **기상법** [법률 제17424호, 2021.6.10.]
- **기상법 시행령** [대통령령 제32777호, 2022.7.5.]
- **기상법 시행규칙** [환경부령 제990호, 2022.6.22.]
- **긴급구조대응활동 및 현장지휘에 관한 규칙**
  (약칭: 긴급구조현장지휘규칙) [행정안전부령 제361호, 2022.12.1.]
- **소방기본법** [법률 제18523호, 2022.12.1.]
- **소방기본법 시행령** [대통령령 제33005호, 2022.12.1.]
- **소방기본법 시행규칙** [행정안전부령 제376호, 2023.1.26.]
- **시설물의 안전관리에 관한 특별법** (약칭: 시설물안전법) [법률 제17946호, 2021.3.16.]
- **시설물의 안전 및 유지관리에 관한 특별법 시행령** [대통령령 제32274호, 2021.12.28.]
- **시설물의 안전 및 유지관리에 관한 특별법 시행규칙** [국토교통부령 제1150호, 2022.9.16.]
- **원자력시설 등의 방호 및 방사능 방재 대책법** [법률 제18664호, 2022.6.29.]
- **원자력시설 등의 방호 및 방사능 방재 대책법 시행령** [대통령령 제32246호, 2021.12.23.]
- **원자력시설 등의 방호 및 방사능 방재 대책법 시행규칙** [총리령 제1778호, 2021.12.31.]
- **위험물안전관리법** [법률 제18522호, 2022.12.1.]
- **위험물안전관리법 시행령** [대통령령 제33005호, 2022.12.1.]
- **위험물안전관리법 시행규칙** [행정안전부령 제373호, 2023.1.5.]
- **위험물 운송·운반 시의 위험성 경고표지에 관한 기준** [소방청고시 제2017-1호, 2017.7.26.]
- **자연재해대책법** [법률 제18685호, 2023.1.5.]
- **자연재해대책법 시행령** [대통령령 제33198호, 2023.1.5.]

- **자연재해대책법 시행규칙** [행정안전부령 제371호, 2023.1.5.]
- **중앙방역대책본부 설치 및 운영에 관한 규정** [질병관리청훈령 제45호, 2022. 8.12.]
- **재난 및 안전관리 기본법** [법률 제18685호, 2023.1.5.]
- **재난 및 안전관리 기본법 시행령** [대통령령 제33198호, 2023.1.5.]
- **재난 및 안전관리 기본법 시행규칙** [행정안전부령 제371호, 2023.1.5.]
- **재해구호법** [법률 제16881호, 2020.7.30.]
- **재해구호법 시행령** [대통령령 제30867호, 2020.7.30.]
- **재해구호법 시행규칙** [법률 제13442호, 2016.1.25.]
- **지진·화산재해대책법** [법률 제18284호, 2022.6.16.]
- **지진·화산재해대책법 시행령** [대통령령 제32930호, 2022.10.4.]
- **지진·화산재해대책법 시행규칙** [행정안전부령 제183호, 2021.6.10.]
- **초고층 및 지하연계 복합건축물 재난관리에 관한 특별법**
  (약칭: 초고층재난관리법) [법률 제18523호, 2022.12.1.]
- **초고층 및 지하연계 복합건축물 재난관리에 관한 특별법 시행령**
  [대통령령 제33004호, 2022.11.29.]
- **초고층 및 지하연계 복합건축물 재난관리에 관한 특별법 시행규칙**
  [행정안전부령 제361호, 2022.12.1.]
- **소방시설 설치 및 관리에 관한 법률** (약칭: 소방시설법) [법률 제18661호, 2021.12.28.]
- **소방시설 설치 및 관리에 관한 법률 시행령** [대통령령 제33004호, 2022.11.29.]
- **소방시설 설치 및 관리에 관한 법률 시행규칙** [행정안전부령 제360호, 2022.12.1.]
- **화학물질관리법** [법률 제18420호, 2022.2.18.]
- **화학물질관리법 시행령** [대통령령 제32994호, 2022.11.15.]
- **화학물질관리법 시행규칙** [환경부령 제968호, 시행일 2022.2.18.]
- **119구조·구급에 관한 법률** (약칭: 119법) [법률 제18487호, 2022.1.20.]
- **119구조·구급에 관한 법률 시행령** [대통령령 제32070호, 2022.1.6.]
- **119구조·구급에 관한 법률 시행규칙** [행정안전부령 제370호, 2023.1.2.]

논문 보고서 매뉴얼 단행본

- 감염병 재난 위기대응 실무매뉴얼. 식품의약품안전처. 2021
- 119구급대원 현장응급처치 표준지침. 소방청. 2022
- 국가재난관리 중장기 전략계획 연구. 소방방재청. 2006
- 국가재난대응종합훈련 평가지표 개발 연구. 소방방재청. 2006
- 국가 재난의료관리체계 설계 및 재난의료관리 표준매뉴얼 개발. 보건복지부. 2012
- 다수권역 사고 및 비상계획구역 확대를 대비한 국가방사선비상진료체계 확충방안 연구. 한국원자력의학원. 2015
- 다중 밀집시설 대형화재 위기대응 실무매뉴얼. 보건복지부. 2016
- 대량 환자의 구조와 응급처치. 임경수 등. 군자출판사. 1995
- 대량 환자의 구조와 응급처치. 임경수 등. 군자출판사. 2006
- 재난관리에서의 민·관·군 협력체계 구축 방안. 이재은. 한국위기관리논집. 2007
- 세이브 중증도 분류를 위한 일부 외상점수체계에 대한 탐색적 연구. 엄태환 등. 한국화재소방학회지. 2020
- 재난대응 역량 강화를 위한 교육훈련방안. 행정안전부. 2008
- 재난대응계획 수립 및 상호협력체계 구축방안 연구. 소방방재청. 2012
- 재난대응 매뉴얼 작성 및 운영지침 연구. 행정안전부. 2008
- 재난 및 다중손상의 역학지표 산출. 질병관리본부. 2010
- 재난심리회복지원 실무 매뉴얼. 행정안전부. 2017
- 재난안전네트워크 행동지침. 소방방재청. 2011
- 재난유형별 방재자원 동원체계 구축 방안. 소방방재청. 2012
- 재난응급의료 비상대응매뉴얼. 중앙응급의료센터 보건복지부. 2016
- 재난의학. 임경수 등. 군자출판사. 2009
- 재해연보. 중앙재난안전대책본부. 소방방재청. 2013
- 재난피해자 심리관리 지원체계 구축방안 연구. 소방방재청. 2008
- 재난현장 표준작전절차(SOP). 국민안전처. 2015

- 중앙긴급구조통제단 구성 및 운영에 관한 규정. 소방방재청. 2013
- 중앙대책본부 운영 및 역할체계 정립에 관한 연구. 행정안전부. 2011
- 지역긴급구조통제단 운영 매뉴얼. 소방방재청. 2013
- 원전안전분야(방사능 누출) 위기대응 실무매뉴얼. 보건복지부. 2016
- 풍수해(태풍 호우) 재난 위기대응 실무매뉴얼. 보건복지부. 2016
- 07년도 재난관리체계 등의 평가방법 연구. 소방방재청. 2007
- 08년도 재난관리평가제도 발전방안 마련을 위한 연구. 소방방재청. 2008
- 1993 Emergency Response Guidebook. US Department of Transportation. 1993
- An improvement to the terms used by the Korean Emergency Alert System through the review of working-level manuals. 엄태환등. 한국웰니스학회지. 2021
- Disaster Medicine. DE Hogsn et al. Wolters Kluwer Lippincott Williams & Wilkins. 2007
- Disaster triage: START then, SAVE-A new method of dynamic triage for victims of a catastrophic earthquake. M Benson. Prehospital and disaster. 1996
- Disaster Response: Principles of Preparation and Coordination. EA Heide. Mosby. 1989
- Emergency Care for Hazardous Materials Exposure. AC Bronstein et al. Mosby Lifeline. 1988
- Flight Nursing Principles and Practice. RS Holleran. Mosby. 1996
- Pediatric Education for Prehospital Professionals. American Academy of Pediatrics. Jones and Bartlett Publishers. 2005
- Prehospital Systems & Medical Oversight. AE Kuehl. Mosby Lifeline. 1994
- Principles of Emergency Medical Dispatch. JJ Clawson et al. Priority Press. 2001
- Screening the timing for intensive psychological support to disaster victims: Based on the case of Ferry Sewol. 엄태환 등. 한국웰니스학회지. 2022
- Survey on 'Go Bag' items in internet shopping malls. TH Uhm et al. Journal of distribution science. 2019
- Trauma Care Systems. RH Cales. Aspen Publication. 1986

인터넷

- www3.epa.gov/ the Environmental Protection Agency. 2016 검색
- www.cdc.go.kr 질병관리본부. 생물테러대응. 2014 검색
- www.data.go.kr/data/15067555/fileData.do 행정안전부. 재난경험자심리상담실적. 2022 검색
- www.index.go.kr/potal/main/EachDtlPageDetail.do?idx_cd=2852. 2016 검색
- www.kma.go.kr/weather/warning/standard.jsp 기상청. 2016 검색
- www.moleg.go.kr/main.html 법제처. 2016 검색
- www.nemc.or.kr/egen/inf.emsin21.do 중앙응급의료센터. 2016 검색
- www.ndmi.go.kr/notify/notice/view.jsp?DOC_ID=D0000015547 행정안전부. 재난안전기술 분류와 정의. 2022 검색
- www.nfpa.org/ National Fire Protection Agency. 2016 검색
- www.nsic.nssc.go.kr/nsic.do?nsicKey=20010601 원자력안전위원회. 방사능방재체계. 2018 검색
- www.remm.nlm.gov/radtriage.htm U.S. Department of Health & Human Services. Triage Guidelines-Radiation Emergency Medical. 2016 검색
- www.safekorea.kr/idsiSFK/126/menuMap.do?w2xPath=/idsiSFK/wq/sfk/cs/contents/prevent/prevent01.xml 행정안전부. 국민행동요령. 2018 검색
- www.undrr.org/publication/sendai-framework-disaster-risk-reduction-2015-2030 UNDRR. 2019 검색
- www.unisdr.org 2016 검색
- www.who.int/csr/sars/country/table2004_04_21/en/index.html. WHO. 2016 검색
- www.who.int/mental_health. WHO. 2016 검색
- www.worldometers.info/world-population/ 2016 검색

엄태환

emtec@eulji.ac.kr

을지대학교 응급구조학과 교수

한국응급구조학회 회장 역임

보고서

- 병원 전 응급의료체계 구축에 관한 연구(소방방재청, 2007)
- 응급구조사 현장업무지침(보건복지부, 2007)
- 응급구조사 양성과정 임상실습 가이드라인의 수립(보건복지부, 2007)
- 응급구조사 국가시험과목개선 실행방안연구(한국보건의료인국가시험원, 2009)
- 119구급활동 통계의 체계적 관리와 활용방안(소방방재청, 2011)
- 응급구조사 실기시험개선 및 실행방안연구(한국보건의료인국가시험원, 2012)
- 응급구조사 국가시험 문항개발기준작성연구(한국보건의료인국가시험원, 2013)

논문

- Correlation between physical features of elementary school children and chest compression depth, Hong Kong Journal of Emergency Medicine, 2010. 7
- Epidemiology of out-of-hospital cardiac arrest in Gyeonggi-Do, 2012 International Conference on EMS, 2012. 10
- Survival to admission after out-of-hospital cardiac arrest in Seoul, South Korea, Open Access Emergency Medicine, 2014. 9
- Comparison of willingness to perform cardiopulmonary resuscitation between video self-instruction and conventional method, Indian Journal of Science & Technology, 2016. 10
- 응급구조사 선서 및 윤리강령의 제안, 한국응급구조학회지, 2017. 4
- Effect of attitude education to perform cardiopulmonary resuscitation, Journal of Engineering and Applied Sciences, 2017. 12
- Effectiveness of 5, 10, 15-min video self-instruction in cardiopulmonary resuscitation training, Research Journal of Pharmacy and Technology, 2018. 2
- Factors affecting delivery time of public access defibrillator at apartment houses, Indian Journal of Public Health Research & Development, 2018. 9
- Survey on 'Go Bag' items in internet shopping malls, Journal of Distribution Science, 2019. 7
- Comparison of knowledge and performance after cardiopulmonary resuscitation training at 3, 6, 9 months, Indian Journal of Public Health Research & Development, 2019. 11
- Study on automatic external defibrillators deployed at general supermarkets, Journal of Distribution Science, 2019. 12
- Delivery time of automated external defibrillators at apartment houses, International Journal of Psychosocial Rehabilitation, 2020. 3
- Effects of standard and half-kneeling cardiopulmonary resuscitation, International Journal of Psychosocial Rehabilitation, 2020. 3
- How many automatic external defibrillators do South Korean golf courses need?, Journal of Distribution Science, 2020. 4
- 세이브 중증도 분류를 위한 일부 외상점수체계에 대한 탐색적 연구, 한국화재소방학회지, 2020. 10
- An improvement to the terms used by the Korean Emergency Alert System through the review of working-level manuals, 한국웰니스학회지, 2021. 11
- Screening the timing for intensive psychological support to disaster victims: Based on the case of Ferry Sewol, 한국웰니스학회지, 2022. 2

재난의료관리론

2016년 8월 4일 초판 발행
2019년 3월 1일 개정판 발행
2023년 3월 1일 개정 2판 발행
저 자 엄 태 환
발행인 윤 진 영
발행처 도서출판 대학서림

(03076) 서울시 종로구 혜화로 2길 8
전 화_ 02) 763-1220, 744-2812
팩 스_ 02) 744-1210
번 호_ 제1-88호

정 가 25,000원

ISBN 978-89-6940-307-0 93510
www.daihaks.com